MANUEL

DE

SÉMIOLOGIE MÉDICALE

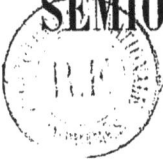

LIBRAIRIE J.-B. BAILLIÈRE ET FILS

DU MÊME AUTEUR :

Guide clinique et thérapeutique du praticien. Paris, 1909.
Un volume petit in-8 cart... 5 fr.

13813 10. — Corbeil. Imprimerie Crété.

MANUEL

DE

SÉMIOLOGIE MÉDICALE

PAR LE DOCTEUR

M. PALASNE DE CHAMPEAUX

MÉDECIN PRINCIPAL DE LA MARINE

ANCIEN PROFESSEUR DE SÉMIOLOGIE MÉDICALE A L'ÉCOLE DE MÉDECINE

NAVALE DE TOULON

Avec 99 figures noires et coloriées

TROISIÈME ÉDITION REVUE ET AUGMENTÉE

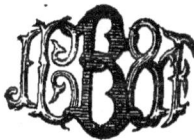

PARIS

LIBRAIRIE J.-B. BAILLIÈRE ET FILS

19, rue Hautefeuille, près du Boulevard Saint-Germain.

1912

PRÉFACE

Il existe de nombreux et excellents Traités de sémiologie médicale, mais l'abondance même des matières effraie souvent l'étudiant et le praticien. Celui-ci a son temps limité par les exigences de la clientèle, celui-là par l'importance toujours croissante des études médicales. Et pourtant l'un et l'autre sont dans la nécessité de posséder des connaissances sémiologiques exactes, de se familiariser avec les procédés nouveaux, s'ils veulent poser des diagnostics solidement établis: la sémiologie est la pierre angulaire de la clinique.

La science médicale progressant chaque jour, nous avons dû apporter quelques modifications et faire quelques additions à nos précédents textes, dans cette troisième édition. Des figures nouvelles ont été intercalées en supplément, ce qui porte leur nombre total à quatre-vingt-dix-neuf. Ainsi la mémoire des yeux est-elle mise à contribution dans une large mesure. Beaucoup de ces figures résultent de photographies prises sur des malades de la clinique médicale de notre École d'application de Toulon.

Malgré les modifications apportées à la troisième édition, notre but est resté le même : condenser en un petit nombre de pages faciles à lire et à consulter, d'une façon nette et précise, les connaissances indispensables, dans cet ordre d'idées, à tout étudiant comme à tout praticien.

Parmi les étudiants, nous avons naturellement pensé être utile, d'une façon spéciale, aux jeunes élèves se préparant aux *Écoles du service de santé de la Marine et de la Guerre* (Bordeaux et Lyon).

Nous avons tenu à débuter par quelques NOTIONS DE PATHOLOGIE GÉNÉRALE, non seulement parce que ces notions font partie du programme des examens de l'École de Lyon, mais parce que la pathologie générale « représente la synthèse, c'est-à-dire la partie la plus élevée des sciences médicales, qu'elle en est l'introduction, le couronnement » (Roger).

Dans cette PREMIÈRE PARTIE, les questions de l'*hérédité*, de la *réceptivité*, de l'*anaphylaxie*, de l'*immunité* ont été traitées avec quelques détails, et d'après les théories et les expériences les plus récentes.

Le *rôle des microbes dans les maladies*, — les *modes de transmission des maladies*, — la *lutte de l'organisme* contre l'envahissement microbien, et par suite la *phagocytose*, la *formation des anti-corps*, — la *contagion*, — l'*infection* ont été esquissés à grands traits, mais d'une façon suffisante pour faire comprendre à un jeune élève l'importance de ces vastes questions, dont l'étude est à l'ordre du jour, et lui permettre d'acquérir sur ces sujets des notions suffisamment précises.

La DEUXIÈME PARTIE traite de la sémiologie des principaux organes et appareils.

Au sujet de la *percussion*, en général, nous avons cherché à classer, d'une façon simple et facile à retenir, les différentes modalités que l'on peut trouver par cet utile moyen d'investigation.

A propos de l'*examen du pouls*, nous avons indiqué les méthodes pratiques pour recueillir les *tracés sphygmographiques* et mesurer la *tension artérielle*, avec des exemples prouvant l'importance de ces recherches. L'*oscillomètre sphygmométrique* de Pachon a été décrit aux points de vue théorique et pratique.

Cette nouvelle édition comprend une mise au point des questions si intéressantes de la *tachycardie*, de la *bradycardie* et des *arythmies*.

A l'*examen du cœur*, normal et pathologique, sont exposés le mécanisme et l'interprétation des *troubles de compensation*, des *bruits de souffle*, des *bruits de redoublement* et *dédoublement*, les données fournies par l'*épreuve de l'atropine*, ainsi que les principaux signes fonctionnels qui se rattachent à l'étude de cet organe (*lipothymie, syncope, asystolie, palpitations*). En ce qui concerne les palpitations, nous avons cherché à établir une classification rationnelle, basée d'une part sur les changements de tension au niveau de l'appareil circulatoire, et d'autre part sur la thérapeutique mise en œuvre dans les différents cas. Si cette classification est susceptible d'objections, elle nous a paru avoir le mérite de mettre un peu d'ordre dans cette question si difficile des palpitations, et présenter une utilité pratique indéniable.

A propos de l'*examen des poumons*, nous avons donné quelques détails sur la recherche du *périmètre dynamique*, sur la *rigidité musculaire localisée* (signe de Pottenger), sur l'*exploration comparative de l'expansion des sommets*, sur le *triangle paravertébral* ou *signe de Grocco* dans les pleurésies, sur la *succussion hippocratique*, sur le *murmure vésiculaire* normal et ses causes de production, sur le *signe de la voix lointaine*, sur le *chuchotement bronchophonique* (signe de D'Espine).

L'examen des expectorations comprend la technique de l'*albumino-réaction* (Roger) et l'exposé des données qu'elle fournit au diagnostic, la recherche du *bacille de la tuberculose*.

Dans l'étude des signes fonctionnels de l'appareil respiratoire (*toux, dyspnée, asphyxie, hémoptysie*), une place prépondérante revient à l'hémoptysie, et notre but a été de décrire aussi clairement que possible cet important symptôme.

L'examen physique et fonctionnel de l'*œsophage* a été développé.

L'*anatomie de l'estomac* (adulte et nourrisson), le *mode de remplissage et d'évacuation* de l'organe ont été établis d'après les données les plus récentes fournies par les examens radioscopiques et radiographiques.

La *palpation de l'estomac* a été complétée (douleurs profondes, sensibilité cutanée, bruit de *clapotage gastrique*). L'étude des *fonctions motrices*, de la perméabilité du pylore a reçu un développement conforme à l'importance qui s'y rattache. Les *analyses du suc gastrique*, après le cathétérisme et les repas d'épreuve, ne comprennent que des manipulations pouvant être exécutées par tout praticien. Les procédés indiqués nous semblent suffisants pour donner à la thérapeutique d'utiles enseignements.

La question de la *dyspepsie*, si difficile à exposer à de jeunes élèves, a été placée dans un cadre de contexture simple.

A la suite de l'*examen physique et fonctionnel du foie*, nous avons traité la question de l'*ictère* et donné à l'ictère par hémolyse la place qui lui revient, d'après les travaux les plus récents. Là encore, la tâche est ardue. Puissions-nous avoir jeté quelque clarté dans cet exposé !

Le chapitre de l'*examen des matières fécales* a été développé dans une large mesure. La coprologie, qui n'est pas une science toute nouvelle, comme on pourrait le croire, a reçu enfin droit de cité dans la sémiologie. Nous avons indiqué d'une part les analyses que le praticien peut faire lui-même, et d'autre part celles qu'il fera exécuter le plus souvent par un chimiste, mais dont il devra interpréter les résultats. La manière de recueillir les selles chez les *porteurs de germes* est celle préconisée par Sacquépée, en vue des recherches bactériologiques.

La *sémiologie du pancréas* se trouve complétée par le fait des aperçus précédents de coprologie et par l'énumération des principaux syndromes fonctionnels.

Après des notions succinctes sur l'*examen de l'appareil génito-urinaire*, prend place la recherche de la *perméabilité rénale* (épreuve du bleu de méthylène, glycosurie phlorizique...).

L'*examen des urines* comprend les procédés d'analyse usuels, faciles à exécuter, et suffisants pour donner d'importantes indications au sujet du diagnostic et du pronostic. De nouveaux aperçus ont été donnés sur la *rétention chlorurée*, l'*épreuve de la chlorurie alimentaire*, l'*indicanurie*, l'*urobilinurie*. La question de la recherche des *cylindres urinaires* a été étendue.

Dans toute cette étude sémiologique, nous avons cité de nombreux exemples empruntés à la pathologie et à la clinique, de façon à faciliter l'interprétation des signes constatés ou des résultats fournis par les analyses.

Cette édition comprend un exposé, plus détaillé que les éditions précédentes, de la *sémiologie du système nerveux*. A propos des troubles de la mémoire, nous avons développé la question de l'*aphasie*, et avons défini les syndromes qui constituent les *agnosies* et les *apraxies*. L'étude des *mouvements associés*, de la *dysarthrie*, de la *marche* a été complétée. A propos des tremblements, le *nystagmus* a été précisé.

Un paragraphe nouveau, intitulé *Troubles de l'équilibre*, comprend le *vertige* et le *syndrome cérébelleux*.

Au chapitre des réflexes ont été ajoutés l'*inversion du réflexe du radius* (Babinski), le *réflexe bulbo-caverneux*, le *réflexe cilio-spinal*.

L'*électro-diagnostic* a été modifié de façon à faciliter aux praticiens non spécialisés les examens des malades et les interprétations des résultats constatés.

Au chapitre des troubles de la sensibilité, nous avons exposé quelques procédés, particulièrement utiles aux médecins militaires et aux experts, pour dépister la *simulation des douleurs*.

Les *troubles vaso-moteurs, sécrétoires* et *trophiques* sont l'objet d'une description suffisamment détaillée. Le praticien y trouvera des renseignements concernant la sémiologie du *grand sympathique*, dont il est encore question à propos du pouls capillaire, des réflexes et du sens de la vue.

A propos de l'examen du sang, la recherche de la *fragilité globulaire* a été décrite d'une façon simple et facile à exécuter ; l'*examen physico-chimique du sérum* a été traité dans cette nouvelle édition.

Le *séro-diagnostic* forme un chapitre spécial. Dans l'exposé de la *réaction de Wassermann*, nous avons eu pour but de faire comprendre sans difficulté le principe de la méthode ; nous avons relaté la technique générale de cette recherche, sans entrer dans les détails précis des manipulations, qui ne peuvent être exécutées que par des spécialistes.

Au sujet de la *radioscopie* et de la *radiographie*, nous avons donné quelques indications, montrant l'importance de ces procédés d'investigation clinique dans le diagnostic de certaines maladies.

Notre Manuel se termine enfin par la technique des ponctions lombaires et de la *précipito-réaction* que tout médecin peut rechercher sans aucune difficulté.

Ces diverses questions intéresseront les praticiens et, en rafraîchissant leur mémoire, leur faciliteront l'examen complet et méthodique du malade.

Si cette troisième édition obtient près du public médical un accueil aussi favorable que les précédentes, nous en serons en partie redevable à MM. J.-B. Baillière, que nous tenons à remercier pour le soin qu'ils ont apporté dans l'impression du texte et la reproduction des figures de notre Manuel.

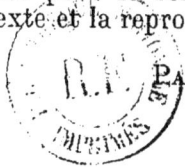

PALASNE DE CHAMPEAUX.

MANUEL

DE

SÉMIOLOGIE

NOTIONS DE PATHOLOGIE GÉNÉRALE

ÉTIOLOGIE GÉNÉRALE

L'*étiologie* (αἰτία, cause) est la recherche des causes morbifiques.

La *pathogénie* (παθος, maladie ; γένεσις, génération) essaie de faire connaître les modes d'action des causes morbifiques que l'étiologie a révélées.

L'étiologie montre *pourquoi* l'on devient malade ; la pathogénie établit *comment* on devient malade.

Causes morbifiques des maladies.

. Il existe des *causes générales*, qui agissent sur un grand nombre d'individus, et des *causes individuelles* qui agissent sur l'individu isolé.

. L'étiologie étudiera donc l'infection et la contagion, c'est-à-dire les modes ou causes générales suivant lesquels certaines maladies (endémiques ou épidémiques) frappent un certain nombre d'individus. Nous en reparlerons ultérieurement.

Parmi les causes individuelles, les unes sont *externes* ou *extrinsèques* par rapport à l'individu, c'est-à-dire qu'elles viennent du dehors, et les autres *internes* ou *intrinsèques*, c'est-à-dire qu'elles sont inhérentes à l'individu même.

Remarque. — Nous maintenons cette classification, rejetée par certains auteurs. Si, au point de vue philosophique, elle n'est pas absolument juste, elle a le mérite d'être claire au point de vue didactique.

A. Causes externes ou extrinsèques des maladies. — Ce sont les *agents physiques* (température, lumière, électricité...) ; les *agents chimiques* (alimentation, intoxications...) ; les *agents mécaniques* (commotion, traumatismes...); les *agents animés* (parasites, microbes).

La plupart de ces questions sont traitées dans le cours de ce Manuel ; pour l'étude des parasites de l'homme, nous renvoyons aux traités de zoologie ; par la suite, nous aborderons la question du rôle des microbes dans la genèse des maladies.

Si l'on envisage le mode d'action sur l'organisme, les causes externes peuvent être soit *efficientes*, soit *adjuvantes* ou *occasionnelles*. Le froid, par exemple (agent physique), est une cause efficiente dans le cas de gelure et une cause adjuvante dans le cas de rhumatisme, de pneumonie... Dans ces dernières maladies, le froid a provoqué le développement d'une infection microbienne latente.

Les causes adjuvantes s'ajoutent souvent les unes aux autres, et la réaction morbide de l'organisme peut se faire attendre et n'être que la résultante d'une série de sommations (Bouchard).

B. Causes internes ou intrinséques des maladies. — Ces causes comprennent l'étude de l'*hérédité*, de l'*âge*, du *sexe*, de la *constitution*, du *tempérament*, des *aptitudes morbides*, de l'*abus ou insuffisance de nos différentes fonctions.*

Ces causes internes ne doivent jamais être perdues de vue, car il faut faire la part de la résistance, de la réaction que l'organisme oppose à l'invasion de la maladie. Et ces moyens de lutte sont nombreux.

Suivant l'âge, le sexe, la condition de bonne santé ou de maladie, de repos ou d'épuisement, l'individualité menacée réagit de diverses façons. Tantôt le germe pathogène est favorisé dans son action contre l'organisme (*causes internes prédisposantes*), tantôt il est entravé (*causes internes immunisantes*). Chacun a un organe plus faible et plus excitable, une tare héréditaire ou acquise.

Prenons un exemple emprunté à Féré : si l'on considère un peloton de soldats du même âge (*a fortiori* s'ils sont d'âges différents), alimentés de la même manière, laissés l'arme au pied au milieu d'une plaine et soumis à la même action d'un vent glacial, tel sera atteint d'une pneumonie, tel d'une pleurésie, tel d'un rhumatisme, tel d'une paralysie faciale, tel d'une sciatique, etc.

Nous voyons qu'une cause externe, le froid, a mis en jeu les différentes opportunités morbides.

(Nous renvoyons le lecteur, pour les questions d'âge, de sexe, à l'examen sémiologique du malade, et nous dirons quelques mots des autres causes intrinsèques des maladies.)

1° HÉRÉDITÉ. — L'hérédité, dit M. Ribot, est la loi biologique d'après laquelle les êtres vivants tendent à se répéter dans leurs descendants et à leur transmettre leurs propriétés (morbides ou normales).

Il faut que cette transmission soit faite au fœtus par le spermatozoïde ou l'ovule. Si elle a lieu par la voie placentaire, il y a contagion et non hérédité. « L'hérédité n'est pas tout ce qui se passe des ascendants aux descendants, mais seulement ce qui est transmis lors de la fécondation. » (Fournier.)

Depuis quelques années, le domaine de l'hérédité a perdu de son étendue, au profit de la contagion, et l'on admet que, dans un très grand nombre de cas de tuberculose, le bacille est transmis des ascendants aux descendants par contagion directe.

On admet deux formes principales d'hérédité :

a. *Hérédité directe*. — L'agent pathogène, connu ou inconnu, se trouve dans le plasma germinatif.

S'il est virulent, la maladie est immédiate (tuberculose méningée, syphilis précoce...). S'il est atténué, la maladie pourra rester latente pendant un certain temps (syphilis héréditaire tardive...). Le cancer est toujours tardif.

b. *Hérédité indirecte ou de terrain*. — Le microbe n'est pas toute la maladie ; il peut ne pas être passé dans l'organisme fœtal. Il a pu verser dans les humeurs du fœtus des produits ou toxines (dans le rein d'enfants nés de brightiques, on a pu isoler une *néphrotoxine*) qui les ont adultérées. L'enfant a hérité par ce fait d'un *terrain favorable*, d'un plasma germinatif, ayant une structure propice à l'invasion ultérieure du microbe ou à la dégénération d'un organe, sous des influences extérieures favorisantes (froid, traumatisme, misère physiologique, etc.). C'est ce qui constitue la *prédisposition morbide*, si fréquente en particulier pour la tuberculose. « On ne naît pas tuberculeux, on naît tuberculisable. » (Peter.)

Les causes extérieures ne créent pas le terrain, elles provoquent des réactions dans l'organisme. Seul le terrain en question est transmis par des ascendants *plus ou moins éloignés*. Quand il y a des générations sautées, on dit qu'il y a *atavisme*.

En cas de transmission d'une prédisposition morbide, particulière, favorable à l'éclosion d'une *certaine* maladie ou à la production d'une *certaine* malformation physique (polydactylie, bec-de-lièvre, hypospadias...), on dit qu'il y a *hérédité* (indirecte) *similaire* ou *homologue*.

Mais les ascendants peuvent transmettre une prédisposition générale, très sensible, une *prédisposition de l'organisation psychique*, d'où il résulte que des maladies mentales se transmettent en subissant des métamorphoses (alcoolisme, suicide, épilepsie, hystérie, hypocondrie, débilité mentale, folie...) ; c'est l'*hérédité dissemblable* ou *hétérogène*.

Cette variété d'hérédité de terrain, dite hétérogène, consiste donc surtout dans un amoindrissement de la vitalité générale de l'organisme, dans une résistance moindre à l'action des agents nocifs venus de l'extérieur. Et c'est pourquoi les états morbides se transforment d'une génération à l'autre, et que l'hérédité produit chez le rejeton des affections d'un autre ordre que la maladie ancestrale.

Nous citerons comme exemples les maladies relevant de

l'*arthritisme* : goutte, rhumatisme, lithiase biliaire et rénale, diabète, obésité, etc.

Il en est de même pour les *stigmates* dits *de dégénérescence* : asymétrie faciale, malformations du squelette, cryptorchidie, bégaiement, etc.

En résumé, l'hérédité indirecte de terrain, c'est-à-dire l'hérédité de prédisposition, est plus importante que l'hérédité morbide directe.

Dans l'hérédité indirecte rentrent les faits d'*immunité* absolue ou relative vis-à-vis de certaines maladies (exemple : la fièvre jaune dans les races noires).

Si l'on se demande pourquoi, dans une même famille, l'hérédité n'est pas absolue et pourquoi certains rejetons sont sains et d'autres malades, on pourra répondre que chaque fécondation n'implique qu'un spermatozoïde et un ovule, et que tous n'ont pas des propriétés identiques.

Loi de Colles. — Nous terminerons ce qui a trait à l'hérédité par l'exposé de la loi de Colles, concernant la syphilis héréditaire.

Père et mère syphilitiques	Spermatozoïde et ovules infectés ; avec accidents au moment de la conception....	Enfant syphilitique.	
Père *seul* syphilitique	Avec ou sans accidents (spermatozoïde infecté).............	Enfant très souvent syphilitique.	A son tour, il peut contagionner la mère (*syphilis conceptionnelle*).
Mère *seule* syphilitique	Avec ou sans accidents (ovule infecté)......	Enfant très souvent syphilitique.	

Si la mère contracte la syphilis après la conception et la transmet à l'enfant, ce n'est plus de la syphilis héréditaire, mais de la *syphilis congénitale*.

Cette loi doit être revisée, grâce aux découvertes actuelles et à la réaction de Wassermann (Voy. *Examen du sang*). En effet, on a pu constater que toute femme, donnant naissance à un enfant syphilitique, était elle-même atteinte de la syphilis. Elle peut être saine en apparence, mais il s'agit d'une fausse immunité explicable par une syphilis acquise à une époque antérieure ou corrélative à celle de la fécondation.

Il en est souvent de même pour certaines syphilis cachées, non évidentes, lorsque l'un des conjoints a la syphilis.

2° CONSTITUTION. — Lorsqu'un médecin est appelé à se prononcer sur l'aptitude d'un homme au service militaire, il fait un examen complet de tous les organes, des fonctions. Il s'enquiert de la taille, du poids, du périmètre thoracique, de la capacité respiratoire de cet homme.

De l'ensemble de ces renseignements, il tire une conclusion sur la *constitution* de l'individu examiné.

Nous pouvons donc définir la constitution : l'état général qui résulte pour un individu de l'ensemble des conditions d'organisation ou de nutrition qui lui sont propres.

3° TEMPÉRAMENT. — Lorsque nous avons traité de l'hérédité, nous avons vu que les ascendants transmettent surtout à leurs descendants un amoindrissement de la vitalité, une prédisposition à contracter certaines affections sous l'influence des agents nocifs venus de l'extérieur.

On a donné le nom de *diathèses* à ces modifications du type physiologique. « Les diathèses, selon Bouchard, sont des troubles permanents de la nutrition qui préparent, provoquent et entretiennent des maladies différentes comme siège, comme évolution et comme processus pathologique. »

Cette hérédité diathésique a une part prépondérante dans la question du tempérament, et fait qu'un individu est mal équilibré au point de vue de l'ensemble de ses organes ou de leur fonctionnement.

1.° *Tempérament lymphatique ou diathèse scrofuleuse.* — La peau est blanche, les chairs sont molles. État d'atonie générale. Les maladies les plus fréquentes chez le scrofuleux sont l'herpétisme, les adénopathies, le rachitisme, la *tuberculose*, d'une façon générale les maladies chroniques.

2° *Tempérament ou diathèse arthritique.* — Embonpoint variable ; tantôt maigre, tantôt gras, l'arthritique souffre de migraines, d'asthme, de bronchites. La dyspepsie est fréquente, et s'accompagne de constipation et de congestion du foie. Le diabète gras est l'apanage des arthritiques, ainsi que le rhumatisme, la goutte. La tuberculose frappe rarement l'arthritique, et revêt une marche torpide.

Les congestions hépatiques, la lithiase biliaire, la cholémie familiale alternent parmi les individus issus de souche arthritique.

La nutrition se trouve amoindrie ; aussi Bouchard considère l'arthritisme comme relevant d'un ralentissement de la nutrition. Landouzy le qualifie de bradytrophie.

Le *tempérament sanguin* relève de la diathèse arthritique à forme congestive et avec tendance à la pléthore.

3° *Tempérament nerveux* (atrabilaire, mélancolique). — Il est caractérisé par de la maigreur, de la défaillance physique et morale avec des alternatives d'énergie. Le nerveux est prédisposé aux maladies nerveuses et aux troubles nerveux. Il délire facilement.

D'après ce qui précède, nous pouvons définir le tempérament : la manière d'être qui résulte pour un individu de la prédominance d'action d'un système organique.

Par conséquent, pour avoir une bonne constitution, il faut d'abord avoir un tempérament normal, être bien pondéré au point de vue de l'activité physiologique.

4° APTITUDES MORBIDES. — L'aptitude morbide est fonction des causes prédisposantes et immunisantes.

Supposons qu'une maladie, la variole par exemple, sévisse dans une localité à l'état épidémique.

L'agent pathogène trouvera chez certains habitants un milieu favorable à son développement ; chez d'autres, il ne pourra pas se développer. Ce qui nous conduit à examiner les questions de *réceptivité* et d'*immunité*.

A. *Réceptivité*. — Les causes extrinsèques des maladies (mauvaise alimentation, excès, refroidissement, maladies microbiennes surajoutées, présence de parasites intestinaux, etc.), et certaines causes intrinsèques (âge, constitution, etc.), ainsi que d'autres causes ignorées entrent en ligne de compte pour *prédisposer* l'individu à la maladie, pour permettre le développement du germe infectieux.

Nous pouvons par conséquent définir la *réceptivité* : une apti-

tude de l'organisme à recevoir l'impression des agents pathogènes, qui y trouvent un milieu favorable à leur développement.

A propos de la réceptivité, nous devons exposer brièvement ce qui a trait aux phénomènes anaphylactiques qui
ont été, en ces derniers temps, l'objet d'études nombreuses
et intéressantes, et dire quelques mots des phénomènes
d'idiosyncrasie.

a. *Anaphylaxie*. — C'est, d'après Richet, une hypersensi-
bilité acquise par l'organisme à l'égard de certains poisons.
C'est donc l'opposé de l'accoutumance, de l'assuétude (ανα,
en arrière ; φυλασσις, protection).

Les poisons albumineux doivent être incriminés en première ligne ; l'anaphylaxie semble être due à une intoxication protéique et présente de grandes analogies avec un
empoisonnement par la peptone.

Expérimentalement chez les animaux, ou cliniquement chez
l'homme, lorsque, dans un temps déterminé et variable suivant les cas, on répète l'administration de certains produits
(les sérums en particulier), on constate des phénomènes de
shock anaphylactique, c'est-à-dire un ensemble symptomatique plus ou moins grave. L'hypotension artérielle serait
le symptôme crucial, d'où dériveraient les autres symptômes :
excitation au début, puis dépression, phénomènes locaux
au niveau du point d'injection, éruptions cutanées, troubles
thermiques, albuminurie, anurie, parésie des extrémités, etc.
Chez les animaux, la mort survient fréquemment ; chez
l'homme, la *maladie sérique* (en particulier) ne cause pour
ainsi dire jamais une issue fatale.

L'administration des substances anaphylactisantes n'a
pas besoin d'être toujours *parentérale*, c'est-à-dire faite en
dehors des voies digestives. Richet fils a obtenu des phénomènes d'anaphylaxie alimentaire, chez des chiens, par l'ingestion de crépitine.

Des différentes théories émises pour expliquer l'anaphylaxie, une des plus admises est la suivante. La substance de
nature albuminoïde constitue l'*antigène* (Voy., plus loin,

Transmission des maladies microbiennes ; lutte de l'orga-nisme) ; l'organisme sécrète en sa présence un *anticorps spécifique*, et en présence du *complément* il se produit un dédoublement de la substance albuminoïde et la production d'une substance toxique, l'*anaphylatoxine* (Friedberger). Celle-ci a pu être préparée *in vitro*.

b. *Idiosyncrasie*. — Certaines personnes subissent des intoxications alimentaires par suite de l'absorption de lait, d'œufs, de moules, de coquillages, etc., de bonne qualité. Il est certain que ces phénomènes ne sont que des phénomènes anaphylactiques, produits par une digestion viciée des matières albuminoïdes. Le mécanisme intime de ces phénomènes nous échappe encore. On peut supposer qu'il existe alors certaines perversions, acquises ou héréditaires, dans la sécrétion des ferments digestifs.

D'autres personnes sont particulièrement sensibles à certaines odeurs. L'usage de certains médicaments (opium, belladone, digitale, *antipyrine*...), même à dose extrêmement faible, est impossible chez certains malades, car des symptômes graves d'empoisonnement se produisent.

Ces faits, inexpliqués jusqu'à présent, ont été classés dans l'*idiosyncrasie* (ἴδιος, propre ; σύν avec ; κρᾶσις, tempérament), c'est-à-dire la disposition spéciale à certains individus, en vertu de laquelle ils subissent, d'une manière qui leur est propre, l'influence d'agents qui d'ordinaire n'impressionnent pas nos organes ou les impressionnent d'une autre façon.

B. *Immunité*. — Certaines personnes ne sont pas atteintes par une maladie épidémique régnante, parce que les cellules de leur organisme possèdent des propriétés, reçues de leurs ascendants, qui les mettent à l'abri de l'infection (*immunité naturelle*).

Dans d'autres cas, l'organisme acquiert des propriétés nouvelles de résistance antimicrobiennes et spécifiques, au cours de la lutte qu'il soutient avec une espèce microbienne ou, ce qui revient au même, une espèce de cellules, qui lui est étrangère. Cette *immunité acquise* peut être absolue ou presque absolue (fièvre typhoïde, variole, coqueluche...).

En tout cas, les atteintes ultérieures sont généralement très bénignes et peuvent passer inaperçues (immunité relative).

En présence de certains poisons animaux (venins...), végétaux. et même minéraux, agissant à petites doses souvent répétées, l'organisme peut acquérir une résistance plus grande vis-à-vis du poison; c'est là un exemple d'*immunité par accoutumance, par assuétude* ou *mithridatisation* (le mithridate était une drogue à vertu antivénéneuse dont la composition était attribuée à Mithridate le Grand).

L'immunité peut être provoquée chez l'homme par différentes méthodes, dont les principales sont les vaccinations et la sérothérapie.

Les *vaccinations* ont pour but de conférer une immunité *active*, en déterminant une maladie bénigne par l'inoculation d'un virus atténué (Gilbert et Carnot). Les vaccinations peuvent être utilisées à titre préventif (*variole*, peste, fièvre typhoïde...) ou à titre curatif (rage : maladie à très lente incubation).

Il est important de savoir, au point de vue prophylactique, que dans certaines vaccinations, telles que celle de la fièvre typhoïde, le malade n'est pas immunisé d'emblée. Tout au contraire, pendant un septénaire environ, le malade se trouve dans une phase dangereuse, dite *phase négative*, c'est-à-dire qu'il est plus sensible à la maladie typhique que ne le sont les sujets normaux. Il en résulte que les vaccinations ne peuvent guère être employées en temps d'épidémie, ni dans les milieux endémiques.

La *sérothérapie* confère une immunité *passive*. Le principe de cette méthode consiste à provoquer artificiellement chez un animal (inoculations de microorganismes, de toxines...) la production de substances bactéricides et antitoxiques, qui sont ensuite transportées dans un organisme malade et lui permettent de se défendre contre l'infection (*diphtérie*, dysenterie, tétanos, morsure des serpents venimeux...).

Remarque. — Quelle que soit la méthode employée, l'immunité acquise n'est souvent que *temporaire*. C'est ainsi que les vaccinations jennériennes doivent être répétées en moyenne tous les dix ans, et plus souvent en cas d'épidémie.

En résumé, nous pouvons dire que l'immunité consiste dans une modification de l'activité cellulaire par le fait d'une vaccination chimique ou figurée, ou par le fait d'une infection (Bouchard).

A cette question de la réceptivité et de l'immunité se rattache la question de *race*.

C. *Race*. — La question de *race* est souvent difficile à dégager dans la genèse de la maladie. Elle n'est pas en cause, par exemple, dans la question de la maladie du sommeil ; en effet, le trypanosome (cause de la maladie) n'existe que dans les pays chauds, et ne peut atteindre, d'une façon générale, que les habitants de ces pays.

Le paludisme atteint peu les adultes des races colorées ; mais les enfants paient un lourd tribut à cette maladie et arrivent à acquérir l'immunité. Là encore, la question de race doit être réservée.

Toutefois, la race prédispose réellement à certaines maladies : l'*aïnhum* (gangrène du petit orteil), l'éléphantiasis, la lèpre, le tétanos, la peste, le choléra, etc., sont des maladies très communes dans la race noire. Par contre, la race noire semble jouir d'une immunité presque absolue vis-à-vis de la fièvre jaune.

Les Anglo-Saxons contractent facilement la scarlatine (maladie très fréquente en Angleterre).

Les Israélites sont sujets aux maladies nerveuses et aux maladies relevant de la diathèse arthritique.

5° ABUS ET INSUFFISANCE DES DIFFÉRENTES FONCTIONS. — L'abus d'un organe crée une hyperémie passagère et à la longue une modification de structure de ses éléments, l'hypertrophie par exemple.

Réciproquement, un organe qui ne fonctionne pas finit par s'atrophier.

Lorsqu'un muscle travaille, les combustions sont plus intenses, d'où formation d'acide carbonique et d'acide lactique ; de plus, les produits des échanges normaux ont une toxicité plus grande, et, s'ils sont retenus par insuffisance des organes éliminateurs ou modificateurs, il y a *auto-intoxication*.

L'accumulation de ces produits est la principale cause de la *fatigue*. Lorsqu'il y a *surmenage* de l'individu, tout le système musculaire est atteint, et l'auto-intoxication est portée à son maximum. Un homme surmené présente comme principaux symptômes : de l'abattement ; le pouls est fréquent, petit ; il y a de l'hypotension artérielle, d'où fatigue du myocarde (*cœur forcé*, hypertrophié) et par conséquent tendance à l'asystolie et à la syncope. Les mouvements respiratoires sont fréquents et de petite amplitude (dyspnée d'effort).

Le surmenage prédispose à toutes les maladies (typhus, scorbut...) ; il constitue une des principales causes de déchet des armées en campagne.

De même, le *surmenage cérébral* favorise l'éclosion de certaines maladies (maladies mentales, hystérie, chorée, fièvre typhoïde...).

L'abus des *fonctions génitales* favorise l'ataxie locomotrice, l'anémie, la neurasthénie, etc.

Suivant les professions, certains organes, comme les poumons (verriers), le larynx (chanteurs), les yeux (graveurs), etc., supportent des fatigues répétées, d'où résulte un amoindrissement de leurs fonctions.

Comme exemple d'insuffisance des fonctions, nous citerons le *défaut d'exercice*, cause favorisante de l'obésité, de la goutte, des lithiases.

DES MICROBES

Le nom de microbe s'applique à tout organisme inférieur *microscopique*, visible seulement au microscope, quel que soit le règne (animal ou végétal) auquel il appartient. Les *bactéries* diverses (microcoque, bâtonnets, bacilles, spirobactéries, etc.), les *levures*, les *moisissures*, etc., qui sont des végétaux, les *hématozoaires*, les *coccidies*, qui sont des animalcules, sont des microbes.

Un grand nombre de microbes sont doués de mouvements. Leurs fonctions, leur nutrition, leurs sécrétions et excrétions sont en partie connues.

Tous les microbes ont besoin d'oxygène pour vivre ; certains microbes respirent l'oxygène de l'air, ce sont les *microbes aérobies*. D'autres ne peuvent vivre qu'à l'abri de l'oxygène de l'air, et empruntent au milieu qu'ils décomposent l'oxygène nécessaire à leur existence, ce sont les *microbes anaérobies*. Enfin certains sont à la fois aérobies et anaérobies. Nous parlerons plus loin de leurs sécrétions et excrétions.

I. *Cultures artificielles*. — Un grand nombre d'espèces microbiennes peuvent être cultivées artificiellement.

Les *milieux de culture* sont très variés ; ce sont tantôt des milieux *liquides*, tantôt des milieux *solides*. Parmi les premiers, nous citerons les *bouillons* de bœuf, de veau, le *sérum* de différents animaux, etc.

Parmi les seconds, les plus usités sont ceux de *gélatine* pure ou peptonisée, de gélose, d'agar-agar, ou les pommes de terre, etc.

Tous ces milieux de culture ne doivent contenir aucun germe avant les *ensemencements* ; ils doivent, par conséquent, être *stérilisés* (chauffage par l'étuve à différentes températures).

Chaque microbe a une prédilection particulière pour un certain milieu de culture ; c'est le milieu optimum, dont la composition chimique doit être toujours la même.

Il est ainsi possible d'obtenir des *cultures pures* par le procédé des ensemencements successifs. A chaque ensemencement, la vitalité du microbe va en augmentant, c'est-à-dire que son aptitude à se développer rapidement s'accroît.

Par ces cultures, on obtient les différents *virus* microbiens, qui contiennent donc le microbe et ses produits solubles. (Dans le virus rabique, le microbe est invisible, comme nous le dirons plus loin.)

II. *De la virulence des microbes.* — C'est la qualité la plus importante à connaître pour une espèce de microbe donnée. Elle est excessivement variable et représente la quantité minima de virus nécessaire pour produire des effets nocifs, qui varient avec chaque espèce animale.

Cette virulence s'*exalte* par les passages successifs, etc. ; elle s'*atténue* rapidement en dehors de l'organisme, par l'influence des agents physiques (lumière, chaleur, froid, antiseptiques...), par suite de la concurrence vitale ou de l'auto-sécrétion d'une toxine (bacille typhique).

III. *Inoculations.* — Elles sont nécessaires pour identifier certains microbes, dont nous parlerons plus loin. Elles permettent d'étudier le genre et l'évolution de la maladie provoquée par le microbe.

Les inoculations se font aux animaux par des voies d'introduction qui varient avec les différents microbes en expérience (voie sous-cutanée, veines, œil, tube digestif).

Des passages successifs aux animaux, avons-nous dit, suivis d'ensemencements, sont le moyen usité pour augmenter la virulence de certains microbes. Nous ajouterons que cette virulence varie encore suivant l'organe frappé. Dans certains organes, la virulence reste très atténuée ; il en est ainsi du pneumocoque vis-à-vis du poumon.

IV. *Classification des principales espèces microbiennes.* — Nous classerons les microbes au point de vue de la façon dont ils se comportent vis-à-vis de l'organisme humain.

1º Microbes saprophytes. — Ils existent dans des

milieux variés (air, eau, etc.) ; ils vivent en commensaux dans l'intérieur du corps humain et ils sont sans action spécifique directe sur l'homme.

Cependant, certains saprophytes peuvent devenir *pathogènes* (παθος, maladie ; γένεσις, génération) à un moment donné, parce que leur virulence a été exaltée, d'une façon relative ou absolue, par diverses influences (froid, traumatisme, passage d'un organisme à un autre, maladies surajoutées, etc.). Dans ce dernier cas, il se produit ce qu'on appelle des *associations microbiennes*. Exemple : le microbe de la diphtérie associé au streptocoque produit des angines graves.

Ces causes occasionnelles, diminuant la résistance de l'organisme, ont permis au microbe d'exercer son action nocive.

Nous en reparlerons au sujet de la transmission des maladies infectieuses.

2º MICROBES PATHOGÈNES. — Ce sont les microbes aptes à engendrer les maladies infectieuses.

Pour être qualifié de pathogène, un microbe doit remplir les principales conditions suivantes :

a. Il doit être visible et reconnaissable au microscope ;

b. Il doit pouvoir être isolé en culture pure et présenter des réactions physiques, chimiques et biologiques déterminées ;

c. L'inoculation de ce microbe ou de ses produits solubles doit reproduire chez l'homme et les animaux toujours la même maladie et les mêmes symptômes, à condition que la virulence, la phase d'évolution et que les quantités inoculées du microbe soient les mêmes, dans les diverses expériences. C'est ainsi que le bacille pyocyanique ne donne pas la maladie pyocyanique lorsque la dose injectée n'est pas suffisante. Cette quantité minima nécessaire est variable dans les différentes espèces animales (toutes autres choses égales d'ailleurs) ;

d. Le microbe se trouve dans l'organisme des individus atteints de la maladie spécifique ou des animaux inoculés.

3ᵒ Microbes pathogènes invisibles. — Certains microbes, dont on connaît les réactions biologiques et les résultats des inoculations, ne sont pas visibles avec les instruments dont nous disposons actuellement.

Il en est ainsi du *microbe de la rage,* que l'on cultive dans la moelle du lapin aussi sûrement que dans un tube à culture et qui est invisible au microscope.

MODES DE TRANSMISSION DES MALADIES MICROBIENNES

Les microbes pathogènes sont répandus un peu partout : dans l'air, l'eau (fièvre typhoïde, choléra...), le sol (surtout à la surface), les matières putréfiées (charbon, tétanos...), sur les vêtements, les téguments, dans les matières fécales, les urines (*fièvre typhoïde...*), etc.

Certains microbes, les saprophytes, dont nous avons parlé, ne sont pas nuisibles à l'état normal, mais peuvent devenir pathogènes sous diverses influences.

Certains microbes, qui existent dans l'organisme normal, non seulement ne sont pas nuisibles, mais sont indispensables au fonctionnement des organes (les *ferments*, par exemple).

En outre, la flore microbienne spéciale à chaque pays et à chaque race renferme souvent des espèces qui peuvent empêcher ou favoriser le développement de certaines infections (*microbes empêchants ou favorisants*). C'est ainsi que certains microbes, retirés des eaux de Versailles, empêchent le développement du vibrion cholérique (Metchnikoff).

Les microbes du milieu extérieur peuvent pénétrer dans l'organisme par les voies les plus diverses. La *transmission* peut être *directe* chez un individu, ou *indirecte*, c'est-à-dire que le microbe est apporté par un autre individu (chirurgien, infirmier...) ou par un animal (fièvre jaune, fièvre paludéenne, transmises par certains moustiques...).

Certains microbes pénètrent par la *peau* ou les *muqueuses* (syphilis, chancre, urétrite, furonculose, *diphtérie*, érysipèle...). La solution de continuité n'est pas toujours indispensable à la pénétration. Cependant, pour certains microbes (rage, infection purulente), cette solution de continuité est nécessaire.

D'autres microbes pénètrent dans l'organisme par les

voies respiratoires (tuberculose, coqueluche, grippe...).

D'autres pénètrent par les *voies digestives*, au moyen de l'eau et des liquides contaminés que nous pouvons absorber (fièvre typhoïde, choléra, la tuberculose surtout chez l'enfant...).

Il existe une voie de pénétration fréquente au niveau des *amygdales* (rhumatisme, grippe...) et d'autres voies encore mal connues.

Ces voies diverses (dont nous avons seulement cité les principales) ne sont pas électives, en ce sens que certains microbes peuvent, suivant les cas, pénétrer dans l'organisme par des voies différentes.

Une fois introduit dans l'organisme, le microbe se *localise* (chancre mou, diphtérie...) ou se *généralise* (tuberculose aiguë...). Certains se localisent d'abord, puis envahissent l'organisme (érysipèle, pustule maligne...).

MODE D'ACTION DES MICROBES PATHOGÈNES. — Il est généralement admis que les microbes agissent surtout par leurs produits solubles d'excrétions ou de sécrétions, que l'on appelle des *toxines.*

On a pu expérimentalement reproduire certaines maladies au moyen de ces toxines injectées seules ; c'est pourquoi le sang des malades atteints de maladies infectieuses peut ne contenir que peu ou pas de microbes (diphtérie...).

La plupart des microbes pathogènes sont *spécifiques,* c'est-à-dire qu'ils reproduisent la même maladie ; mais certains ont une action variable d'après des conditions que nous avons énumérées précédemment : ainsi, le streptocoque (devenu virulent) peut produire une parotidite, un phlegmon suppuré, une angine, une infection généralisée, etc.

INCUBATION. — L'action du microbe ou de ses toxines n'est pas immédiate. Il s'écoule un temps plus ou moins long avant l'apparition des premières manifestations morbides ; c'est la *période d'incubation.* Cette période est de un à trois jours pour la scarlatine, huit à douze pour la rougeole, sept à quatorze pour la variole, six pour la fièvre jaune, etc.

Dans certains cas (rare), la période varie d'après la voie

de pénétration : après une morsure de la main, la rage peut mettre plusieurs mois pour se développer ; après une morsure de la face, l'incubation ne dépasse pas, en général, quinze à vingt jours.

La diphtérie s'inocule très rapidement par les muqueuses du nez et de la bouche, et lentement par la peau du doigt (Grancher).

Lutte de l'organisme envahi. — 1° *Phagocytose.* — D'après Metchnikoff, la phagocytose est une des principales défenses de l'organisme. Dès qu'une substance étrangère ou nocive, et en particulier une espèce microbienne, a envahi le milieu vital, l'organisme produit en grande quantité des grands leucocytes mononucléaires et des polynucléaires neutrophiles. Les premiers sont dits *macrophages*, parce qu'ils sont *surtout* capables d'englober des éléments, histologiques volumineux ; les seconds, *microphages*, parce qu'ils digèrent *surtout* les microbes. Tous ces phagocytes peuvent provenir, suivant les cas, du sang, du tissu conjonctif de la rate, du cerveau,... des vaisseaux sanguins qu'ils traversent par diapédèse.

Nous disons *suivant les cas*, car la défense est spécialisée, chacun a son rôle dans le combat.

Cette spécialisation des leucocytes tient aux propriétés différentes que ceux-ci possèdent vis-à-vis des microbes, des toxines et même des poisons chimiques. Tantôt les leucocytes sont attirés, tantôt éloignés. Dans le premier cas, on dit que la *chimiotaxie* (ou chimiotropisme) est *positive*, dans le second qu'elle est *négative*.

Dans ce dernier cas, et à la longue, les phagocytes s'habituent à certains microbes ou toxines, et la chimiotaxie, de négative, peut devenir positive. C'est ce qui semble être en partie la cause de l'accoutumance aux maladies.

Dans cette lutte entre le microbe et la cellule, bien des facteurs interviennent de part et d'autre, et en fin de compte l'un des deux triomphe. Le microbe peut être détruit, rejeté au dehors ou mis hors d'état de nuire. Il peut encore se cantonner dans une « forme de résistance » (Claude et Camus), qui lui permet d'attendre dans l'organisme un moment plus favorable pour une nouvelle attaque.

Lorsque la lutte tourne en défaveur de la cellule, celle-ci peut être détruite ou altérée, et l'infection se généralise. Un des résultats de cette défaite est la formation de *globules de pus* ; ceux-ci, pour le plus grand nombre, ne sont, en effet, que des cadavres de globules blancs, suivant l'opinion de Cohnheim.

2º *Sérum sanguin.* — Toutes les substances étrangères ou nocives (microbes, toxines...) introduites dans l'organisme constituent ce que l'on est convenu d'appeler des *antigènes*. Leur présence produit dans le sang des principes antagonistes, qui tendent à la destruction ou à la neutralisation, directe ou indirecte, de la substance introduite ; ces principes sont dénommés des *anticorps* (Bordet et Gengou). Tous les anticorps se forment dans les leucocytes du sang et sont de nature protéique ; ils diffèrent entre eux seulement par leurs propriétés physico-chimiques. Chacun d'eux est *spécifique* vis-à-vis de l'antigène qui a provoqué son apparition.

· Les anticorps sont nombreux : les *lysines* ou *cytotoxines* (hémolysines, spermotoxines, bactériolysines...) confèrent au sang des propriétés bio-chimiques empêchantes ; — les *agglutinines* peuvent agglutiner les éléments hétérogènes (Voy. *Séro-diagnostic*) ; l'expérience de Pfeiffer les a mis en évidence ; — les *précipitines*, qui précipitent les matières albuminoïdes ; — les *antitoxines* (microbiennes ou végétales, anti-venins, anti-hémolysines, anti-cytotoxines) ; — les *opsonines* ou substances à pouvoir phagocytogène exalté qui se fixent sur les microbes, agissent comme des assaisonnements dans les préparations culinaires (ὀψωνέω ; obsono, je prépare des aliments) et rendent ces microbes aptes à être digérés par les phagocytes (Voy. *Examen du sang*).

Le mode d'action des anticorps n'est pas complètement connu, mais on possède des données intéressantes. Les anticorps d'antigènes solubles et ceux d'antigènes figurés se comportent différemment.

Dans le premier groupe, les antitoxines semblent se combiner chimiquement avec les toxines correspondantes, pour donner naissance à des corps nouveaux dépourvus de toxicité; réaction comparable à celle d'un acide qui neutralise une base. Les antiferments neutralisent de même les ferments.

Dans le deuxième groupe (anticorps d'antigènes figurés), les réactions sont plus complexes. L'anticorps *spécifique* se fixe sur l'antigène, à la façon d'un mordant sur une étoffe que l'on veut teindre (Bordet). D'où le nom donné à cet anticorps de *sensibilisatrice* ou *fixateur*. Cette sensibilisatrice permet ainsi l'entrée en jeu d'une autre substance qui vient *compléter* son action, d'où le nom donné à cette substance de *complément* (ou alexine). Celle-ci est une substance banale qui existe, à l'état normal, dans tous les sérums, et qui n'agit pas en l'absence du fixateur.

Ce fixateur ou sensibilisatrice peut être encore appelé *ambocepteur*, puisqu'il permet la soudure des deux autres éléments : l'antigène et le complément.

Des deux éléments de défense, l'un, l'élément neuf et spécifique, la sensibilisatrice, est *thermostabile*, c'est-à-dire qu'il résiste à une heure de chauffage à 55°; l'autre, l'élément constant, mais impuissant à la lutte quand il est seul, est *thermolabile*, c'est-à-dire qu'il est détruit à 55°.

Ces données ont servi de base à la recherche du complément dans le sérum des malades (Voy. *Séro-diagnostic, Réaction de Wassermann*).

3° *Autres moyens de défense.* — Tous les organes ou appareils peuvent être appelés à jouer un rôle dans la lutte contre l'infection.

Les *ganglions lymphatiques* infectés sont le siège d'une phagocytose énergique, de congestion, d'hypertrophie... ; ils produisent des substances bactéricides. Faute de mieux, ils emmagasinent les microbes.

Le *tissu lymphoïde* (amygdales, plaques de Peyer...) se comporte comme les ganglions.

La *rate* s'hypertrophie, fabrique en abondance des mononucléaires (phagocytes macrophages), des substances bactéricides. Elle prend donc une part active à la défense, comme une usine qui fabrique des armes et munitions ; mais elle ne constitue pas en même temps une place forte inexpugnable ; l'ennemi peut, dans certains cas, s'y cantonner (paludisme, fièvre typhoïde, fièvre récurrente...).

Le *foie* a un rôle antitoxique bien connu ; il agit en particulier dans les auto-intoxications.

Les *séreuses*, le corps thyroïde, les ovaires... sont des organes antitoxiques (Charrin).

Les *reins* servent non seulement à l'élimination des toxines, mais ils élaborent très probablement des substances bactéricides et antitoxiques.

Enfin, l'harmonie de la défense est assurée par le *système nerveux*, qui est le véritable directeur de la lutte soutenue par l'organisme.

INFECTION. CONTAGION

L'infection peut être définie : l'action morbifique exercée sur l'organisme par des microbes pathogènes.

La maladie infectieuse est dite *spécifique* lorsqu'il existe un microbe déterminé, produisant des lésions spéciales.

Un individu atteint d'une maladie infectieuse peut transmettre cette maladie, par *contact*, à un individu sain ; dans ce cas, il y a *contagion*. Et le contact peut être *direct* ou *indirect*. Dans ce dernier cas, il y a intervention d'un agent de transmission (Voy. ci-dessus). C'est le plus souvent par contagion que se transmettent les maladies infectieuses.

Avant les remarquables travaux de Pasteur et de ses élèves, on supposait que les maladies infectieuses étaient produites par des *miasmes*, agents morbifiques d'origine inconnue, qui devaient exister dans le milieu extérieur (air, eau, sol...). C'est ainsi que le miasme paludéen a été regardé comme la cause du paludisme jusqu'à la découverte de l'hématozoaire de Laveran.

En réalité, les miasmes ou émanations de gaz putrides (égouts, puits perdu...) sont des causes occasionnelles qui facilitent l'infection. De plus, il faut remarquer que dans une atmosphère putride d'une faible alcalinité les microbes résistent plus longtemps à l'action chimique et destructive de la lumière (Trillat).

Lorsque nous avons parlé des causes intrinsèques et extrinsèques des maladies, nous avons mis en relief l'importance de ces causes dans l'éclosion des maladies.

C'est ainsi que les expériences de Pasteur ont donné une preuve de l'influence du froid sur l'éclosion du charbon chez les poules. Dans les conditions normales d'existence cet animal est réfractaire à cette affection spécifique. Mais si l'on plonge les pattes de l'animal dans l'eau froide, il contracte la maladie, parce que la résistance de son organisme a été diminuée. De même, en réchauffant des grenouilles, il est possible de leur faire contracter des infections auxquelles elles sont réfractaires normalement. Par conséquent, le microbe n'est pas tout, à moins que la virulence ou la dose injectée ne soient considérables et rendent toute lutte impossible. Les causes occasionnelles sont nécessaires.

Lorsque le terrain est favorable, c'est-à-dire lorsque les organes de défense sont altérés, les infections peuvent se multiplier (*infections secondaires*, surajoutées). Un malade atteint de la grippe contracte facilement la tuberculose ; un paludéen est souvent frappé par la fièvre typhoïde ; la scarlatine se complique fréquemment de diphtérie.

Ce terrain favorable permet non seulement le développement des microbes pathogènes venus de l'extérieur par contagion, mais celui des bactéries qui vivent à l'intérieur du corps et ne sont pas nuisibles dans les conditions normales d'existence. Dans ce cas, on dit qu'il y a *auto-intoxication*.

Les principales causes favorisantes des auto-intoxications sont le mauvais fonctionnement des organes qui sont chargés de l'élimination ou de la destruction des produits toxiques (insuffisance antitoxique), et les troubles du tube digestif, qui s'accompagnent de fermentations anormales.

L'infection venue du dehors, avec état de *microbisme latent* pouvant durer un certain temps, semble le point de départ le plus fréquent de ces auto-intoxications. La contamination, à un moment donné, existerait donc dans tous ou presque tous les cas, mais il peut être très difficile de préciser comment elle s'est faite.

ÉVOLUTION D'UNE MALADIE INFECTIEUSE. — Dans toute maladie infectieuse, on doit considérer trois phases : l'*incubation*, dont nous avons parlé ; — la *période d'état*, pendant laquelle l'organisme lutte contre l'invasion microbienne (Voy. ci-dessus) ; — et la *terminaison*, qui est ou favorable et confère une immunité définitive ou temporaire, ou défavorable et aboutit à la mort.

NOTIONS GÉNÉRALES SUR LES MOYENS PHYSIQUES D'EXPLORATION

I. — INSPECTION

C'est le procédé le plus simple ; il se combine avec tous les autres. C'est surtout chez l'enfant, qui ne parle pas, chez les déments, que l'inspection rend d'importants services.

1º INSPECTION IMMÉDIATE. — Elle se fait sans le secours d'aucun instrument. Elle permet de se rendre compte de la position, du facies, du degré de maigreur ou d'obésité du malade ; — du volume, de la coloration, des déformations des différentes parties du corps: — des taches, des érup tions, etc.

Pour bien voir, il faut être bien éclairé, comparer les deux côtés du corps. Il faut agir avec rapidité (à cause du refroidissement possible du malade), et toujours prendre une vue d'ensemble du corps, tout en ménageant autant que possible la pudeur des malades.

2º INSPECTION MÉDIATE. — La vue est aidée par des instruments : microscope, miroirs (spéculums, ophtalmoscope, laryngoscope...), thermomètre, etc.

Les recherches bactériologiques, chimiques fournissent un appoint important à l'inspection médiate. Les *ponctions exploratrices* aident, dans beaucoup de cas, au diagnostic (nous ne les citerons pas de nouveau, dans chacun des nombreux cas où elles peuvent être employées).

Pour le moment, nous dirons seulement quelques mots de deux moyens usuels d'inspection médiate : la mensuration et le pesage.

Mensuration. — Les principaux instruments employés sont les rubans métriques, les cyrtomètres (pour le thorax), les pelvimètres et compas d'épaisseur (pour le bassin). La topographie cranio-cérébrale, l'anthropologie nécessitent des instruments spéciaux.

Quel que soit l'instrument dont on se sert, il faut que la pression soit uniforme à chaque mensuration. Le malade doit occuper la même position. Des repères fixes (mamelon, ombilic...) servent à noter les distances, sur l'observation clinique.

En cas d'atrophie des membres, les indications fournies par la mensuration ont une grande importance.

A propos de l'examen du thorax, de l'abdomen, nous aurons à revenir sur ce moyen d'exploration.

Pesage. — Le poids est un facteur de la constitution aussi facile à déterminer qu'important à connaître au point de vue physiologique ; « c'est, pour ainsi dire, le signe de la densité vitale » (Valence, médecin de la marine).

Les pesées méthodiques sont un élément important d'appréciation de l'état réel de santé ; c'est de plus un excellent moyen de contrôle des autres constatations sémiologiques. La diminution progressive du poids du corps est souvent la manifestation initiale de la tuberculose.

Chez les malades et convalescents, les pesées suffisamment répétées donnent d'utiles renseignements pour le pronostic et permettent de suivre l'amélioration ou l'aggravation dans l'état général.

Chauffard conseille même de peser chaque jour le malade porteur d'un épanchement (pleurésie, ascite...) et d'établir une courbe des pesées.

Chez les hydropiques (brightiques, cardiaques œdémateux), Widal emploie les pesées quotidiennes, concurremment avec d'autres recherches (Voy. *Examen du sang*), pour apprécier le degré d'infiltration des tissus et la marche de la déshydratation sous l'influence du traitement.

Chez les jeunes enfants, qu'on pèse avec des balances dites pèse-bébés, l'importance des pesées est devenue, grâce à nos maîtres de l'art obstétrical, de notion courante.

En se servant des chiffres fournis par le poids, la taille et le périmètre thoracique, le médecin militaire Pignet a cherché à établir un *coefficient de robusticité*. La formule est la suivante :

Taille — (poids + périmètre) = indice numérique de robusticité.

Soit un homme de vingt-deux ans, ayant une taille de 1ᵐ,60, pesant 62 kilogrammes, et ayant un périmètre thoracique sous-mamelonnaire de 0ᵐ,82, on a

160 — (62 + 82) = 16 (constitution forte).

Le chiffre de l'indice augmente avec le degré de débilité.

Cette formule n'est guère applicable qu'aux jeunes hommes âgés au moins de vingt ans, dont le thorax a atteint ou presque le maximum de développement.

Dans aucun cas, d'ailleurs, la formule de Pignet ne permet à elle seule une conclusion irréfragable sur le degré de robusticité, lequel doit être basé surtout sur les données d'une exploration sémiologique méthodique.

« La suggestion du ruban métrique et de la bascule doit le céder à celle de l'expérience et de la pratique, guidée par le sens médical et la rectitude du jugement. » (Kelsch.)

II. — PALPATION

Cette investigation sémiologique se fait au moyen du sens du tact.

1º PALPATION IMMÉDIATE. — Se fait sans le secours d'instruments.

Le malade doit être mis en bonne position et respirer largement, de façon que les masses musculaires soient dans le relâchement le plus complet possible. Il peut être utile de le faire parler, pendant l'exploration, afin de détourner son attention.

Le médecin doit palper les régions nues, sans interposition d'aucune étoffe, avec une ou les deux mains (préalablement chauffées). L'application des mains doit d'abord être légère, mais faite franchement (pour éviter le chatouillement) ; puis on apprivoise les muscles, qui ont tendance à être rétifs, pour aboutir à une palpation profonde et méthodique.

Les doigts seuls sont employés pour la recherche de la pointe du cœur, pour l'étude du pouls, pour le toucher vaginal ou rectal, etc.

La palpation donne des notions d'ordre général : état de la peau (sécheresse, humidité, calorique), et des notions d'ordre spécial, que nous citerons par la suite, au sujet de l'examen des différents appareils.

En gynécologie, la palpation donne des renseignements importants.

2° Palpation médiate. — Elle se fait au moyen d'instruments. On explore par cette méthode l'œsophage, l'estomac, la vessie, etc.

III. — PERCUSSION

Cette méthode d'exploration, faite au moyen du sens du tact aidé ou non d'instruments, consiste à produire un son ou un bruit, en frappant un organe, à apprécier son degré de résonance et à juger en même temps de son élasticité.

Avenbrugger (fin du XVIIIe siècle), Piorry, Skoda, Potain... ont vulgarisé ce moyen de recherche.

1° Percussion immédiate. — Un doigt (le médius généralement) ou plusieurs doigts accolés d'une main frappent directement sur l'organe exploré.

Ce moyen, qu'on laisse trop de côté à notre avis, donne des notions rapides et même très précises.

2° Percussion médiate. — Elle est instrumentale ou digitale.

a. *Instrumentale.* — Les plessimètres (πλήσσω, je frappe ; μέτρον, mesure), tels celui de Piorry, les plessigraphes (Peter) ne sont plus employés couramment.

Ces instruments s'appliquent sur la partie percutée, et l'on percute avec la main ou un marteau spécial, dont la masse est garnie de caoutchouc.

b. *Digitale.* — La main doit être posée bien à plat, le médius sur lequel on frappe le plus habituellement isolé des autres doigts, et bien appliqué sur la partie explorée. Dans les percussions limitées, on a avantage à n'appuyer que les deux dernières phalanges du médius. Les mouvements de la main qui percute doivent se passer dans le poignet (fig. 1). Les doigts recourbés et servant de marteau frappent perpendiculairement par leur extrémité, et se relèvent sitôt le coup donné. On peut aussi ne frapper qu'avec un doigt (le médius, par exemple) ; les

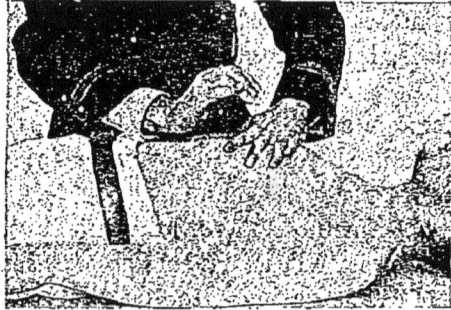

Fig. 1. — Percussion digitale.

mouvements sont alors limités à ce doigt, comme fait le pianiste dans les exercices d'assouplissement.

Nous citerons enfin la *percussion perfectionnée* du Dr Flesch

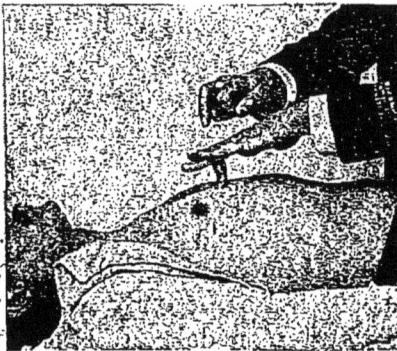

Fig. 2. — Percussion perfectionnée de Flesch.

dans laquelle le médius de la main gauche est plié en équerre et appuyé par sa pulpe sur le point percuté. Un doigt de la main droite frappe l'angle saillant (fig. 2).

Quelle que soit la méthode employée, il faut percuter très légèrement, approcher l'oreille, et qu'autour du médecin le silence soit absolu.

Par suite de cette nécessité de percuter légèrement, il ne faut pas chercher à faire une démonstration pour l'entourage. Chaque observateur, au lit du malade, doit se faire à lui-même son opinion.

Les percussions fortes sont rarement utiles et ne donnent que des résultats incertains. Elles sont souvent douloureuses pour le patient.

Le malade sera placé en bonne position, qui pourra varier pendant l'exploration, les muscles aussi relâchés que possible, les parties à percuter découvertes.

Le médecin percutera d'abord des points symétriques, lorsque cette comparaison sera possible, puis il cherchera à détailler les différentes tonalités fournies par le même organe, à différents niveaux.

Comme nous l'avons dit au début, la percussion sert aussi à apprécier l'*élasticité des organes sous-jacents*.

Les sensations tactiles facilitent l'interprétation des données fournies par l'oreille.

La percussion bien faite donne des résultats précis ; mais l'observateur a besoin d'une véritable éducation de l'oreille, qui ne s'acquiert que par de nombreux exercices.

Résultats fournis par la percussion.

NOTIONS DE PHYSIQUE ACOUSTIQUE. — Trois qualités sont à considérer dans la production d'un son :

1° L'*intensité*, qui dépend de l'amplitude des vibrations. La force de la percussion intervient donc comme facteur dans les sons que cette percussion produit ;

2° La *tonalité*, qui dépend du nombre des vibrations, et varie en raison inverse de la longueur de la partie vibrante. Plus une corde est courte (pour une même tension), plus la hauteur ou tonalité du son est élevée. De même, plus la masse de gaz percutée est faible, plus le son de percussion est élevé ;

3° Le *timbre*, qui dépend de la régularité des vibrations sonores et de la production de sons harmoniques. C'est le timbre qui donne à certains sons un caractère musical plus ou moins net. Le timbre, disait Helmholtz, est la couleur du son.

C'est cette dernière qualité sonore que nous placerons en

première ligne, pour établir la classification des sons obtenus par la percussion.

1º *Sons de percussion très peu musicaux*, n'ayant pas de timbre appréciable, peu agréables par conséquent à l'oreille. Les vibrations sont peu intenses, donc vite éteintes ; leur tonalité est élevée.

En langage usuel, nous dirons que la percussion donne un bruit sec, bref, sans éclat.

En langage médical, nous dirons qu'il y a *matité*.

Avenbrugger citait, comme exemple de matité absolue, le son produit par la percussion de la cuisse (*tanquàm percussi femoris*).

La *submatité* n'est qu'un mode de ce genre de sonorité ; le son est moins sec, plus intense et de tonalité moins élevée que dans la matité.

2º *Sons de percussion assez musicaux*, ayant un timbre, mais assez difficile à apprécier, d'une intensité forte (vibrations amples, étendues), de tonalité basse.

En langage usuel, nous dirons que la percussion donne un son clair, éclatant, sonore.

En langage médical, nous dirons que le son est *clair*.

La percussion d'un thorax normal fournit un exemple de ce genre de son de percussion.

3º *Sons de percussion musicaux*, ayant un timbre très net, agréable à l'oreille. L'intensité est toujours forte.

C'est ce qu'en médecine on appelle un son *tympanique*. On dit encore qu'il y a du *skodisme* (Skoda).

Mais quelle est la tonalité d'un son tympanique? Il est évident qu'elle varie dans des limites étendues. On peut produire des sons tympaniques, *graves ou aigus*, en frappant sur les joues plus ou moins gonflées. Si le son tympanique devient d'une tonalité *très élevée*, il perd en même temps son cachet musical, il devient peu agréable à l'oreille, son timbre cesse d'être appréciable avec facilité. C'est un son tympanique sourd, couvert, *voilé* (Walsh). Et ce nouveau son confine de très près à la submatité, par ce fait même qu'il a presque complètement perdu son cachet musical.

IV. — AUSCULTATION

Le sens de l'ouïe renseigne le médecin sur les bruits normaux ou pathologiques qui se produisent dans l'intérieur du corps (Laennec, 1816).

1° AUSCULTATION IMMÉDIATE. — L'oreille est appliquée directement sur la partie à explorer.

Si l'on interpose un linge, il ne faut pas employer d'étoffes qui, comme la soie, produisent des bruits au moindre mouvement.

Règles générales. — Il faut ausculter dans le silence, se recueillir. En bouchant avec un doigt l'oreille libre, on peut arriver à ausculter au milieu de bruits extérieurs relativement forts (mouvements et paroles dans une salle de malades, bruits sur un navire...). On est ainsi parfaitement isolé et l'on saisit plus facilement les nuances d'auscultation. Toutefois, ce procédé demande un certain entraînement, car le bouchage du conduit auditif au moyen d'un doigt produit de légers bruits, dus aux contractions musculaires, du côté de l'oreille ainsi fermée ; mais on arrive vite à en faire abstraction.

L'oreille qui ausculte (s'habituer à ausculter des deux oreilles indistinctement) doit être appliquée intimement sur la partie explorée, en évitant toutefois que l'air emprisonné dans le conduit auditif ne comprime le tympan.

On ne doit jamais ausculter en ayant la tête fortement baissée ou le cou serré ; l'afflux du sang à la tête produit en effet des bruits très préjudiciables à une bonne auscultation.

Les muscles du malade, placé en bonne position, laquelle est variable suivant les cas, doivent être relâchés, et l'observateur doit faire abstraction du *bruit rotatoire* (voiture lointaine) produit par la contraction *tonique* des muscles.

Si le malade est assis ou debout, il faut qu'une main le soutienne, sans comprimer les organes ; les mouvements de l'observateur et du patient sont de la sorte coordonnés, et l'oreille qui ausculte reste toujours bien appliquée.

Chez certains malades émotifs, et bien qu'on les rassure,

on n'arrive à faire une auscultation détaillée qu'après plusieurs séances. Chez ces malades, en effet, l'émotion précipite, ralentit, ou rend irréguliers les battements du cœur, de même qu'elle trouble profondément les mouvements respiratoires. Dans ce dernier cas, il faut faire l'éducation du malade, lui apprendre à respirer.

D'ailleurs, il est toujours bon d'éviter, en pratiquant l'auscultation, les séances trop longues, qui fatiguent le malade et l'observateur.

Les jeunes enfants crient presque toujours, lorsqu'on les ausculte. Le médecin attendra, l'oreille toujours appliquée, l'accalmie passagère qui se produit pour l'inspiration.

2o AUSCULTATION MÉDIATE. — Elle se fait en interposant un instrument conducteur du son, le *stéthoscope*. Les formes de cet instrument sont très variables. Le plus employé a la forme d'un cylindre en bois de 15 centimètres de longueur environ, terminé d'un côté par un cône, de l'autre (pavillon) par une plaque, sur laquelle on applique l'oreille.

Le meilleur stéthoscope, a-t-on dit justement, est celui dont on a pris l'habitude de se servir.

Règles générales. — Appliquer l'instrument bien d'aplomb sur la partie à explorer ; placer l'oreille sur le pavillon sans interposition de couche d'air entre l'oreille et la plaque ; lâcher à ce moment l'instrument pour ne pas produire avec la main des bruits surajoutés ; exercer une *pression modérée* sur le stéthoscope.

V. — PHONENDOSCOPIE

Inventé par Bianchi et Bazzi, le phonendoscope est un stéthoscope amplificateur, qui peut être employé de différentes façons.

En posant la tige de l'instrument sur un organe, et en exécutant des frottements superficiels avec la pulpe d'un doigt autour de cette tige (fig. 3), on détermine des vibrations sonores, qui *changent de tonalité* lorsqu'on dépasse les limites de l'organe exploré.

Ce qui doit attirer l'attention de l'observateur, ce n'est pas le changement d'intensité du son. Il est en effet de toute évidence que, pour un frottement de même force, le son perçu sera d'autant plus faible qu'on s'éloignera davantage de la tige de l'instrument. Mais ce qui est caractéristique, c'est le changement de hauteur du son, lorsqu'on dépasse la limite de l'organe exploré ; la note perçue n'est plus la même.

Est-il toujours facile de saisir ce changement de tonalité ? Non, sans aucun doute, et pour certains organes, le cœur en particulier, il faut avoir l'oreille exercée.

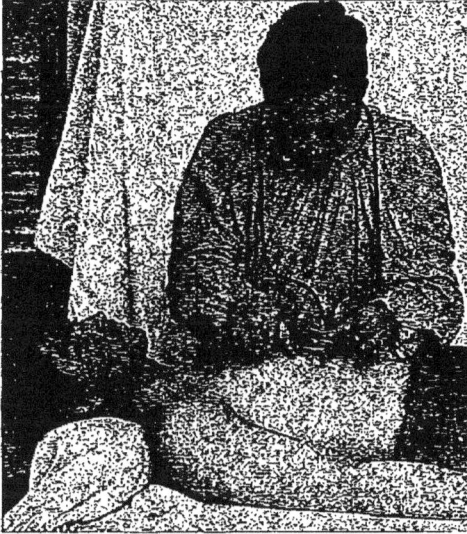

Fig. 3. — Phonendoscope.

Sans vouloir entrer dans les discussions théoriques au sujet des phénomènes physiques qui ont trait à la phonendoscopie, nous ferons remarquer aux détracteurs de la méthode que l'efficacité de la percussion légère est acceptée par tout le monde. Or, un frottement superficiel n'est en somme qu'une sorte de percussion très légère et les bruits ainsi produits sont renforcés, en phonendoscopie, par un résonateur puissant.

La justesse de certaines délimitations, faites au phonendoscope, est facile à contrôler *sur le vivant* : nous citerons par exemple le cas d'une rate volumineuse, facilement accessible à la palpation. Les résultats des deux méthodes d'exploration coïncident exactement ; ce sont là des faits indéniables.

En enlevant la lame d'ébonite inférieure, et par consé-

quent la tige du phonendoscope, on peut se servir de cet
instrument comme stéthoscope biauriculaire pour l'auscultation ordinaire. Ce stéthoscope est excellent conducteur
du son ; il permet de distinguer des bruits difficilement
appréciables par les procédés ordinaires d'auscultation.
Ainsi, en cas de rythme couplé du cœur, la systole affaiblie
est perçue nettement au moyen du phonendoscope. Dans
ce mode d'emploi de l'instrument, tous les bruits sont très
renforcés, et par l'habitude seule on arrivera à démêler les
diverses sensations auditives perçues.

Ce genre d'auscultation se fait avec un dérangement minimum du malade.

Enfin, en saisissant à pleine main le phonendoscope
dépourvu de ses tubes en caoutchouc et en l'appliquant sur
le corps du malade, on fait de la palpation médiate et ren-
forcée (recherche des vibrations vocales ; voy. *Examen de
l'appareil respiratoire*).

VI. — THERMOMÉTRIE

Au moyen de la main appliquée sur le corps (en particulier
du côté des aisselles), le médecin peut acquérir des renseignements approximatifs sur la chaleur du corps, mais les
causes d'erreur sont nombreuses et souvent impossibles à
éviter. Au contraire, des indications précises lui sont fournies
sur les qualités de cette chaleur (état de moiteur, d'humidité,
de sécheresse...), et aucun instrument ne peut lui fournir
ces renseignements.

L'appréciation exacte de la température du corps par les
thermomètres cliniques n'est entrée dans le domaine pratique
que depuis le milieu du siècle dernier.

Les thermomètres médicaux les plus employés sont ceux
à maxima. Certains donnent, par le fait de leur construction
(réservoir à mercure de petite dimension), des indications
très rapides (deux minutes dans l'aisselle, une minute dans
le rectum). D'autres instruments nécessitent un temps plus
long (dix minutes au plus). Les thermomètres ordinaires

(sans index) nécessitent la lecture sur place; ils peuvent être utiles au médecin militaire pour éviter toute supercherie.

Ils empêchent encore les fraudes bien connues des hystériques.

L'application du thermomètre doit être faite systématiquement chez tous les malades, et souvent l'on a intérêt à établir la *courbe thermométrique,* sur des feuilles quadrillées, dites *feuilles de température.*

Si l'on se sert d'un thermomètre à maxima, on doit vérifier la place occupée par l'index avant l'application, faire descendre cet index au moyen de secousses, après lecture faite. Enfin il faut avoir soin de désinfecter les instruments.

L'*application du thermomètre* se fait couramment dans l'aisselle, préalablement essuyée ; dans certains cas, elle se fait dans les cavités naturelles (vagin, rectum). La température prise dans la bouche est peu précise.

La température des cavités est de 5/10 de degré environ plus élevée que celle du creux axillaire.

Chez les enfants, on prend surtout la température rectale afin d'éviter les déplacements de l'instrument. Chez les vieillards, il est indiqué d'agir de même, à cause de l'écart fréquent, et plus élevé que chez l'adulte, entre cette température et celle de l'aisselle.

A quelle heure faut-il prendre les températures ? Il est indispensable de prendre, au minimum, trois températures par jour : le matin vers 8 heures, l'après-midi vers 3 heures, le soir vers 8 heures. Cette dernière est la vraie température du soir, et donne des indications souvent précieuses que ne fournit pas la température de 3 heures, appelée souvent à tort température du soir (cette remarque est surtout vraie dans les services hospitaliers).

Dans certaines maladies (paludisme, fièvre de suppuration, fièvre hectique...), il sera nécessaire de prendre des températures toutes les deux heures. Enfin, lorsqu'on fait un traitement par les bains, on doit prendre et inscrire les températures avant et après le bain.

Température normale. — La température varie, dans de

faibles limites, aux différents moments de la journée ; ce sont les *variations nycthémères* dont nous reparlerons au sujet du pouls. Elle varie encore sous diverses influences : travail, alimentation, surmenage, etc. Mais ce que doit connaître le médecin, c'est la température normale d'un homme au repos, qui n'est soumis à aucune de ces influences. Or les physiologistes sont loin d'être d'accord sur cette température. Nous pensons pouvoir émettre cette règle pratique que chez l'homme adulte, au repos, toute température axillaire qui dépasse 37° doit éveiller l'attention du médecin.

Chez l'enfant et chez le vieillard, la température normale est plus élevée que chez l'adulte, de quelques dixièmes de degré.

Épreuve de Daremberg. — Cette épreuve, qui doit être répétée plusieurs jours de suite, consiste à prendre la température d'un sujet au repos, à le faire marcher pendant une heure, à reprendre la température à la fin de la marche et de nouveau une demi-heure plus tard.

Chez un individu sain, l'élévation de température parfois constatée après la marche (37°,4 par exemple) ne doit pas persister au delà d'une demi-heure.

Chez les tuberculeux, même à la période du début, cette élévation thermique est constante et persiste au delà d'une demi-heure.

Hyperthermie. — L'élévation de la température ne constitue pas la fièvre, qui est un syndrome comprenant des troubles des différents appareils, mais elle en est un élément primordial. Dans le langage courant, le mot *fièvre* est synonyme d'hyperthermie.

Le degré de température ne fournit pas, à lui seul, un élément de pronostic, comme on est porté à le croire dans le public. Il est donc superflu de dresser des échelles de température, et de parler de fièvre légère, modérée, notable, forte ; l'énonciation du degré thermométrique en dit plus que tous les qualificatifs.

Toutefois, les températures de 41° et au-dessus constituent par elles-mêmes un danger imminent, mais pas fata-

lement mortel ; certains accès paludéens nous en donnent
la preuve.

TYPES FÉBRILES. — L'observation des oscillations thermiques quotidiennes, c'est-à-dire des écarts entre la tem-

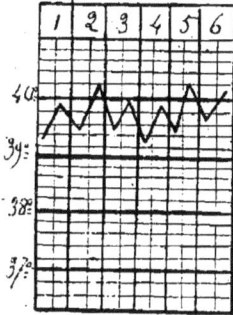

pérature maxima et la température minima, permet de considérer
quatre types fébriles.

1° *Fièvre continue* (pneumonie,
fièvre typhoïde, certaines fièvres
paludéennes...). — La ligne du
tracé reste toujours au-dessus de la
normale (*en plateau*), et les écarts
entre les maxima et minima sont
environ de 1 degré (fig. 4).

Fig. 4. — Fièvre continue.

2° *Fièvre rémittente* (fièvre hec-
tique de la tuberculose...). — Les points inférieurs de la

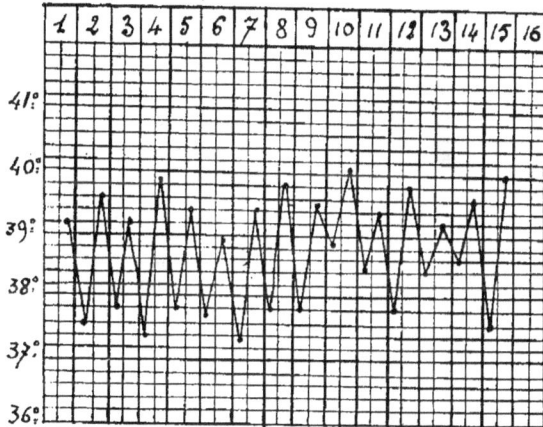

Fig. 5. — Fièvre rémittente.

courbe se rapprochent de la normale, sans l'atteindre toutefois, et les écarts sont supérieurs à 1 degré. Les *rémissions*
sont le plus souvent *matutinales* (fig. 5).

3° *Fièvre intermittente* (paludisme...). — Après un accès
d'une durée de quelques heures et pendant lesquelles le
thermomètre monte très haut, la température revient à la
normale ou presque à la normale.

L'accès peut être isolé ou se reproduire à des périodes plus ou moins éloignées. Le paludisme fournit des exemples de ces différentes variétés du type intermittent :

a. *Accès isolé.* — Il comprend le stade de frisson, le stade de chaleur, le stade de sueur (fig. 6). Au moment du frisson le malade ressent une sensation de froid. Cette sensation résulte de l'abaissement de la température *périphérique* par contraction des vaisseaux capillaires (influence des vaso-moteurs), d'où l'importance de rechercher, dès le début de l'accès, la température dite *centrale* (rectum, vagin), qui est supérieure à la normale.

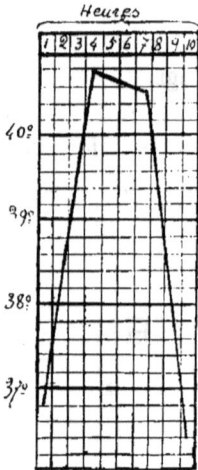

Fig. 6. — Accès de fièvre isolé,   Fig. 7. — Fièvre tierce, palu-
paludisme.   déenne.

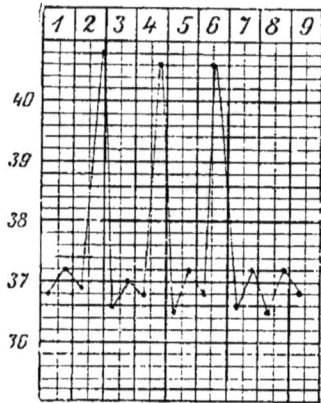

b. *Accès périodiques.* — Dans la *fièvre tierce*, l'accès revient tous les deux jours (fig. 7). Dans la *fièvre quarte*, il revient tous les trois jours. D'autres types ont été décrits (double-tierce, double-quarte, etc.), mais en pratique ils sont peu importants à connaître, car, par la quinine bien adminis-trée (injections hypodermiques, injections intraveineuses), on arrête rapidement l'évolution de l'hématozoaire de Laveran.

4° *Fièvre récurrente* (grippe, fièvre récurrente...). — C'est un type de fièvre intermittente où les accès de fièvre succèdent à des périodes d'apyrexie prolongées (fig. 8).

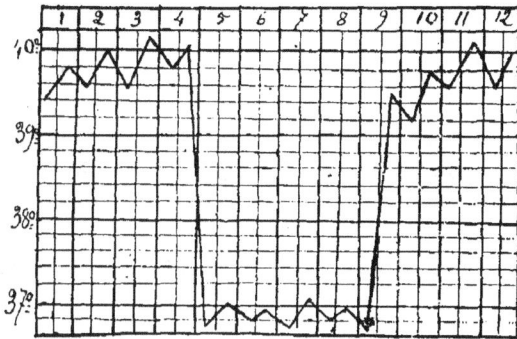

Fig. 8. — Fièvre récurrente.

CYCLES THERMIQUES. — Au lieu de considérer, comme précédemment, les oscillations quotidiennes, nous envisagerons maintenant l'*ensemble du tracé thermique*.

Chaque maladie comprend trois périodes : une période de début, une période d'état, une période de déclin.

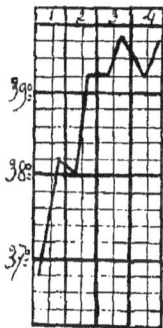

Fig. 9.— Début rapide d'une fièvre (trois jours).

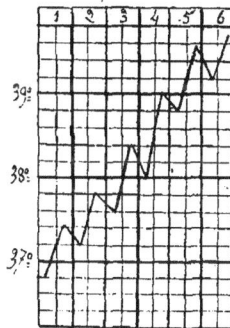

Fig. 10. — Début lent régulier d'une fièvre.

1º *Période de début.* — Le début peut être *rapide*, avec frisson, c'est-à-dire que le maximum est atteint en quelques heures (fièvre intermittente paludéenne), ou en un ou deux jours (pneumonie, scarlatine...). La courbe débute soit par une ligne presque verticale, soit par une ligne de faible obliquité (fig. 9).

Le début peut être *lent*. La courbe a l'aspect de marches d'escalier.

Et cette courbe est *régulière* (fièvre typhoïde ; fig. 10) ou *irrégulière* (rhumatisme, pleurésie... ; fig. 11). Dans cette dernière forme, la courbe subit certains affaissements avant d'atteindre son point culminant. Pour poursuivre notre comparaison, nous dirons que certaines marches sont effondrées.

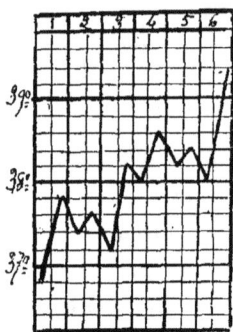

Fig. 11. — Début lent irrégulier d'une fièvre.

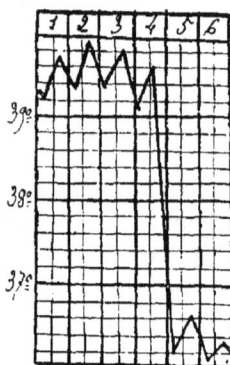

Fig. 12. — Crise à la fin d'une pneumonie.

2° *Période d'état*. — Nous retrouvons les types fébriles que nous avons décrits précédemment. Le fastigium ou acmé est très court dans le type intermittent.

3° *Période de déclin*. — Elle se fait par *crise* ou terminaison critique (pneumonie, rougeole). En douze heures la température, qui était de 40° environ, redevient normale (fig. 12). Cette chute s'accompagne de sueurs, d'émission d'urines fortement uratées, d'abaissement du nombre des pulsations... Le malade, qui est dans un *état critique*, triomphe le plus souvent de la maladie.

Cette période critique peut être précédée d'une pseudocrise (fig. 13) ; une dernière ascension thermique succède à une défervescence incomplète, puis la vraie crise se produit.

La période de déclin peut aussi être *lente* ou *en lysis* (λύσις, solution), comme dans la fièvre typhoïde, la variole, la scarlatine... Nous retrouvons, au déclin de la maladie, les marches d'escalier qui se produisent au début, dans certaines maladies. Il faut remarquer d'ailleurs que les périodes de début et de déclin ne sont pas toujours similaires : dans la scarlatine, par exemple, le début est brusque et la maladie se termine en lysis.

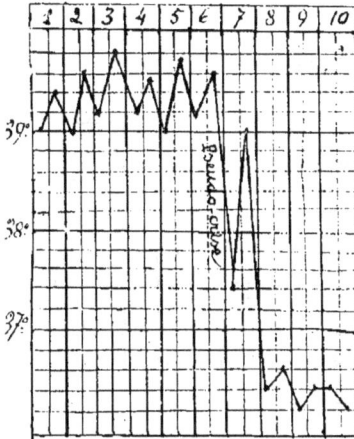

Fig. 13. — Pseudo-crise à la fin d'une pneumonie.

MALADIES TYPIQUES ET ATYPIQUES. — D'après l'ensemble de la courbe, les auteurs disent qu'il existe des maladies typiques, c'est-à-dire ayant toujours une courbe similaire ou presque similaire (fièvres éruptives, pneumonie, fièvre typhoïde, etc.), et des maladies atypiques, dans lesquelles la courbe est variable d'un cas à l'autre (pleurésie, péricardite, etc.).

Ceci n'a rien d'absolu, les contingences sont nombreuses. Il suffit d'une infection secondaire (cas fréquent) pour changer complètement le tracé de la courbe. C'est ainsi qu'une fièvre typhoïde classique doit avoir : 1º un début lent, suivi d'un abaissement de la température, au moment de l'apparition des taches rosées ; 2º une première période d'état du type continu ; 3º une deuxième période d'état du type rémittent (*stade amphibole* de Jaccoud, période des grandes oscillations) ; 4º une fin en lysis (fig. 14). Ces quatre périodes durent chacune sept jours, et constituent les quatre septénaires de la fièvre typhoïde. Or, il est très rare qu'on puisse constater une courbe aussi typique ; en général, elle subit de nombreuses fluctuations, qui peuvent la rendre méconnaissable.

De même, les exceptions sont fréquentes touchant la *loi de Wunderlich*, ainsi énoncée par son auteur : « toute maladie qui, au premier ou au deuxième jour, monte à 40°, et toute maladie qui, au quatrième jour, n'atteint pas 39°,5, n'est pas une fièvre typhoïde ». La pathologie s'accommode mal des formules mathématiques.

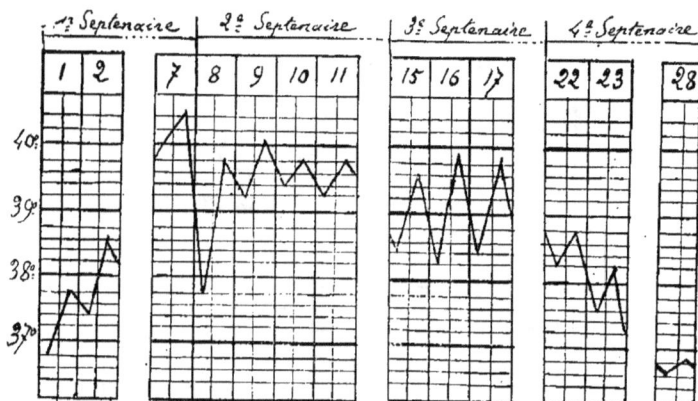

Fig. 14. — Tracé schématique d'une fièvre typhoïde.

Hypothermie. — Nous avons dit que la fièvre produit l'hyperthermie, mais il n'existe pas un processus spécial qui produit l'hypothermie. En effet, le degré thermométrique peut s'abaisser au-dessous de la normale en dehors des états morbides (inanition, intoxications par la quinine, la digitale, la morphine...).

L'ensemble *symptomatique* appelé *collapsus algide* est caractérisé non seulement par de l'hypothermie, mais par de la tachycardie, de la cyanose, de l'œdème des extrémités, etc.

Dans les affections des centres thermiques (système nerveux central), dans les affections rénales (urémie), on constate souvent de l'hypothermie.

Dans certaines fièvres paludéennes pernicieuses, dites *algides*, la température périphérique peut descendre au-dessous de la normale, à la période d'état qui se prolonge plus ou moins, suivant la gravité de la maladie. Mais il est important de se rappeler que toujours, dans ce cas, la température centrale est au-dessus de la normale. Il en est de même dans le *choléra*.

Il est évident qu'une hypothermie de plusieurs degrés au-dessous de la normale est d'un fâcheux pronostic, mais la durée de l'hypothermie est le facteur le plus important pour l'appréciation pronostique, lorsque l'écart avec la normale n'est pas trop considérable.

A la période terminale d'une maladie, une courte hypothermie est normale, mais dans le cours de l'affection elle doit éveiller l'attention du médecin. Ainsi, dans la fièvre typhoïde (à la période d'état) une chute brusque de la température indique une hémorragie ou une perforation intestinale. Elle peut résulter également de l'administration intempestive de certains médicaments antithermiques. Et cet élé, ment de pronostic, basé sur la marche de la température, montre l'importance des courbes thermométriques, malgré les restrictions que nous avons faites au sujet des types classiques. Dans tous les cas, les dénivellations brusques et prononcées de la courbe doivent éveiller l'attention du médecin.

TEMPÉRATURES LOCALES. — Elles se prennent avec des instruments spéciaux. Le *thermomètre de Constantin Paul* a une cuvette en forme de spirale et contenue dans un boîtier en caoutchouc, qui s'applique, comme une ventouse, au moyen d'une poire en caoutchouc.

On peut aussi se servir des *appareils thermo-électriques* de Redard. Un thermomètre ordinaire à maxima, garni de coton et maintenu par une bande, peut au besoin être employé.

Pour la tête, on se sert de la *couronne thermométrique* de Broca, qui se compose de six thermomètres, placés dans une ceinture de soie.

Seules les variations locales élevées peuvent avoir de l'importance en sémiologie, car, chez un individu sain, il existe souvent de légères variations d'un côté à l'autre du corps, sur les points symétriques. Ces recherches n'ont donc qu'une importance relative. Toutefois, elles acquièrent une réelle valeur dans un certain nombre de cas ; dans la méningite tuberculeuse, la température centrale étant de 37º, la

température locale de la tête atteint souvent 39° ou 40° ;
— dans les membres, *au début* d'une paralysie, la température
centrale étant normale, la température locale est au-dessus
de la normale ; — dans la paralysie agitante, la température
locale est plus élevée que la normale, d'où la sensation de
chaleur qu'accusent les malades ; — dans la maladie de
Raynaud ou asphyxie des extrémités, la température locale
est au-dessous de la normale ; — dans certains troubles trophiques, d'origine hystérique, on constate des variations
nettes de température locale.

Peter a signalé des différences de température dans le cas
d'une tuberculose localisée au sommet d'un poumon, et dès
la période de début. Comme nous l'avons dit, ces différences
doivent être nettement accusées, pour être prises en consi-
dération.

EXAMEN DU MALADE

L'examen *complet* et *méthodique* d'un malade comprend l'*interrogatoire* et l'*examen à proprement parler du malade.* L'interrogatoire seul n'est jamais suffisant pour établir un diagnostic certain. D'ailleurs, cet interrogatoire n'est pas toujours possible ou donne des renseignements peu importants ou erronés.

I. — INTERROGATOIRE

Le médecin doit diriger l'interrogatoire du malade, à moins de cas bien spéciaux, comme chez les déments, où il y a souvent intérêt à les laisser causer.

Il doit poser des questions précises, en n'employant que des mots usuels. Toutefois, au début, et pour orienter la suite de l'interrogatoire, il devra poser une question d'ordre général : « D'où souffrez-vous? Depuis quand souffrez-vous? »

Commémoratifs. — L'ensemble des renseignements fournis par l'interrogatoire du malade ou de son entourage constitue les commémoratifs ou *anamnestiques* (ἀνάμνησις, souvenir). Les uns sont relatifs au malade lui-même, les autres au milieu et aux différentes influences étiologiques.

L'intérêt des commémoratifs est variable suivant les cas, suivant que l'on est en présence d'une maladie locale ou générale, aiguë ou chronique. Dans certaines maladies, tout à fait bénignes, les commémoratifs peuvent n'avoir aucune importance.

En plus de l'anamnèse, l'interrogatoire renseignera encore sur le *mode de début* de la maladie.

1. — Commémoratifs relatifs au malade.

1º AGE. — Il n'existe pas une pathologie absolument propre à chaque grande période de l'existence.

Pour poser un diagnostic chez un enfant, il faut que le médecin soit bon observateur, mais il n'a pas besoin de connaissances toutes spéciales, comme on est porté à le croire dans le public.

La question de l'âge est importante en ce qu'elle peut créer des présomptions en faveur d'un diagnostic, et orienter le médecin dans ses investigations.

Chez les *nourrissons*, la pathologie est surtout *gastro-intestinale*. Dans les grandes villes, et par suite de la mauvaise qualité du lait, les enfants en bas âge sont fréquemment atteints de gastro-entérites aiguës.

Dans l'*enfance*, les fièvres éruptives (la rougeole en particulier), la diphtérie, la coqueluche sont des maladies fréquentes. Le rachitisme est spécial à l'enfance. Les affections *scolaires* (Eichhorst), telles que la myopie, les déviations de la colonne vertébrale, devront attirer l'attention du médecin.

Dans l'*adolescence*, on rencontre souvent la tuberculose, les troubles nerveux. La chlorose se développe, chez la femme, au moment de la puberté.

A l'*âge mûr*, on se trouve en présence des maladies vénériennes, de la goutte, du diabète, de l'alcoolisme...

Le *cancer*, l'artériosclérose, l'emphysème sont surtout fréquents dans l'*âge avancé*.

Enfin, il est utile de savoir s'il n'y a pas de *sénilité précoce*.

Toutes choses égales d'ailleurs, le pronostic d'une maladie varie avec l'âge : la pneumonie est particulièrement grave chez les personnes âgées, « c'est la fin naturelle des vieillards » (Peter).

La tuberculose est d'autant plus grave que le malade est plus jeune.

2° Sexe. — Par le fait des conditions sociales, certaines maladies frappent spécialement les hommes (emphysème, hypertrophie du cœur, maladies professionnelles...).

La *chlorose* est une maladie fréquente chez la femme, très rare chez l'homme.

La constipation, l'hystérie, la maladie de Basedow, l'ulcère rond de Cruveilhier ont une prédilection pour la femme.

La grossesse, l'accouchement peuvent être le point de départ d'un certain nombre de maladies.

3° PROFESSIONS. — Les maladies cutanées se rencontrent chez les blanchisseurs, les épiciers, les ouvriers qui manient des produits toxiques.

Des poussières d'origines multiples (charbon, farine, argile, soies, laine, etc.), pénétrant dans les voies respiratoires, produisent par irritation mécanique des pneumonies professionnelles (*pneumokonioses*).

Certaines professions exposent à des *infections microbiennes* diverses (la morve, le tétanos, chez les palefreniers ; le choléra, la fièvre jaune, la fièvre typhoïde, la *tuberculose*, chez les blanchisseurs, les matelassiers...).

Les *intoxications* par le plomb (saturnisme), par le mercure, le phosphore, ont le plus souvent une origine professionnelle. Dans la genèse de ces accidents, on doit aussi faire une large place à certaines manifestations de l'hystérie. « Le saturnisme, l'hydrargyrisme sont des agents provocateurs de l'hystérie. »

4° ANTÉCÉDENTS DU MALADE. — Ils comprennent les antécédents héréditaires et les antécédents personnels.

A. *Antécédents héréditaires* (Voy. *Notions de pathologie générale : Hérédité*).

B. *Antécédents personnels*. — Le médecin doit établir le *passé pathologique* du malade, dans ses grandes lignes. Toujours il recherchera la possibilité d'une syphilis acquise. Les principales maladies sur lesquelles il insistera sont : les maladies éruptives (scarlatine, rougeole, etc.) et la fièvre typhoïde qui laissent si souvent des reliquats du côté des reins ; — le rhumatisme (endocardite consécutive) ; — la diphtérie (paralysies, néphrite) ; — les bronchites suspectes et les pleurésies (amorce ou début d'une tuberculose).

On est souvent obligé, une fois le diagnostic établi, de rafraîchir la mémoire des malades ou de leur entourage, pour établir le diagnostic étiologique de la maladie.

2. — Commémoratifs relatifs au milieu, à la condition sociale.

1º GENRE D'EXISTENCE. — La question de l'alimentation défectueuse ou trop abondante sera élucidée. Par des questions, qui doivent être adroitement posées, on cherchera à se rendre compte des excès portant sur l'alcool.

L'abus du tabac, l'usage de la morphine ou de l'opium, le surmenage physique et intellectuel causent un certain nombre de maladies ou en favorisent l'éclosion.

2º CLIMAT. — MILIEU ÉPIDÉMIQUE. — Les pays chauds ont une pathologie assez spéciale (paludisme, dysenterie, fièvre jaune, choléra...).

Le séjour ou le simple passage dans un milieu épidémique peuvent créer des présomptions (fièvres éruptives, en particulier).

On doit se défier pourtant, en cas d'épidémie, de vouloir étiqueter tous les maux sous le nom de la maladie régnante.

L'analyse de l'eau, du lait est souvent nécessaire, en temps d'épidémie. Ils peuvent être d'actifs agents de contagion.

3º AGENTS PHYSIQUES. — Le *froid* est une cause banale qu'invoquent très souvent les malades.

Dans les anciennes théories médicales, le refroidissement tenait une place considérable dans l'étiologie des maladies. C'était un tort évident. Ce refroidissement n'est le plus souvent qu'une *cause occasionnelle* ; il faut que l'individu ait une *prédisposition* acquise ou héréditaire, ou qu'il existe une *infection latente* (Voy. *Notions de pathologie générale*).

Les nouvelles théories ont pris le contre-pied, presque absolu, de l'ancienne façon d'interpréter les faits. Ces vues nous semblent exagérées également, et l'on peut se demander pourquoi les vibrations calorifiques émises aux bases températures ne seraient pas capables de produire, *par elles-mêmes*, des désordres (congestion pulmonaire, néphrite, paralysie faciale, voire même la mort subite). Les gelures plus ou moins étendues du derme semblent appuyer cette théorie.

La *chaleur* est un facteur étiologique important, spécialement dans les pays tropicaux.

Les vibrations calorifiques émises aux hautes températures (soleil, chaufferie des machines) produisent de graves désordres.

Dans le coup de chaleur des troupes en marche, d'autres facteurs interviennent (fatigue, encombrement, déplacement d'une colonne d'air vicié, etc.).

L'*électricité* produit des désordres d'un genre bien spécial.

4° TRAUMATISMES. — Les malades attribuent souvent, à tort, la genèse de leur maladie à un traumatisme. Toutefois, certaines maladies ressortissant à la médecine naissent sous cette influence (pneumonie traumatique, accidents nerveux). Ces derniers sont fréquents à la suite des accidents de chemin de fer (railway-spine).

Les *traumatismes moraux* sont des causes adjuvantes importantes à connaître (neurasthénie, hystérie). Les ennuis, les chagrins sont la cause de certains états pathologiques; ils viennent en compliquer d'autres. Il faut être médecin de l'esprit en même temps que du corps ; et si la science médicale est souvent impuissante à guérir, le médecin peut toujours être un consolateur. La psychothérapie est une des branches de la médecine, et elle n'en est pas la moins belle.

5° MÉDICAMENTS. — Le malade peut se rappeler d'un traitement suivi, sans connaître le nom de sa maladie. Les remèdes prescrits antérieurement seront, jusqu'à un certain point, révélateurs de la maladie (syphilis, paludisme, rhumatisme...).

3. — Mode de début de la maladie.

Les malades se trompent fréquemment sur le début réel de leurs affections. Par des questions précises, le médecin doit rechercher l'origine vraie, qui est le plus souvent bien antérieure à l'époque fixée par les malades (tuberculose, ulcère de l'estomac, cirrhose du foie).

II. — EXAMEN A PROPREMENT PARLER DU MALADE

1° Habitus extérieur, attitude. — Par un coup d'œil d'ensemble de tout le corps, on se rendra compte du degré d'embonpoint ou d'amaigrissement du malade.

La question du *facies* préoccupait beaucoup nos devanciers. Pour le pronostic surtout, elle a de la valeur. Pour le diagnostic, c'est un étai de faible importance. Voici quelques exemples de facies spéciaux :

Facies tuberculeux : pâle avec pommettes rouges.

    — alcoolique : visage coloré, variqueux.

    — typhique : aspect abattu.

    — hippocratique : regard voilé (moribonds) (Voy. *Examen de l'abdomen : Facies abdominal*).

L'*attitude* prise par le malade est souvent assez caractéristique :

Décubitus dorsal avec prostration dans la fièvre typhoïde (malade affalé dans son lit). Attitude en *chien de fusil* dans la méningite. Corps pelotonné dans les affections abdominales. Position assise dans les maladies de cœur.

Dans la péricardite avec épanchement, dans la pleurésie diaphragmatique, le malade, qui respire avec les plus grandes difficultés, ramène souvent les genoux presque au contact de sa poitrine (*dyspnée génu-pectorale* de Huchard).

Au début d'une pneumonie ou d'une pleurésie, le malade se couche sur le côté sain pour ne pas endolorir davantage le côté malade. Plus tard, la douleur diminuant, le malade se couche sur le côté atteint, peu utile à la respiration, pour permettre au côté sain d'atteindre le maximum du fonctionnement respiratoire.

La *démarche* du malade est importante à connaître, surtout au point de vue des maladies nerveuses (Voy. Deuxième partie : *Sémiologie du système nerveux*). Dans tous les cas, on ne doit pas oublier de demander au malade s'il est capable de marcher ou de se tenir debout (au moins au début d'une maladie).

2º Signes physiques et fonctionnels. — Noùs ferons ultérieurement l'étude de chaque appareil ; ici nous donnerons quelques conseils d'ordre général.

Ainsi que nous l'avons dit déjà, l'examen d'un seul appareil ou organe n'est, *en aucun cas,* suffisant. L'examen *a capite ad calcem* est indispensable, sauf à retenir l'attention la plus soutenue du côté de l'organe reconnu seul malade ou atteint d'une façon prépondérante.

Le médecin fera préciser la *douleur* ressentie par le malade, au point de vue du siège exact, des irradiations, du moment d'apparition. (Nous ne reviendrons sur cette question des douleurs que pour certains appareils, où elles prennent une importance spéciale.)

. Le médecin interrogera le malade sur la question du sommeil, de l'appétit, de la soif, des sueurs, des frissons, etc. Ces questions pourront être posées d'emblée, sauf à revenir à chacune au moment de l'examen détaillé des appareils.

On ne négligera jamais de prendre la température, de numérer le pouls et la respiration, d'en étudier les caractères.

Systématiquement, et dans tous les cas, on devra faire une analyse, au moins sommaire, des urines (glycose, albumine). Bien des erreurs de diagnostic seraient évitées, si l'on suivait ce conseil.

Le médecin ne devra pas hésiter à faire toutes les recherches de laboratoire susceptibles d'éclairer le diagnostic.

TOPOGRAPHIE EN SÉMIOLOGIE

Les anatomistes et les chirurgiens voient les organes ; ils peuvent se servir de dénominations précises pour déterminer les rapports des organes entre eux, dire la place qu'ils occupent et décrire leur volume.

En sémiologie, les organes échappent à la vue, et l'on n'envisage d'ailleurs que leurs rapports superficiels avec la paroi externe. Il a donc fallu prendre des points de repère et des lignes conventionnels.

POINTS DE REPÈRE. — Les principaux sont : les mamelons, situés en général au niveau des quatrièmes côtes ; l'appendice xiphoïde ; l'ombilic (de situation assez variable suivant les individus) ; les épines iliaques ; le rebord des côtes (échancrure de la neuvième côte) ; les côtes et les *espaces intercostaux* (éviter de prendre pour le premier espace intercostal l'espace compris entre la clavicule et la première côte sous-jacente).

LIGNES. — I. En avant et verticalement (fig. 15) : la ligne médiane 1, la ligne sternale 2 (le long du bord du sternum), la ligne mamillaire 4 et, à égale distance de ces deux dernières, la ligne parasternale 3. (La ligne parasternale prolongée sert à la topographie sémiologique de l'abdomen.)

En avant et horizontalement : la ligne xiphoïdienne,

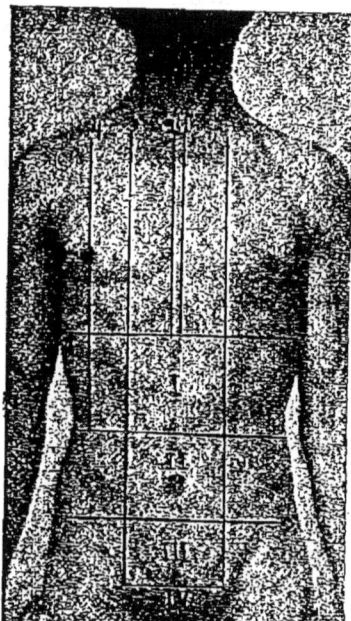

Fig. 15. — Topographie clinique (face antérieure du corps).

la ligne réunissant les fausses côtes, la ligne réunissant les épines iliaques antérieures et supérieures, la ligne pubienne.

Ces lignes divisent l'abdomen en régions, qui sont, par bandes horizontales et de haut en bas :

1° La région épigastrique I et de chaque côté les hypocondres ;

2° La région ombilicale II et les flancs ou lombes ;

3° La région hypogastrique III et les fosses iliaques ;

4° La région pubienne IV.

II. Latéralement : lignes axillaires antérieures, moyennes et postérieures.

III. En arrière et verticalement (fig. 16) : la ligne verté-

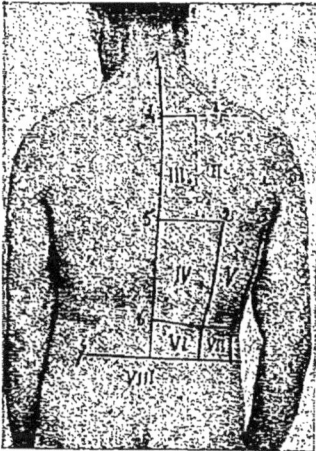

Fig. 16.—Topographie clinique
(face postérieure du corps).

brale ou médiane postérieure 1,
la ligne qui tangente le bord
interne de l'omoplate, la ligne
scapulaire 2.

Horizontalement : les lignes
réunissant les épines 4 et les
angles inférieurs de l'omoplate 5, la ligne tangeantant
les fausses côtes 6, la ligne
reposant sur les crêtes iliaques 7.

Les régions ainsi déterminées
sont : les fosses sus- et sous-
épineuses 1 et II, les espaces
sus- et inter-scapulaires III,
l'espace sous-scapulaire IV et V,
la région iléo-lombaire VI et VII et la région sacrée VIII.

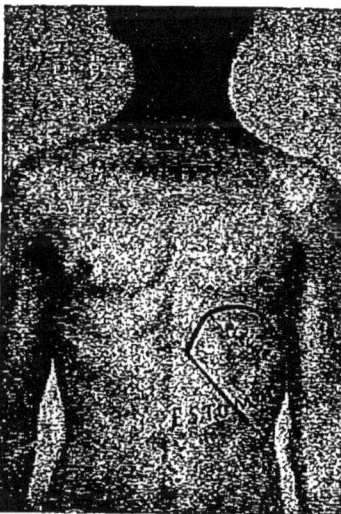

Fig. 17. — Topographie clinique
(espace semi-lunaire de Traube).

Espace semi-lunaire de
Traube (fig. 17). — C'est
une région qui a les limites
suivantes : en bas le rebord
des fausses côtes du côté
gauche ; en haut la limite inférieure du poumon (sixième
côte au niveau de la ligne
mamillaire) ; en dedans (à
droite par conséquent), la
matité du foie ; en dehors,
la matité de la rate.

La hauteur de cet espace,
de forme semi-lunaire, est
de 9 centimètres environ
chez l'adulte.

Le cul-de-sac pleural inférieur et la portion supérieure
de l'estomac ou zone claire contenant une quantité d'air

variable sont compris dans cet espace. A l'état normal, la percussion à ce niveau donne un son tympanique (sauf de rares exceptions signalées par Pitres). La matité de l'espace de Traube constitue un signe de probabilité en faveur d'une pleurésie. La zone de matité est proportionnelle à la quantité de liquide épanchée.

EXAMEN DU POULS

Lorsqu'on applique le doigt sur une artère, dans certaines conditions dont nous reparlerons, on sent à chaque systole ventriculaire un léger soulèvement, un battement qui constitue le phénomène du *pouls* (*pulsus*, battement).

L'examen du pouls peut fournir des renseignements très importants ; il sera donc fait systématiquement chez tous les malades.

Nous étudierons successivement le pouls artériel, le pouls veineux et le pouls capillaire. Le pouls étant fonction des mouvements du cœur, cet exposé comprendra par conséquent des termes ressortissant à l'organe central de la circulation (tachycardie, bradycardie...).

Pouls artériel.

INSPECTION. — L'artère temporale est flexueuse et très apparente chez les athéromateux (*signe de la temporale*). Les carotides battent violemment (*danse des artères*) dans le cas d'insuffisance aortique (même latente), chez les athéromateux, chez les hystériques et les névropathes.

En cas d'insuffisance aortique, avec hypertension notable, si on examine la luette, on constate quelquefois des mouvements de va-et-vient, véritables pulsations, avec changement de coloration à chaque révolution cardiaque (signe de Muller).

Dans cette maladie, Huchard a décrit un *pouls amygdalo-carotidien* ; et Minervini a signalé un *pouls de la langue*, rendu plus appréciable si l'on exerce, avec un abaisse-langue, une pression modérée sur cet organe.

L'aorte abdominale communique souvent des *battements épigastriques* à la paroi abdominale. Leur constatation n'a pas, par elle-même, une réelle valeur sémiologique, car ces battements existent chez des individus sains. Chez les individus nerveux, ils sont très fréquents ; nous en reparlerons à propos de l'examen de l'appareil digestif.

PALPATION. — On peut palper toutes les artères situées superficiellement au-dessus d'un plan résistant.

1° La palpation peut être faite *localement*, sur un point déterminé, afin de se rendre compte de la circulation d'un membre (par exemple en cas d'anévrysme), ou de l'état de rigidité plus ou moins prononcée des parois des vaisseaux (artère en *tuyau de plume* dans l'artériosclérose). Mais, dans ce dernier cas, on ne peut généraliser et conclure d'une façon certaine à l'artériosclérose. Dans certains cas d'aortite, la crosse aortique peut être sentie dans le creux sus-sternal, et l'on constate la surélévation des sous-clavières ;

2° La palpation a pour but la recherche des qualités du pouls. La radiale, dans la gouttière du grand palmaire, est l'artère que l'on choisit de préférence, mais d'autres artères (faciale, pédieuse, etc.) peuvent être explorées par la palpation. L'exploration de la radiale gauche permet de faire conjointement l'auscultation du cœur.

Il faut palper l'artère *légèrement*, en évitant toute pression, avec un ou deux doigts de la main droite. Lorsque le pouls est petit ou bondissant (insuffisance aortique), il est recommandé d'élever l'avant-bras du malade, le coude restant appuyé sur le lit, de façon à diminuer la tension et à augmenter l'amplitude des pulsations.

Pouls récurrent. — Lorsque, par la pression, on arrête la circulation dans une artère, après un temps variable les battements se rétablissent en aval du point de pression, au moyen des anastomoses artérielles ; c'est ce qu'on appelle le pouls récurrent. Le laps de temps écoulé est important à noter, car il permet de juger de l'état fonctionnel du cœur.

Numération du pouls. — Les montres à seconde servent à cette recherche. On compte pendant un quart de minute, on répète plusieurs fois l'opération et l'on prend une moyenne pour établir le nombre des pulsations par minute. Le médecin doit attendre quelques instants pour faire la numération du

pouls, car les malades, émus par son arrivée, présentent souvent une accélération passagère du pouls.

AUSCULTATION. — Les stéthoscopes employés doivent
avoir un orifice inférieur étroit.

On ausculte la *carotide primitive* sur le bord interne du
sterno-mastoïdien, à deux travers de doigt au-dessus de la
clavicule.

A l'état normal, et avec une pression très légère, on entend
deux *bruits ou chocs*, quelquefois un seul. Le premier semble
résulter de la tension artérielle au moment de la systole cardiaque (bruit cardio-systolique) ; le second est la propagation du deuxième bruit aortique (bruit cardio-diasto-
lique).

A l'état pathologique, certains *souffles* cardiaques *se propagent* dans la carotide. Les souffles aortiques sont mieux
perçus dans la carotide *droite*, les souffles pulmonaires dans
la carotide *gauche*. Ces souffles propagés ont la *même tonalité* que les souffles cardiaques qui leur ont donné naissance,
ce qui permet de les distinguer des souffles produits mécaniquement par la compression trop forte des vaisseaux, au
moyen du stéthoscope.

On ausculte l'*artère fémorale* au niveau du pli de l'aine,
au devant de l'éminence iléo-pectinée.

A l'état normal, avec une pression très légère on entend
deux *bruits ou chocs*. En augmentant un peu la pression, il
se produit un *souffle*.

Dans certains états pathologiques (*insuffisance aortique*,
chlorose, saturnisme...), si l'on a soin d'incliner légèrement
le stéthoscope, comme si l'on voulait recueillir dans l'instrument une partie du courant sanguin, on perçoit deux *souffles*
au lieu d'un : c'est le *double souffle intermittent crural de
Duroziez*. Pour que ce second souffle se produise sous l'effet
de la compression, il faut de plus qu'il existe un reflux anormal du courant sanguin. Ce reflux est dû à ce que la tension
sanguine est plus faible dans l'artère située en amont du stéthoscope que dans l'artère située en aval. Cette différence de
pression existe tout spécialement dans l'insuffisance aor-

tique. Il peut arriver que ce double souffle soit remplacé par un *double ton* (*Doppelton* de Traube).

Dans toutes les artères de calibre notable, on peut encore constater des *souffles autochtones* lorsqu'il existe des lésions des parois (athérome), des dilatations ou des rétrécissements (anévrysmes, aortite, athérome...), des compressions (souffle utérin). Comme nous l'avons dit, ils ont un timbre spécial qui permet de les distinguer des souffles cardiaques propagés.

Pouls normal.

Le nombre des pulsations par minute varie avec l'âge. Il est environ de 140 à la naissance, de 70 chez l'adulte ; entre ces deux époques de la vie, on trouve des nombres intermédiaires. Enfin, dans l'extrême vieillesse (quatre-vingts ans), ce nombre est de 80.

Nous représentons ces variations dans la courbe ci-jointe (fig. 18).

Mais il importe de se rappeler que ces chiffres ne sont que

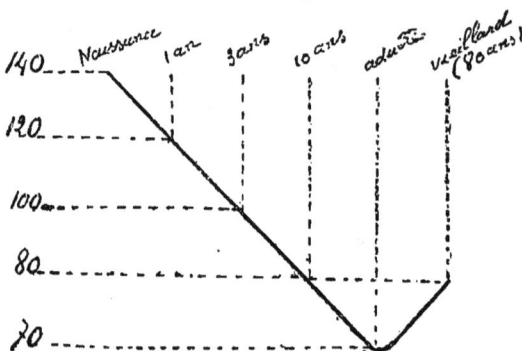

Fig. 18. — Variations du pouls d'après l'âge.

des moyennes et que des exceptions peuvent se rencontrer ; c'est ainsi que certains individus en bonne santé n'ont que 40, 30 pulsations à la minute.

Comme pour la température, et aux mêmes heures, il existe des *variations nycthémères* du pouls. Le nombre des pulsations et le degré thermométrique passent par deux maxima (10 heures du matin et 5 heures du soir), et deux minima (6 heures du matin et midi). Le minimum de 6 heures du matin est le plus accentué, de même que le maximum de 5 heures du soir.

Une courbe de ces variations aurait donc l'aspect de la figure 19.

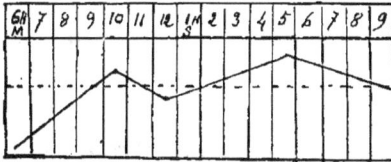

Fig. 19. — Variations nycthémères du pouls.

En pratique, on tient peu compte de ces différences légères.

Les pulsations sont *accélérées* par les hautes températures, par l'abaissement de la pression atmosphérique ; elles sont *ralenties* par les causes inverses.

Les exercices physiques violents, la digestion, les émotions précipitent le pouls.

A l'état normal, le pouls ne bat pas à une cadence absolument rythmée ; au moment de l'expiration, un ralentissement se produit, mais il est peu perceptible.

Les médecins militaires ne doivent pas ignorer que, par la force de la volonté, certains simulateurs arrivent à précipiter ou à ralentir leurs battements cardiaques, et par suite à faire varier le nombre de leurs pulsations.

Pouls pathologique.

Ses principaux caractères sont :

Vitesse. — Le pouls peut être accéléré ou ralenti.

1º *Pouls rapide.* — Nous l'envisagerons dans les affections fébriles et dans les affections apyrétiques.

a. *Pouls rapide dans les affections fébriles.* — En général, le pouls est d'autant plus fréquent que la température est plus élevée. Pour 1 degré d'élévation au-dessus de la température normale, le pouls augmente d'environ 15 pulsations par minute. Ce qu'on peut écrire en abrégé $\frac{T}{P} =$ constante.

Certaines maladies font exception à cette règle ; à une température élevée correspond un pouls relativement peu accéléré. Dans la fièvre typhoïde, on trouve $T = 40°,5$ et $P = 110$; dans la fièvre jaune, *au début*, on trouve : $T = 40°$ et $P = 95$. Nous écrirons donc pour ces maladies : $T > P$.

D'autres maladies (scarlatine, rhumatisme, péritonite) présentent un rapport inverse ; le pouls s'élève plus vite que la température : $T < P$.

Chaque maladie a sa formule propre, comme *rapport sphygmo-thermométrique, et toute modification dans cette formule est un facteur de gravité lorsqu'elle se fait dans le sens de l'accélération du pouls.*

Prenons un exemple. Supposons que, dans le cours d'une fièvre typhoïde, la température baisse, mais que le pouls s'accélère : il y a menace d'une hémorragie ou d'une perforation intestinale. Si, à la fin d'une fièvre typhoïde, la température descendant en lysis, suivant son mode régulier, le nombre des pulsations augmente, le médecin doit rechercher une complication cardiaque possible (myocardite) et se rendre compte de la gravité du pronostic. De même dans l'appendicite, lorsque la température baisse ou reste stationnaire, mais que le pouls se précipite, le pronostic devient grave.

b. *Pouls rapide dans les affections apyrétiques.* — L'accélération du pouls peut être *passagère, persistante* ou *revenir par accès.*

Une douleur aiguë, un trouble digestif, une légère intoxication (alcool, tabac) produisent de l'accélération passagère du pouls.

Chez les névropathes, les débilités, le pouls s'accélère sous l'influence la plus légère, par suite d'un changement de position (*tachycardie orthostatique*).

Dès le début de la tuberculose, le pouls est souvent *instable*, et ce signe a non seulement une grande valeur diagnostique, mais une valeur pronostique, car il indique une forme éréthique, à évolution rapide.

Si, au lieu d'être passagère, cette accélération devient permanente et atteint 120 à la minute, dans une période plus avancée de la tuberculose, le pronostic est toujours très grave.

Dans le collapsus, avec température hyponormale, le pouls peut atteindre des chiffres excessifs (P. = 160), ce qui est toujours d'un mauvais pronostic.

Le pouls est fréquent dans toutes les cardiopathies, à la période asystolique, dans certaines myocardites, dans les paralysies du pneumogastrique, les myélites, les poly-névrites, etc.

Dans l'angine de poitrine, la maladie de Basedow, la fré-quence du pouls survient par accès.

TACHYCARDIE PAROXYSTIQUE ET TACHYCARDIE PERMA-NENTE. — Dans certains cas, l'attention du praticien est attirée d'une façon spéciale vers l'extrême rapidité du pouls survenant par crises ou existant à l'état permanent. Ces crises peuvent alterner avec des crises de bradycardie paroxystique. L'un de ces caractères du pouls, vitesse ou lenteur, finit sou-vent par prévaloir et constituer une forme permanente.

Cette tachycardie, qualifiée jadis d'*essentielle*, de maladie *sine materiâ*, semble avoir pour substratum fonctionnel ou organique un trouble ou une lésion du *faisceau primitif* du cœur dans la région des fibres de His (Vaquez, Mackenzie).

Cette tachycardie peut aussi s'observer comme symptôme général dans les aortites, les crises d'angine de poitrine, la maladie de Basedow, les affections cérébrales de nature et de localisations très diverses (épilepsie symptomatique ou essen-tielle, tabes, traumatismes craniens, urémie, migraine...).

2° *Pouls lent.* — Le pouls est lent lorsqu'il existe de la *bra-dycardie vraie*, que le nombre des pulsations *régulièrement rythmées* perçues à la radiale est notablement inférieur à 70 à la minute ; il peut tomber à 30 ou 20. Si des ondes ne sont pas perçues (rythme couplé, asystolie), on dit qu'il y a *pseudo-bradycardie*.

a. *Pouls lent dans les affections fébriles.* — Dans la méningite tuberculeuse, l'artère vibre sous le doigt comme une corde de basse et détache une série de coups parfaitement isolés les uns des autres (Rilliet et Barthez). Ce ralentissement coïncide le plus souvent avec de l'hyperthermie (*pouls dissocié*). Ce signe est plus rare dans les méningites non tuberculeuses.

Dans les oreillons, on constate souvent une bradycardie qui peut persister après les manifestations de la maladie.

b. *Pouls lent avec apyrexie ou hypothermie.* — Avec hypothermie, le pouls lent se produit à la période de convalescence de toutes les maladies aiguës infectieuses.

Ces bradycardies post-infectieuses peuvent résulter d'un certain degré de myocardite (fièvre typhoïde, diphtérie...).

Au cours des cardiopathies, il peut exister du ralentissement du pouls.

Dans l'*ictère*, la lenteur du pouls est remarquable, mais elle n'est souvent qu'apparente, comme nous le dirons plus loin au sujet du rythme couplé.

Dans les crises douloureuses, dans certains troubles digestifs, au lieu de la fréquence que nous avons signalée, on peut constater, dans certains cas, un ralentissement *passager*.

Chez certains malades, on constate un ralentissement parfois considérable du pouls, *au moment de l'expiration*, et l'on se trouve en présence d'une forme spéciale d'arythmie respiratoire (Voy. *Arythmie*).

La constatation de la lenteur du pouls peut aider au diagnostic ; c'est ainsi que dans l'attaque apoplectique, au début, le pouls est ralenti ; il est au contraire rapide dans l'attaque apoplectiforme, qui se produit au cours de certaines affections (sclérose en plaques). Dans le premier cas, le pouls lent *durable* est d'un bon pronostic.

BRADYCARDIE PAROXYSTIQUE ET BRADYCARDIE PERMANENTE (syndrome de Stokes-Adams). — Ce syndrome comprend une dissociation plus ou moins complète, suivant la phase de la maladie, des rythmes auriculaire et ventriculaire (*blocage complet ou incomplet du cœur*), des syncopes, des attaques épileptiformes, des accès vertigineux, de l'hypertension. Les battements des oreillettes sont normaux, ceux des ventricules et, par conséquent, les pulsations radiales sont plus ou moins ralentis.

Ce ralentissement peut être paroxystique au début ; et c'est à cette période qu'éclatent les accidents relatés ci-dessus, et qui sont le résultat de l'ischémie cérébrale, liée elle-même à l'arythmie cardiaque. A une phase plus avancée, le ralentissement du pouls est permanent, le blocage est complet. La contraction ventriculaire devient tout à fait indépendante ; elle se fait automatiquement par suite de l'adaptation du cœur à la lésion. A ce moment, les phéno-mènes nerveux peuvent faire défaut, par ce fait que la cir-culation cérébrale n'est plus soumise à des à-coups.

Ce syndrome peut avoir une origine intracardiaque, par lésion des faisceaux de His et Paladino (de nature souvent syphilitique) ; l'épreuve de l'atropine reste négative. Plus rarement, il peut être produit par une altération du nerf pneumogastrique. Dans ce cas, l'épreuve de l'atropine est positive.

Hauteur. — Le pouls peut être haut ou petit.

1° *Pouls haut, bondissant.* — La paroi artérielle atteint très rapidement son maximum d'expansion, pour revenir également vite à son état de contraction. Le battement, perçu par le doigt, est rapide et bondissant (pyrexies graves, hypertrophie cardiaque de tout ordre et résultant surtout de l'*insuffisance aortique*). Dans cette dernière affection, le pouls bondissant ou *pouls de Corrigan* est caractéristique.

2° *Pouls petit.* — L'expansion de l'artère se fait lentement, progressivement (rétrécissement mitral, asystolie). Dans les pyrexies graves, un tel caractère du pouls est d'un mauvais pronostic.

Dans la colique de plomb, le pouls devient *filiforme*. Il est *ondulant* au moment de l'agonie, c'est le signe d'une mort prochaine.

Remarque. — Nous avons tenu à citer à cette place ces deux expressions, qui font image, de pouls filiforme et pouls ondulant, et bien que la question de hauteur, d'expansion ne soit pas seule en cause dans le choix de ces dénominations. Certains facteurs qui interviennent sont d'ailleurs difficiles à préciser.

Nous ajouterons que nous n'avons pas voulu parler spécialement de l'*ampleur* du pouls, dont il sera question à propos de la tension.

Tension. — Les parois artérielles sont soumises à une pression constante (*pression minima* ou *diastolique*), variable pour chaque segment de membre. A chaque systole ventriculaire, la colonne sanguine subit une *pression maxima*. Ces deux régimes de pression correspondent par conséquent aux diverses phases de l'activité cardiaque.

MENSURATION DE LA TENSION ARTÉRIELLE. — Par l'habitude et au moyen de la palpation, il est possible d'apprécier dans une certaine mesure l'état de la tension artérielle. Un doigt de la main gauche (le médius) écrase la radiale pour empêcher le pouls récurrent, l'index de cette même main palpe l'artère, tandis que l'index de la main droite fait pression au-dessus jusqu'au moment précis où la sensation du pouls est supprimée pour l'index gauche. Cette contre-pression donne une notion sur la pression systolique. Il est à noter qu'avant d'arriver à la suppression du pouls on a passé par une phase d'équilibre de la pression diastolique ou minima, qui a eu pour conséquence de rendre les battements artériels plus *amples* pour l'index gauche. Cette contre-pression indique donc l'état de la pression minima (Voy. *Oscillomètre de Pachon*).

Sphygmomanomètre de Potain. — Il se compose d'un manomètre métallique, relié par un tube en caoutchouc à une petite poire de même substance. Une partie de la surface de cette poire est d'un caoutchouc plus fin et plus souple; elle est destinée à être appuyée sur l'artère. Le tube en caoutchouc porte une bifurcation avec robinet et poire en caoutchouc à insufflation.

Mode d'emploi. — 1º Remplir d'une certaine quantité d'air l'appareil avec la poire à insufflation, fermer le robinet

et lire sur le manomètre la pression initiale (5 à 6 centimètres) ; 2° poser le médius et l'index de la main gauche sur
l'artère, et par la pression du doigt en aval supprimer le
pouls récurrent. Le doigt en amont palpe le pouls ; 3° un
doigt de la main droite appuie sur la boule en caoutchouc,
mise en place sur l'artère, jusqu'à la disparition du pouls

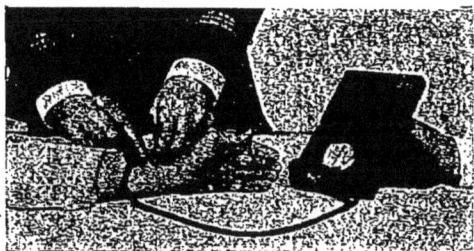

Fig. 20. — Sphygmomanomètre de Potain.

pour le doigt explo-
rateur de la main
gauche ; 4° lire la
pression au ma-
nomètre et sous-
traire du résultat
la pression initiale
(fig. 20).

Remarque. —
Nous recomman-
dons de répéter
plusieurs fois l'expérience, et de ne regarder le manomètre qu'au moment où l'on croit avoir fait la pression
minima suffisante ; de cette façon, on n'a pas tendance
à se laisser influencer par les oscillations de l'aiguille du
manomètre.

Cette recherche est plus facile lorsqu'on confie à un aide
le soin de supprimer le pouls récurrent.

Les résultats obtenus dépendent en partie de la plus ou
moins grande sensibilité tactile de l'observateur. Par suite
de l'intervention de ce coefficient personnel, les résultats ne
sont valables que pour un même observateur.

Comme il a été dit précédemment, il est possible avec
l'habitude d'apprécier le moment où l'amplitude du pouls
est la plus grande, et de mesurer la tension minima ou diastolique.

Oscillomètre sphygmométrique de Pachon. — Pachon a justement critiqué le procédé précédent, qui consiste à prendre
la pression en aval du point comprimé. Il examine le pouls
à l'endroit précis de la zone comprimée, par la *méthode des
oscillations*. C'est une application de la méthode de Marey qui

réside dans la comparaison de l'*amplitude* des pulsations
artérielles à divers régimes de compression du membre
exploré (et par conséquent de l'artère).

Les oscillations transmises aux artères sont recueillies
par un appareil spécial, l'*oscillomètre*.

Supposons qu'une artère soit soumise à une pression
minima, constante de 8 centimètres de Hg, au moment de
la diastole, et à une pression maxima, intermittente de
13 centimètres de Hg, qui vient se greffer sur la précédente
au moment de la systole ventriculaire. Si l'on comprime
l'artère avec une pression extérieure de 14 centimètres de
Hg, l'artère affaissée ne laisse plus passer le sang ; aucune
oscillation ne peut être enregistrée. Si la pression tombe à
13 centimètres, l'onde systolique est suffisante pour restaurer
l'artère, sans la moindre distension supplémentaire. Une
grande oscillation se produit. A mesure que la pression

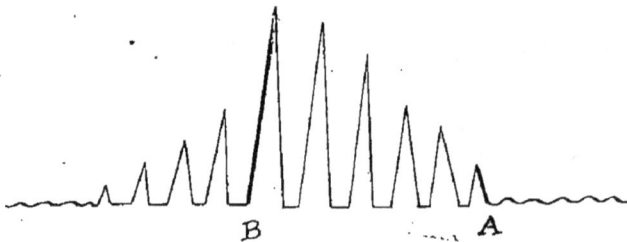

Fig. 21. — Tracé des oscillations du pouls.

Le point A marque le début des grandes oscillations coïncidant avec
la pression maxima ou systolique; le point B marque l'oscillation la
plus élevée coïncidant avec la pression minima ou diastolique.

extérieure baisse, les oscillations vont en augmentant
d'amplitude ; elles sont maxima lorsque cette pression est
égale à 8 centimètres, puisqu'à ce moment la paroi de l'artère est *libre*, *flottante*. Sur un tracé, on aurait l'aspect
ci-dessus (fig. 21).

Si l'on abaisse la pression au-dessous de 8 centimètres (dans
l'exemple choisi), les grandes oscillations cessent, puisque
le calibre de l'artère est redevenu normal et que sa tension
constante n'est plus compensée.

Technique. — On applique sur l'avant-bras un brassard
creux en caoutchouc B (fig. 22).

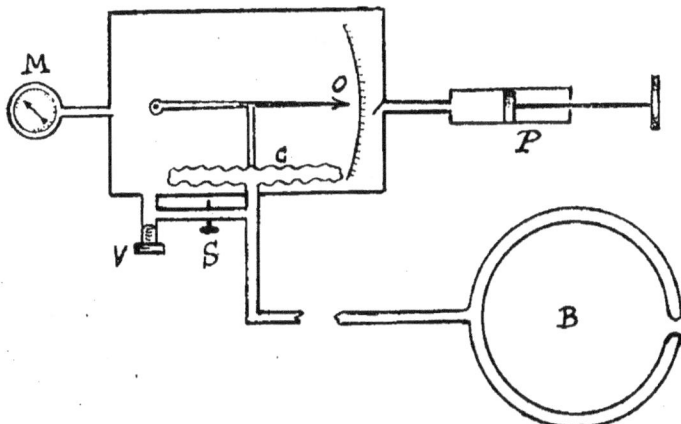

Fig. 22. — Oscillomètre de Pachon (schématique).

Le boitier métallique (fig. 23) est posé bien à plat. Au
moyen de la pompe P, on fait une pression suffisante pour

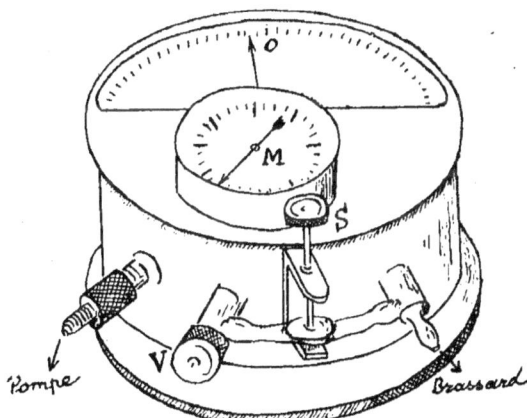

Fig. 23. — Oscillomètre de Pachon (demi-schématique).

arrêter la circulation et immobiliser l'oscillomètre O. A partir de cet instant, il est recommandé de n'agir que d'une
seule main pour éviter toute fausse manœuvre. Au moyen
de la valve d'échappement V, on abaisse d'une petite quan-

tité la pression. On ferme cette valve et on appuie sur le séparateur S. On observe l'oscillomètre, et on arrive à obtenir, à un moment donné, une première grande oscillation. L'oscillomètre se met à battre d'un mouvement uniforme et calme, avec départ brusque, une sorte d'arrêt au sommet du trajet parcouru, une descente plus lente. (Les petites vibrations qui se produisent avant cette grande oscillation ne comptent pas.) La lecture faite sur le manomètre M indique le chiffre de la pression maxima ou systolique.

On recommence la manœuvre précédemment décrite ; les oscillations vont en augmentant. Elles atteignent un maximum, puis sont remplacées tout à coup par des projections vives avec chute immédiate de l'oscillomètre. L'apparition de ces derniers mouvements prouve que la pression minima ou diastolique vient d'être dépassée inférieurement. Il faut donc faire la lecture au manomètre au moment où les oscillations atteignent leur apogée, pour avoir la pression diastolique.

L'oscillomètre de Pachon est un instrument d'une grande sensibilité et de sensibilité constante. Celle-ci est réalisée par suite de la disposition de la capsule manométrique C, qui est dans un état de tension nulle, les parois supportant à l'extérieur comme à l'intérieur la pression de régime à laquelle on fait la lecture et qui est donnée par le manomètre.

Résultats fournis par la recherche de la tension artérielle. — L'expérience clinique montre que le plus généralement la pression maxima (Mx) est comprise entre 13 centimètres et 18 centimètres de Hg, la pression minima (Mn) entre 8 centimètres et 13 centimètres. Mais on peut se bien porter avec des chiffres bien différents, et il importe avant tout de considérer le rapport entre le chiffre de Mx et le chiffre donné par la différence des pressions (PD) maxima et minima. Ce rapport est quasi constant. On peut écrire :

$$PD = Mx - Mn \quad \text{et} \quad \frac{Mx}{PD} = \text{constante.}$$

On est ainsi amené à considérer PD comme représentant en une certaine mesure la puissance cardiaque.

Si l'on prend une série d'observations de pression chez un individu normal et qu'on établisse les courbes de Mx et PD, ces courbes restent sensiblement parallèles. En cas de déséquilibre cardio-vasculaire (hyposystolie, asystolie), ces courbes sont divergentes ; en cas de retour à l'équilibre (eusystolie), ces courbes sont convergentes.

L'examen de la tension artérielle a une grande importance au point de vue du diagnostic, du pronostic, du traitement.

Remarque. — Il existe de nombreux appareils enregistreurs de la tension. Parmi les plus connus, nous citerons ceux de Vaquez, Bergonié.

Sphygmomètres. — Ce sont des instruments où l'effacement de la lumière du vaisseau est obtenu au moyen d'une tige montée sur un ressort à boudin. A mesure que le ressort pénètre dans le manche, émerge de l'extrémité libre une tige graduée, sur laquelle on lit la pression développée, évaluée en grammes d'un côté, en centimètres de mercure de l'autre.

Les sphygmomètres sont peu employés.

Rythme. — *Arythmies.* — Les personnes nerveuses, les enfants atteints d'helminthiase, d'indigestion... ont souvent des arythmies, qui ne présentent aucune gravité, quels qu'en soient les caractères (intermittences, extra-systoles, pouls bigéminé, alternant...).

L'arythmie est souvent fonction des mouvements de la respiration. Au moment de l'inspiration, le nombre des pulsations est augmenté ; au moment de l'expiration, il est diminué. Le diagnostic de cette forme d'arythmie est facile, si l'on a soin d'observer le rythme respiratoire pendant que l'on tâte le pouls.

Dans certains cas, la lenteur du pouls, pendant l'expiration, est excessive, et bien que le rythme puisse être normal au moment de l'inspiration ; la cadence à la minute se trouve très diminuée. Un examen superficiel peut donc faire porter le diagnostic de pouls lent permanent.

Si l'observation du rythme respiratoire ne suffit pas à éclairer le diagnostic, il faut faire passer le malade du décubitus dorsal à la station verticale, lui faire exécuter des mouvements musculaires, et au besoin avoir recours à l'*épreuve de l'atropine* (Voy. *Examen du cœur*). En cas de pouls lent permanent, la cadence reste la même ; en cas d'arythmie respiratoire, la cadence est augmentée ; toute idée de lésion du myocarde, au niveau du faisceau de His, est à rejeter dans ce dernier cas.

L'arythmie respiratoire s'observe chez les neurasthéniques, chez les convalescents de maladies infectieuses; elle peut s'associer à la tachycardie paroxystique.

Dans quelques cas, elle résulte d'une lésion grave d'origine bulbaire, avec irritation du pneumogastrique. Il faut juger chaque cas par l'examen complet du malade et l'ensemble symptomatique.

A côté des arythmies passagères, il existe des cas d'*arythmie permanente*, *perpétuelle*, avec pouls lent ou rapide et *très irrégulier*, non modifié par les mouvements respiratoires, avec épreuve de l'atropine négative. Ce genre d'arythmie dépend le plus souvent d'une *insuffisance tricuspidienne*.

Dans les maladies aiguës, l'arythmie peut être de mauvais augure et indiquer une myocardite.

Caractères des arythmies. — Le pouls est *inégal*, c'est-à-dire que les pulsations n'ont pas toutes la même hauteur, par suite de la variabilité des stimulations cardiaques ; il est *intermittent* par suite des systoles avortées, non perçues au pouls radial (*intermittence fausse, faux pas du cœur*), ou *déficient* par interruption de la systole cardiaque (*intermittence vraie, cœur bloqué*). La digitale, les lésions du faisceau musculaire de His ou les lésions du pneumogastrique, qui agissent sur ce faisceau, sont des causes fréquentes des arythmies.

Extra-systoles. — Elles existent quand la diastole se trouve interrompue par une contraction supplémentaire des ventricules. Si cette contraction a lieu au début de la diastole, la quantité de sang contenue dans le ventricule n'est pas suffisante pour que l'ondée sanguine puisse être sentie au niveau des artères périphériques.

Dans bien des cas, l'auscultation attentive du cœur permet d'entendre ces *systoles en écho*.

Si le cœur se repose ensuite et que ce repos dure exactement ce qu'aurait duré la systole suivante, et ainsi de suite, le pouls est *bigéminé*. La bigémination est transitoire ou permanente. La multiplication des extra-systoles explique le pouls *trigéminé*.

Le pouls bigéminé existe dans l'artériosclérose avec hypertension, les maladies infectieuses, les lésions des fibres musculaires cardiaques. Il ne constitue pas, par lui-même, une aggravation du pronostic.

Les extra-systoles peuvent se produire concurremment avec toutes les formes d'arythmie.

Pouls alternant. — Une pulsation basse succède à une pulsation élevée ; des influences diverses le font naître : position du corps, mouvements respiratoires, atteinte grave du muscle cardiaque... Chaque cas entraîne un pronostic spécial.

Rythme couplé. — Il existe quand une systole ventriculaire sur deux est affaiblie au point de ne pas être perçue au pouls radial, alors que la systole auriculaire existe, et peut être notée, dans certains cas, au niveau du système veineux. C'est une intermittence fausse et cadencée, par faiblesse du cœur.

Il faut étudier la fixité ou la variabilité de cette arythmie, les symptômes concomitants, l'évolution de la maladie provocatrice. La néphrite chronique avec l'hypertension qui en est le résultat, l'angine de poitrine, les lésions du faisceau de His, les maladies toxiques ou fonctionnelles (*ictères...*), l'intoxication digitalique peuvent produire le rythme couplé.

Il disparaît temporairement, dans certains cas, à la suite d'un changement de position du malade (passage de la position couchée à la verticalité), au moyen d'une injection d'atropine, sous l'influence de la stimulation passagère du cœur (Voy. *Épreuve de l'atropine*).

Pouls paradoxal. — C'est un rythme anormal caractérisé par ce fait qu'au moment de l'*inspiration* la pulsation est à peine perceptible, bien qu'à l'auscultation du cœur on ne constate souvent aucune lésion.

Les lésions qui succèdent à la *symphyse cardiaque* (brides fibreuses soudant les gros vaisseaux) obligent l'aorte à s'allonger et à se rétrécir à chaque inspiration, d'où la production du pouls paradoxal.

Dans le croup, M. Variot a fait remarquer que l'apparition de ce rythme était une indication pour pratiquer d'urgence le tubage.

Forme. — Pour l'étude de ce caractère du pouls, on se sert d'appareils enregistreurs, les *sphygmographes*. Ils sont de deux sortes : les sphygmographes *directs*, où la plaque destinée à recevoir le tracé du pouls fait partie de l'appareil appliqué sur l'artère, et les sphygmographes *à transmission*, où ce tracé est

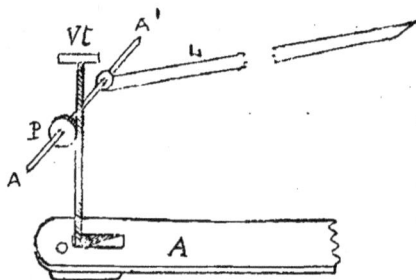

Fig. 24. — Schéma du sphygmographe de Marey.

obtenu à distance sur un cylindre enregistreur. Ces derniers appareils sont surtout employés dans les expériences de physiologie.

Nous décrirons sommairement le sphygmographe direct de Marey, qui est un des plus employés dans les recherches de sémiologie.

Sphygmographe de Marey. — Il comprend trois parties essentielles (fig. 24) :

1º Un *ressort d'acier* très souple A et qui est supporté par un cadre ;

2º Une *vis tangente* Vt, articulée en charnière au point O,

et qu'on engrène par redressement avec un pignon P situé
sur l'axe AA' ;

3° Un *levier* L très léger, fixé à ce même axe, et dont
l'extrémité libre, effilée, inscrit, en les amplifiant, les mouvements transmis.

Cette inscription se fait sur un carton glacé préalablement

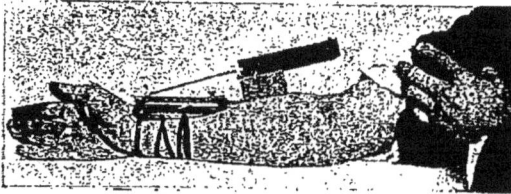

Fig. 25. — Sphygmographe de Marey.

noirci à la flamme d'une bougie et qui défile devant l'extrémité du levier par le moyen d'un mouvement d'horlo-
gerie (fig. 25).

Par l'expérience seule, on arrive à obtenir de bons tracés,
mais il faut toujours contrôler les résultats par les autres
recherches sémiologiques.

TRACÉ DU POULS A L'ÉTAT NORMAL (fig. 26). — Le tracé

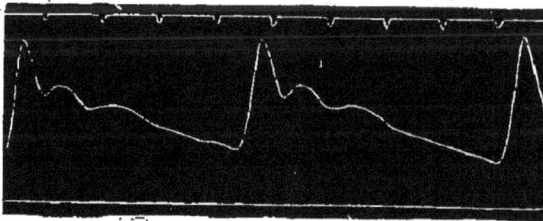

Fig. 26. — Tracé du pouls normal.

sphygmographique du pouls normal comprend : 1° une ligne
d'*ascension* ininterrompue et presque verticale ; 2° un *sommet* arrondi ; 3° une ligne de *descente* oblique, plus longue
que la ligne d'ascension et interrompue par des ondulations.
Celles-ci comprennent : l'*onde de clôture* des valvules sig-

moïdes de l'aorte, visible surtout sur les tracés pris sur les grosses artères ; l'*onde dicrote* produite par le choc en retour du courant sanguin ; enfin des *petites ondes* dues à l'élasticité propre des parois artérielles.

Le pouls normal est donc légèrement dicrote.

TRACÉ DU POULS A L'ÉTAT PATHOLOGIQUE. — Nous ne parlerons que des tracés les plus connus.

1º *Pouls dicrote* (fig. 27). — Dans les états fébriles, et en particulier dans la fièvre typhoïde, le dicrotisme s'accentue par suite de la diminution de la tension vasculaire. Cette élévation du choc en retour devient perceptible au doigt.

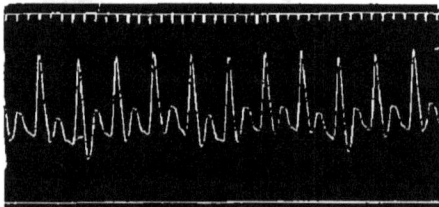

Fig. 27. — Pouls dicrote.

2º *Pouls de Corrigan* (insuffisance aortique, fig. 28). — La

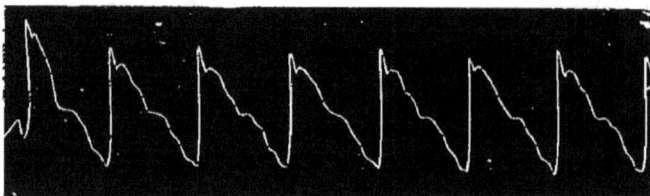

Fig. 28. — Pouls de l'insuffisance aortique.

ligne d'ascension est verticale et très élevée, parce que le sang passe facilement dans l'aorte insuffisante.

Le sommet arrondi est remplacé par un *crochet* caractéristique, par suite du reflux du sang à travers les valvules sigmoïdes.

Ce même mouvement de reflux produit sur le tracé une ligne de descente brusque d'abord, puis plus oblique sur la fin.

A la palpation, le pouls est *bondissant*, par suite de la propulsion énergique et brève du courant sanguin, et de l'expansion rapide des parois artérielles.

3° *Pouls du rétrécissement aortique* (fig. 29). — La ligne d'ascension est fortement oblique, par suite du passage moins rapide du sang à travers un orifice rétréci ; elle est moins

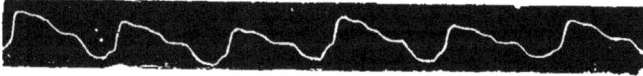

Fig. 29. — Pouls du rétrécissement aortique.

élevée et s'arrondit beaucoup ou forme un *plateau*, parce que la tension est augmentée et que l'artère revient moins facilement sur elle-même.

La ligne de descente est allongée, sans démarcation nette avec la pulsation suivante, par suite de la tension exagérée.

4° *Pouls de l'insuffisance mitrale* (fig. 30). — La ligne

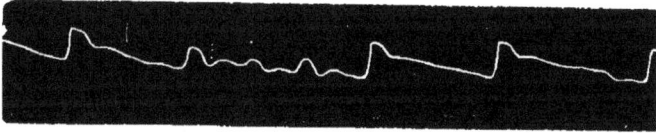

Fig. 30. — Pouls de l'insuffisance mitrale.

d'ascension est verticale, mais peu élevée, puisqu'une partie du sang reflue dans l'oreillette. La ligne de descente est oblique et irrégulière. Le tracé est *saccadé*.

5° *Pouls du rétrécissement mitral* (fig. 31). — La ligne

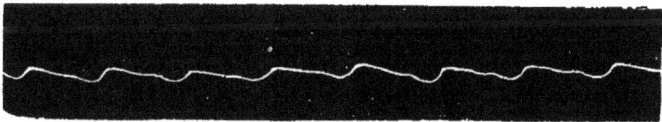

Fig. 31. — Pouls du rétrécissement mitral.

d'ascension est très peu élevée, par suite de la petite quantité de sang chassée par le ventricule. La chute est immédiate et la ligne de descente presque horizontale.

La dyspnée, qui accompagne le rétrécissement mitral, imprime au tracé des ondulations.

Comme forme anormale du pouls, nous citerons enfin le *pouls différent* ou *pouls retardé*. A l'état normal, la systole cardiaque et la pulsation sont *synchrones*, au point de vue sémiologique (en réalité, il existe à la radiale un retard de $\frac{7}{100}$ de seconde).

Dans certains états pathologiques (anévrysmes en particulier), il existe un retard perceptible.

Suivant que le pouls est retardé sur toutes les artères ou certaines d'entre elles, on déduit (en s'appuyant sur les données anatomiques) la localisation probable de l'anévrysme. La pulsation est en effet retardée en aval de la poche anévrysmale.

Pouls veineux.

A l'état normal, le pouls veineux est *très faible*. C'est le *faux pouls veineux*. Il apparaît au moment de la contraction des oreillettes, par suite de la gêne apportée à la circulation veineuse et même d'un certain reflux du sang veineux, à ce moment de la révolution cardiaque. Le pouls veineux faux se produit donc avant la systole des ventricules, il est *présystolique*. Il devient énorme chez les asystoliques.

INSPECTION. — La jugulaire interne devient visible, entre les deux chefs du muscle sterno-mastoïdien, lorsqu'elle atteint le diamètre du petit doigt.

Dans l'*insuffisance tricuspidienne*, par suite de l'encombrement et de la distension de l'oreillette droite, il existe une ondulation *systolique* très manifeste : c'est le *pouls veineux vrai*, qui est produit par le reflux d'une certaine quantité de sang du ventricule droit dans l'oreillette, et par conséquent dans tout le système veineux.

Cette systole, qui est un phénomène de stase, est bien marquée sur les tracés graphiques ; elle est suivie d'une descente brusque (*collapsus diastolique*), conséquence de la surcharge veineuse précédente.

Ces phénomènes peuvent s'observer à la simple inspection

de la jugulaire, surtout s'il n'y a pas de tachycardie notable. On constate, en effet, un gonflement veineux prolongé, avec de légères ondulations, interrompu par une dépression unique brusque et profonde. En prenant le pouls radial en même temps que l'on observe la jugulaire, on se rend compte du moment d'apparition de ces phénomènes par rapport à la révolution cardiaque.

Dans les asystolies qui résultent particulièrement des lésions du cœur gauche (asystolies réno-aortiques, lésions mitrales...), les phénomènes observés sont identiques, mais inverses au point de vue du synchronisme cardiaque, c'est-à-dire que la stase est diastolique et le collapsus systolique.

Lorsque le pouls veineux est visible, on peut être assuré que les valvules, situées au niveau du *bulbe de la jugulaire*, sont devenues elles-mêmes insuffisantes, et ne s'opposent plus au reflux dont nous avons parlé. En effet, si l'on vide avec le doigt, de bas en haut, la veine jugulaire interne (de préférence à droite), le segment vide se remplit à la révolution cardiaque suivante.

Remarque. — On doit éviter de prendre pour un pouls veineux les battements de la carotide, qui peuvent se communiquer par propagation aux jugulaires. Le procédé qui précède permet d'éliminer cette cause d'erreur.

PALPATION. — Dans certains cas d'insuffisance tricuspidienne, et avant l'apparition des phénomènes asystoliques, on peut sentir un choc dû à la stase sanguine dans les cavités droites du cœur en posant le doigt au niveau du bulbe de la jugulaire.

En appliquant la main à plat au-dessous des fausses côtes (le foie étant augmenté de volume), ou en saisissant le bord inférieur du foie avec les doigts, lorsque la paroi abdominale ne s'y oppose pas, on peut sentir des mouvements d'expansion de l'organe : *pouls veineux hépatique*, asystolie hépatique de l'insuffisance tricuspidienne.

AUSCULTATION. — On ausculte la jugulaire interne entre les deux chefs du sterno-mastoïdien, à 3 centimètres au-dessus de la clavicule (à droite, de préférence). Le stéthoscope doit être placé très légèrement.

En cas d'insuffisance tricuspidienne, on entend un claquement systolique dû à la fermeture des valvules de la veine.

Dans la chlorose, l'anémie, l'écoulement du sang vers le cœur s'accompagne, surtout dans la jugulaire interne et la jugulaire externe, de bruits appelés bruit de rouet, *bruit de diable* (jeu de diable : jouet d'enfant donnant un bruit spécial). Ces bruits sont perçus souvent par les malades, sous forme de bourdonnement d'oreille très désagréable.

TRACÉS GRAPHIQUES. — Ils sont obtenus, en même temps que ceux du cœur et du pouls artériel, au moyen d'un cardiographe à tambour (Marey...). L'entonnoir qu'on applique au niveau de la jugulaire ne doit être appuyé ni trop ni trop peu. Ces tracés peuvent être très utiles pour des interprétations d'ordre physiologique et en particulier pour la différenciation des diverses modalités d'arythmies, ou lorsque le cœur faiblit à sa tâche et que surviennent les troubles asystoliques.

Pouls capillaire.

Le pouls capillaire peut devenir visible sur diverses régions du corps ; ces pulsations relèvent surtout de l'hypertension artérielle (*insuffisance aortique*, anévrysme, hypertrophie cardiaque...). Ainsi, lorsqu'on gratte le front avec le dos de l'ongle, on constate, au niveau de la zone érythémateuse ainsi produite, des changements de coloration, à chaque systole cardiaque (*pouls capillaire* de Quincke). Le même phénomène se constate au niveau des pommettes. On le fait encore naître, au niveau des ongles, par la compression de leurs extrémités ; sur les capillaires rétiniens, on peut l'observer au moyen de l'ophtalmoscope. Il peut encore exister au niveau des pupilles, qui subissent un mouvement rythmique de rétrécissement et de dilatation, s'accomplissant suivant les révolutions cardiaques (*hippus circulatoire*).

Des instruments spéciaux, les *pléthysmographes*, servent à enregistrer le tracé du pouls capillaire. Ils ne sont pas employés couramment; cependant ils peuvent donner de précieux renseignements sur le fonctionnement du *grand sympathique* (nerfs vaso-moteurs).

Ces tracés sont fortement influencés par les actes psychiques. Le bien-être, la joie donnent un accroissement de hauteur des oscillations du pouls capillaire. La tristesse, la dépression, une frayeur subite produisent l'effet inverse.

EXAMEN DU CŒUR

A. Anatomie (fig. 32). — Par rapport à la ligne médiane, un tiers du cœur est situé à droite, deux tiers à gauche. Le cœur est obliquement couché sur le diaphragme. Les cavités droites (oreillette et ventricule) touchent la paroi antérieure du thorax. L'oreillette gauche est située en arrière près de la colonne vertébrale ; le ventricule gauche regarde en bas et en arrière.

A la section, le ventricule gauche a la forme d'un cylindre aplati et a une épaisseur beaucoup plus considérable que le ventricule droit, qui a la forme d'un croissant (fig. 33).

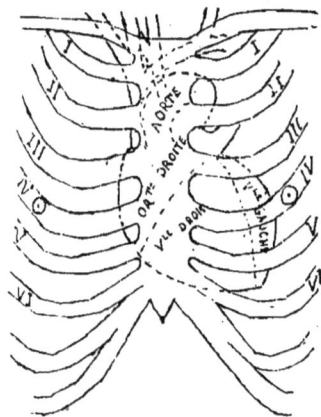

Fig. 32. — Examen du cœur.

L'oreillette droite reçoit les veines caves ; l'oreillette gauche, les veines pulmonaires. Du ventricule gauche part l'aorte ; du ventricule droit, l'artère pulmonaire.

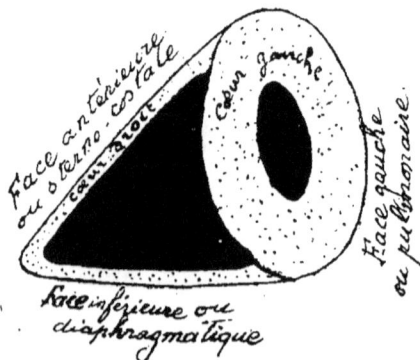

Fig. 33. — Cavités cardiaques (section transversale).

L'endocarde, par adossement de ses feuillets, forme, au pourtour des orifices auriculo-ventriculaires, des replis appelés *valvules*. Il existe deux valvules à gauche (valvule mitrale), trois à droite (valvule tricuspide). A la partie libre des valvules sont attachés de petits *tendons* courts qui se rendent à des colonnes charnues volumineuses, fixées par leur base seule sur les parois du cœur (*piliers*).

A l'orifice d'abouchement de l'aorte et de l'artère pulmonaire existent les *valvules sigmoïdes* (en forme de nids de pigeon), au nombre de trois pour chaque orifice.

Les poumons recouvrent la plus grande partie du cœur. A gauche existe une partie découverte.

B. PHYSIOLOGIE. — 1° *Systole auriculaire.* — Elle se fait

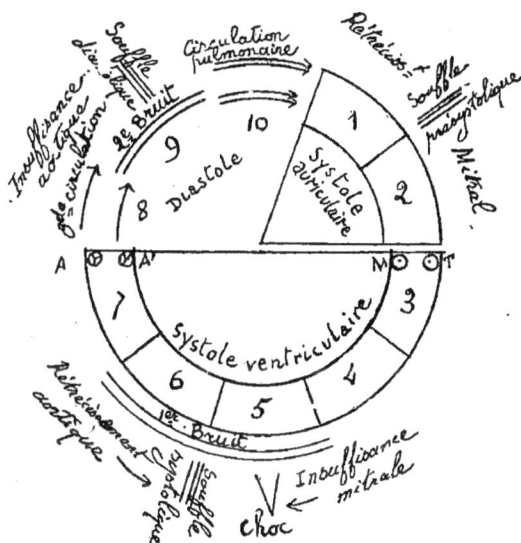

Fig. 34. — Schéma d'une révolution cardiaque et des bruits de souffle (d'après Spehl).

M, *valvule mitrale* ; T, *valvule tricuspide* ; A, *aorte* ; A', *artère pulmonaire.*

sans bruit, à l'état normal. Le sang est chassé des oreillettes dans les ventricules. Cette systole dure 2/10 d'une révolution cardiaque (secteurs 1 et 2 de la figure 34). Si nous voulons exprimer, en secondes, le temps que dure la systole auriculaire, nous dirons :

Soixante-dix révolutions cardiaques (en moyenne) se

produisent pendant une minute ou soixante secondes ; donc, une révolution dure 60/70 de seconde ou

$$\frac{85}{100} \text{ de seconde. } \left(\frac{60}{70} = 0,857...\right)$$

Par conséquent, le temps de durée de la systole auriculaire sera de

$$\frac{2}{10} \text{ de } \frac{85}{100} \text{ de seconde} = \frac{17}{100} \text{ de seconde.}$$

2º *Systole ventriculaire.* — Elle dure la moitié ou 5/10 d'une révolution cardiaque, c'est-à-dire

$$\frac{5}{10} \times \frac{85}{100} = \frac{43}{100} \text{ de seconde (en chiffre rond).}$$

La durée de leur repos est égale à celle de leur contraction.

La systole ventriculaire est d'abord silencieuse (secteurs 3 et 4), pendant 2/10 d'une révolution cardiaque ou 17/100 de seconde.

Le *premier bruit* se produit (en même temps que le choc de la pointe) et il dure 17/100 de seconde (secteurs 5 et 6).

La dernière phase (secteur 7) de la systole ventriculaire est silencieuse.

Le sang est chassé, à gauche dans la grande circulation, à droite dans la petite circulation (poumons), et il n'existe pas de bruit à ce moment, à l'état normal.

3º *Diastole du cœur.* — Le cœur est au repos à partir de la fin de la systole ventriculaire (secteurs 8, 9, 10), car si le sang continue à affluer dans les oreillettes pour préparer la révolution cardiaque suivante, cet écoulement de sang se fait passivement sans aucune contraction de ces cavités.

Ce repos complet du cœur dure 3/10 d'une révolution cardiaque ou 25/100 de seconde (chiffre rond).

C'est pendant et au milieu de ce repos que se produit le *deuxième bruit* qui ne dure que 1/10 d'une révolution cardiaque ou 8,5/100 de seconde (secteur 9).

Nous avons donc successivement : un premier bruit systolique, un petit silence, un deuxième bruit diastolique, un grand silence.

Le premier bruit est *sourd* et *prolongé* (onomatopée = toum) ; le deuxième bruit est *clair, bref, superficiel* (clac).

Quelles sont les causes des deux bruits du cœur ? — Pour l'explication du deuxième bruit, tout le monde est d'accord ; il est produit par le claquement de fermeture des valvules sigmoïdes (aorte et artère pulmonaire).

Pour le premier bruit, les opinions sont partagées. Il est dû, pour la plupart des auteurs, à la contraction des parois ventriculaires et à la tension des valvules auriculo-ventriculaires (mitrale et tricuspide).

Quain, en se basant sur de nouvelles expériences, dit : les valvules sigmoïdes sont maintenues fermées par des colonnes sanguines inertes, qui agissent par leur poids sur ces valvules. Avant que celles-ci ne cèdent, sous l'effort des colonnes de sang lancées par les ventricules, il se produit un choc entre ces colonnes (l'une inerte, l'autre en mouvement), et c'est cette collision qui produit le premier bruit.

Théorie des lésions valvulaires et des troubles de compensation.

Nous avons dit que le médecin devait non seulement faire un examen complet du malade, mais encore classer et interpréter les signes constatés. Pour le cœur, en particulier, ce travail personnel au médecin ne peut se faire qu'en connaissant les données suivantes.

Il y a *insuffisance* d'une valvule lorsque celle-ci ne ferme plus complètement un orifice et laisse refluer le sang.

Il y a *retrécissement* ou *sténose* (στενος, serré) lorsque la valvule trop étroite s'oppose au libre passage du sang à travers un orifice.

Ces deux lésions peuvent frapper simultanément la même valvule, de même qu'une porte peut avoir deux défectuosités, être trop étroite et ne pas se fermer hermétiquement. La dimension d'un orifice n'est pas facteur de son bon ou mauvais fonctionnement à la fermeture.

L'insuffisance peut être *absolue*, par suite de la rétraction des valvules, ou *relative*, par suite de la dilatation de l'orifice valvulaire. Reprenons l'exemple ci-dessus : une porte peut se fermer mal parce que le battant est trop petit, ou parce que le cadre s'est agrandi.

Le rétrécissement est produit par les lésions des valvules elles-mêmes ou des parties avoisinantes de l'orifice qui les supportent (calcification, cicatrisation, avec rétraction consécutive).

Il y a donc, dans ces diverses lésions, une cavité cardiaque qui reçoit du sang en supplément, par une voie anormale (reflux dans l'insuffisance), ou qui, ne pouvant se vider complètement, retient une trop grande quantité de sang (écoulement diminué dans le rétrécissement).

Dans les deux cas, il y a *stase* sanguine et, par suite, *dilatation* d'un segment cardiaque. Si cette stase augmente, le courant en amont sera arrêté, les pressions normales subiront des perturbations énormes sur les différents points de la circulation. C'est en effet ce qui se produit à la période ultime des maladies de cœur (*asystolie*).

Mais cette phase est longue à se produire, parce que l'organisme se défend. Son moyen de défense, c'est l'*hypertrophie* du myocarde, qui permet au cœur de faire face au surcroît de travail qui lui est imposé. C'est la période de *compensation*, pendant laquelle la lésion cardiaque ne retentit pas sur l'organisme, pendant laquelle le rapport des pressions n'est pas changé.

L'hypertrophie est *secondaire* lorsqu'elle se produit après une dilatation primitive de la cavité envisagée. Elle est *primitive* lorsqu'il n'y a pas eu dilatation antérieure du segment cardiaque, mais qu'elle s'est produite sous la seule influence de l'augmentation de pression à ce niveau (défense rapide).

Un moment donné, cette *compensation* deviendra insuffisante, la défense faiblira, et il en résultera, en fin de compte, de la stase, de l'engorgement dans tout le système circulatoire. Les poumons gorgés de sang veineux (CO_2) feront des efforts de respiration (*dyspnée d'effort*, sorte de défense accessoire, de compensation passagère), puis la cyanose, l'asphyxie se produiront.

Par suite de la stase au niveau des capillaires, les vaisseaux lymphatiques laisseront transsuder leur sérosité (œdème des membres, hydropisie des cavités séreuses). Tous les organes (foie, rate, reins) seront gorgés de sang, *congestionnés*. L'excrétion urinaire diminuera par suite de la stase rénale.

Toutes les maladies de cœur, avec ou sans lésions orificielles, aboutissent à ces troubles qui se produisent lorsque la compensation est devenue inefficace.

Réciproquement, les maladies graves des organes retentissent sur le cœur. Chaque fois qu'un organe est congestionné, qu'il y a une augmentation de pression à ce niveau et obstacle à la circulation, le ventricule placé en amont a un effort plus considérable à vaincre, d'où dilatation ou hypertrophie ou les deux réunies. C'est ainsi qu'une maladie du poumon (emphysème, tuberculose, pleurésie chronique...) amènera des troubles du côté du ventricule droit. Une lésion rénale (mal de Bright) causera de l'hypertrophie du ventricule gauche.

D'une façon générale, par suite de son développement musculaire et de son fonctionnement, le ventricule gauche est plus sujet à l'hypertrophie que le droit, qui, lui, est surtout atteint de dilatation.

Les lésions des valvules mitrale et tricuspide sont plus graves que celles des valvules sigmoïdes ; les lésions du cœur gauche sont plus fréquentes que celles du cœur droit.

Nous allons maintenant appliquer les données précédentes aux lésions valvulaires :

I. Lésions mitrales. — 1° *Insuffisance mitrale*. — Pendant la systole ventriculaire, un reflux du sang se produit du ventricule gauche dans l'oreillette gauche, par suite de l'insuffisance de la valvule ; d'où augmentation de pression dans cette oreillette (pression +), qui reçoit du sang de deux

côtés à la fois, pendant sa période de diastole (fig. 35).
Si ce segment cardiaque se défend de suite, il y aura

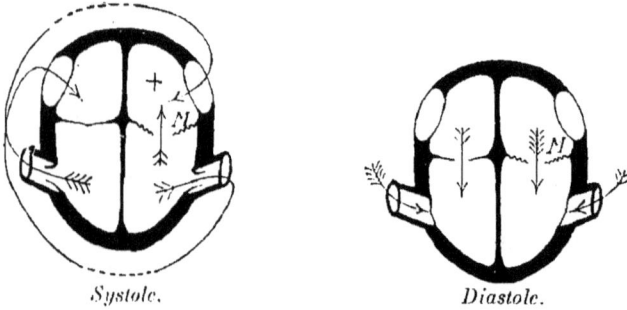

Systole. *Diastole.*
Fig. 35. — Schéma de l'insuffisance mitrale.

hypertrophie (H) primitive ; le plus souvent, la compensation s'établit par H secondaire, après dilatation (D).

Lorsque cette compensation devient insuffisante, le sang venant du poumon ne trouve plus un accès facile dans l'oreillette, d'où pression + dans le poumon et stase sanguine.

Mais le cœur n'est pas à bout de ressources, toutes les cavités sont solidaires les unes des autres. Il s'agit de débarrasser le poumon ; le ventricule droit s'hypertrophie (H primitive) pour lutter contre la stase pulmonaire. S'il se laisse dilater, il y aura stase dans l'oreillette correspondante et dans la grande circulation.

Quant au ventricule gauche, il subit aussi le contre-coup de ces changements de pression. Recevant davantage de sang, il doit faire face à un surcroît de travail, d'où H secondaire. De proche en proche, la lésion s'est répercutée sur les différents segments cardiaques. Il y aura, en fin de compte : D et H du cœur gauche (par suite de la lésion primitive, l'insuffisance mitrale); il y aura H ou D seule à droite et, par suite, mauvais fonctionnement de la valvule tricuspide (insuffisance tricuspidienne secondaire).

La stase sanguine produira, dans la grande et la petite circulation, les désordres dont nous avons parlé précédemment.

2° *Rétrécissement mitral.* — L'oreillette gauche ne se vide qu'incomplètement à travers l'orifice mitral rétréci ; d'où pression +, puis D et H de cette cavité. Si cette compensation devient insuffisante, la lésion aura sa répercussion sur le cœur droit, comme dans l'insuffisance mitrale (fig. 36).

Nous trouvons donc, jusqu'à présent, les mêmes lésions

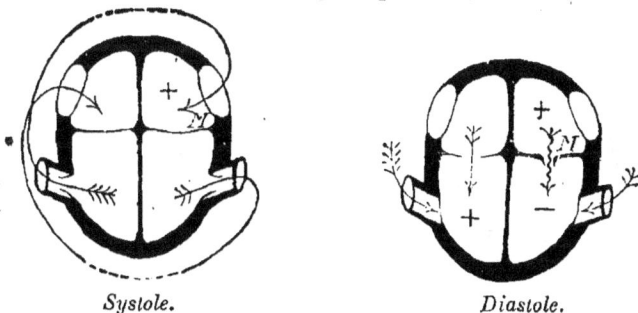

Systole.   Diastole.
Fig. 36. — Schéma du rétrécissement mitral.

que dans l'insuffisance, mais *le ventricule gauche ne sera pas hypertrophié*, puisqu'il reçoit une moindre quantité de sang, et que la pression se trouve par ce fait diminuée.

L'aorte reçoit même si peu de sang qu'il existe de l'intermittence fausse du pouls (faux pas du cœur).

II. Lésions tricuspidiennes. — 1° *Insuffisance*. — Le cœur droit se dilate et s'hypertrophie pour établir la compensation (fig. 37). Mais la musculature du cœur droit est

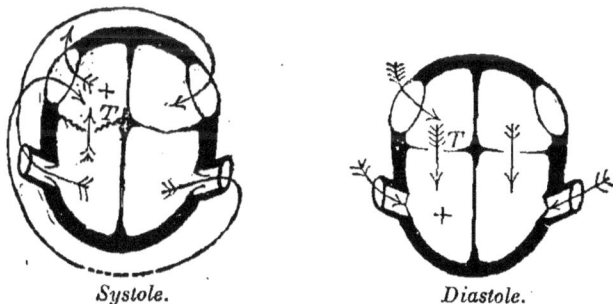

Systole.   Diastole.
Fig. 37. — Schéma de l'insuffisance tricuspidienne.

assez faible ; rapidement la défense devient inefficace. La stase se propage aux veines caves, aux jugulaires par conséquent qui se dilatent (pouls veineux vrai).

2° *Rétrécissement.* — Les mêmes phénomènes se produisent, à cela près que le ventricule droit, ne recevant qu'une minime quantité de sang, ne subit ni D ni H.

III. LÉSIONS AORTIQUES. — 1° *Insuffisance.* — Le sang reflue dans le ventricule gauche, d'où D et H secondaire,

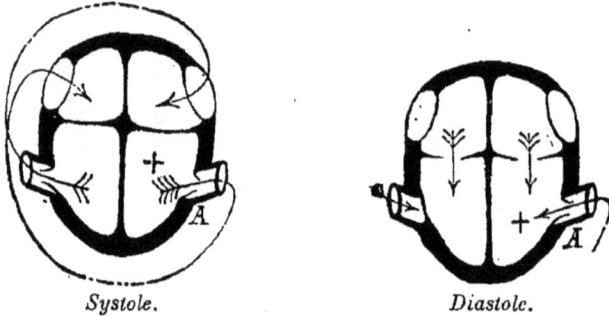

Systole. *Diastole.*

Fig. 38. — Schéma de l'insuffisance aortique.

considérable, de ce segment (*cœur de bœuf*). Si la valvule mitrale résiste à cette pression +, tout reste en état, sinon nous aurons les lésions consécutives au mauvais fonctionnement de cette valvule (fig. 38).

2° *Rétrécissement.* — Une H primitive du ventricule gauche

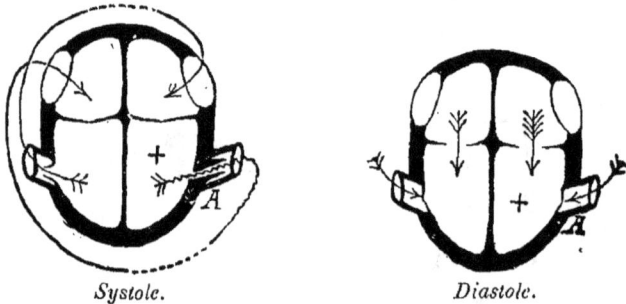

Systole. *Diastole.*

Fig. 39. — Schéma du rétrécissement aortique.

a pour but de lutter contre l'obstacle causé par le rétrécissement. Si cette H ne se produit pas, comme il peut arriver, il y a D de la cavité (fig. 39).

Une des conséquences les plus importantes de la sténose aortique est l'*anémie cérébrale.*

IV. Lésions de l'artère pulmonaire. — Elles sont plus rares que les précédentes ; on pourrait les déduire par un raisonnement analogue.

I. — INSPECTION DE LA RÉGION PRÉCORDIALE

Le malade doit avoir le thorax éclairé symétriquement par la lumière du jour. L'éclairage artificiel ne peut donner que des résultats souvent erronés.

1º Voussure précordiale. — Elle est souvent très visible chez les enfants, qui ont une grande flexibilité du thorax. Elle est moins accusée chez les adultes, toutes choses égales d'ailleurs.

Les espaces intercostaux sont élargis et effacés par suite de l'œdème de la paroi, qui accompagne fréquemment cette voussure.

Elle se rencontre dans de nombreuses lésions cardiaques (D et H des cavités, *péricardite...*).

Il faut éviter de confondre cette voussure avec les déformations thoraciques (rachitisme, déviations de la colonne vertébrale...).

2º Choc de la pointe. — En réalité, il n'y a pas choc. Au moment de la systole, le myocarde se durcit brusquement ; le diamètre antéro-postérieur de la pointe du cœur augmente, le transversal diminue. Chauveau imite ce phénomène en fermant la main, le pouce en dedans ; si, à ce moment, on fléchit fortement tous les doigts, il se produit au niveau de l'espace intermétacarpien du pouce et de l'index un soulèvement, qui reproduit assez bien ce qui se passe à la pointe du cœur.

Le choc est bref, rapide. La pointe semble quitter la paroi, mais en réalité le contact subsiste.

La pointe bat dans le cinquième espace intercostal gauche, entre la ligne mamillaire et la ligne parasternale.

Chez le vieillard, la pointe est en général abaissée. Chez l'enfant, et quelquefois chez l'adulte, elle bat dans le quatrième espace.

Il est important de retenir qu'elle bat normalement à l'extrême limite gauche (en dehors et en bas) du tracé obtenu par la percussion du cœur (Voy. *Percussion*).

Le choc de la pointe n'est pas toujours visible (femmes, personnes obèses...). D'autres moyens de recherche, que nous indiquerons, seront mis en œuvre.

a. *Déplacements du choc de la pointe.* — Par ce schéma fig. 40) on peut remarquer que l'ectasie du cœur est pro-

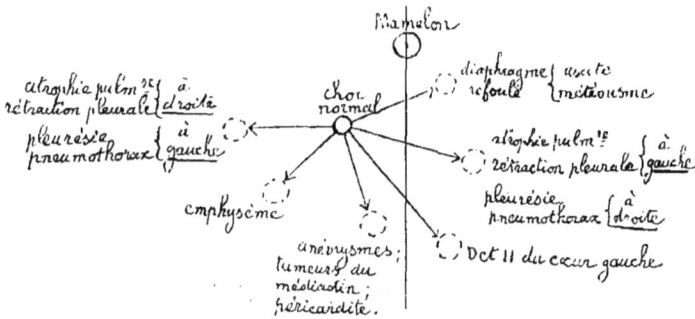

Fig. 40. — Schéma des déplacements du choc de la pointe du cœur

duite, dans certains cas et pour une direction donnée, par des forces agissant dans le même sens, mais sur des points diamétralement opposés. Par exemple, une rétraction pleurale gauche *attirera* le cœur à gauche, de même qu'une pleurésie droite *refoulera* l'organe du même côté gauche.

Les *affections de la plèvre* causent souvent des déplacements considérables du cœur.

Dans l'*hypertrophie* du ventricule gauche (insuffisance aortique, en particulier), le choc de la pointe peut atteindre le huitième espace intercostal.

Dans la *grossesse*, la pointe n'est pas déplacée (Gerhardt).

Nous n'avons pas fait figurer, dans le schéma, les déplacements, parfois très prononcés, dus à la *ptose du cœur* et aux *déformations thoraciques* et s'accompagnant de troubles fonctionnels fréquents.

b. *Étendue du choc de la pointe.* — A l'état normal, ce choc

se produit sur une surface à peu près égale à la surface
unguéale du pouce.

Cette étendue est *augmentée* par suite d'un effort, dans les
états fébriles, dans les H et D cardiaques. Dans l'insuffisance
aortique, le choc se fait sur une grande surface, en forme de
boule (*choc en dôme* de Bard), par suite de la dilatation globuleuse du ventricule gauche et de l'épaississement du
myocarde.

L'étendue du choc est *diminuée* dans la pleurésie, l'emphysème (lame pulmonaire interposée entre le cœur et la paroi),
le rétrécissement mitral (pas d'hypertrophie du ventricule
gauche), dans la *péricardite*.

Dans la maladie appelée *hypertrophie cardiaque de crois-
sance* (fréquente chez les jeunes soldats), le choc de la pointe
est augmenté et abaissé. Faut-il conclure de ce fait à une
hypertrophie vraie du cœur?

La percussion ne l'établit pas. En effet, Potain et Huchard
ont fait remarquer qu'à cet âge le thorax s'allonge sans
augmentation notable dans ses autres diamètres. Les poumons sont refoulés de haut en bas. Le cœur suit, *en masse*,
ce mouvement d'abaissement, d'expulsion. Il s'applique plus
étroitement contre la paroi. Toutefois cette gêne peut, dans
certains cas, amener une hypertrophie réelle du cœur.

3º PULSATIONS THORACIQUES ANORMALES. — Dans la dilatation et l'hypertrophie forte du ventricule droit, le cœur
subit un mouvement de rotation autour des veines caves, et
la pointe est portée un peu en arrière. Par suite, le choc de la
pointe est affaibli, tandis que vers le sternum et l'épigastre
(région occupée par le ventricule droit), les battements
deviennent apparents et parfois violents.

Dans les dilatations anévrysmales de l'aorte ascendante,
on voit des pulsations dans les deuxième, troisième et quatrième espaces intercostaux (et surtout dans le deuxième
espace intercostal droit).

En cas de *symphyse cardiaque*, le soulèvement systolique
de la pointe est remplacé par une *rétraction* siégeant à ce
niveau, et pouvant même s'étendre à d'autres espaces inter-

costaux. Le cœur est bridé et gêné dans ses mouvements par des adhérences péricardiques.

Dans certains cas, il peut exister un *double choc de la pointe*, dû à la production d'une extra-systole (Voy. *Arythmies et bruits pathologiques du cœur*).

II. — CARDIOGRAPHIE

Des instruments spéciaux, appelés *cardiographes* (Marey...), sont destinés à l'étude et à l'enregistrement des mouvements du cœur. Ils permettent de prendre simultanément des tracés du pouls artériel et du pouls veineux (Voy. *Pouls veineux*).

III. — PALPATION DE LA RÉGION PRÉCORDIALE

On recherchera la pointe du cœur avec la pulpe de l'index, dans le cas où l'inspection ne l'aurait pas révélée.

Avec les doigts réunis, et posés à plat, on se rend compte de l'impulsion cardiaque. Certains cœurs ébranlent toute la paroi costale, jusqu'à la région du foie.

On constatera par la palpation les *frottements péricardiques*, perceptibles surtout le long du bord gauche du sternum, en cas de péricardite sèche. Ils sont rudes, superficiels, se produisent à intervalles réguliers. Ils sont modifiés par la position du malade ; la position assise les rend plus appréciables, par suite du léger déplacement du cœur en avant. En cas d'épanchement, ces frottements disparaissent (écartement des feuillets du péricarde).

Frémissement cataire (Laennec). — La sensation rappelle celle donnée par l'application de la main sur un chat qui ronronne (*cata*, chat), ou sur une corde de violon qui vibre légèrement. S'il est très prononcé, il ressemble à un bruit de râpe (thrill des Anglais). Il se perçoit surtout à la pointe, et dans le cas de *rétrécissement mitral*.

Au point de vue de l'interprétation étiologique, le frémissement cataire est à la palpation ce que le bruit de souffle (dont nous parlerons plus loin) est à l'auscultation. Leurs causes de production sont identiques.

Palpation douloureuse. — La palpation èn plein cœur produit une douleur vive, en·cas de myocardite et de péricardite (Peter). Dans les aortites, la palpation du sternum peut
être douloureuse.

IV. — PERCUSSION DU CŒUR

Potain a insisté sur la grande importance de a percussion
du cœur. L'exemple que nous avons donné du déplacement
de la pointe, par abaissement en masse du cœur *non hypertrophié*, chez les jeunes gens, prouve que le diagnostic exact
ne peut être porté que par ce mode d'exploration.

La percussion renseigne sur l'hypertrophie et la dilatation
des différents segments cardiaques ; elle est indispensable
pour établir un diagnostic de péricardite ; elle sert à l'étude
de l'état fonctionnel du cœur, comme nous le verrons plus
loin. Nous pourrions citer d'autres exemples nombreux,
prouvant l'importance de la percussion du cœur.

Il est évident que la *radioscopie* est préférable à la percussion pour juger le volume du cœur, mais encore est-il nécessaire d'avoir la pratique de ce moyen de recherches par les
rayons Rœntgen ; et ce moyen n'est pas d'une application
toujours possible, car l'appareil est très difficilement dépla-
çable. Il faut conduire le malade à l'appareil, et, par conséquent, il faut y renoncer pour tout malade incapable de
déplacement. La percussion, au contraire, peut se pratiquer
toujours et partout sans l'aide d'aucune instrumentation.

Les débutants dans la·carrière médicale devront donc
s'exercer de bonne heure à l'étude et à la pratique attentive
de la percussion.

La percussion du cœur présente des difficultés, mais qui
n'ont rien d'insurmontable. Il faut employer toujours une
méthode constante et *percuter légèrement*. Il importe, de plus,
de noter que ce n'est pas à de la submatité véritable qu'on
reconnaît l'instant où on atteint la limite du cœur, mais à
un changement de tonalité du bruit de percussion.

Le cœur, avons-nous dit, est èn grande partie recouvert

par les poumons (Voy. *Examen de l'appareil respiratoire* pour les limites de ces organes), d'où la distinction entre la *grande matité* ou *matité relative*, comprenant la projection totale du cœur sur la paroi thoracique antérieure, et la *petite matité* ou *matité absolue*, comprenant la projection de la partie laissée à découvert par les poumons (fig. 41). Cette étendue découverte, de forme triangulaire, est assez variable suivant chaque individu ; sa délimitation ne permet donc aucune conclusion ferme sur la dimension totale de l'organe. Nous pensons donc qu'il n'y a pas lieu de s'y arrêter.

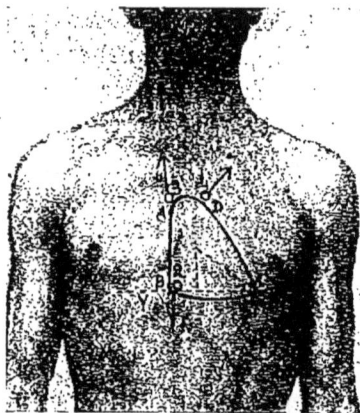

Fig. 41. — Percussion du cœur. Foyers d'auscultation.

La *matité relative* a la forme d'un large triangle, à base inférieure, à angle supérieur très obtus et arrondi (AD) : c'est le point de naissance des gros vaisseaux, au point de vue sémiologique. Le *côté droit* (AB) du triangle va du deuxième espace intercostal droit jusqu'au sixième cartilage costal, en suivant le bord droit du sternum, à la distance d'environ un travers de pouce. Il correspond à l'oreillette et au ventricule droits.

La *base* du triangle (BC) joint le point B (sixième cartilage costal) à la pointe (C). Elle repose sur le diaphragme et empiète légèrement sur la face supérieure du foie.

Le *côté gauche* (DC) monte très obliquement et en s'arrondissant de la pointe du cœur vers le sommet du triangle.

Procédé de Constantin Paul et Potain. — C'est un procédé simple et qui donne une approximation très suffisante.

1º *Rechercher la pointe* (inspection, palpation ou auscultation) ; la marquer au crayon dermographique. Délimiter, par la percussion, la ligne exacte qui circonscrit cette pointe. C'est la partie la plus difficile à bien préciser.

2º Déterminer, par la percussion, la *limite supérieure du foie* (XY) sur la ligne mamillaire droite ; joindre cette ligne à la pointe (*ligne hépato-apexienne*).

3º Délimiter les *deux autres côtés* du triangle par la percussion *périphérique convergente*. Le doigt sur lequel on frappe doit marcher parallèlement au bord probable du cœur, et il est nécessaire de commencer la percussion assez loin pour être assuré de percuter d'abord en dehors du cœur.

MESURE DE L'AIRE DU CŒUR. — La méthode de Potain est la plus simple: On multiplie la hauteur AB par la longueur de la base BC, et le produit par le nombre 0,83.

Hauteur (h) × base (b) × 0,83 = aire du cœur en centimètres carrés. L'aire du cœur, chez l'adulte, varie aux environs de 90 centimètres carrés. Un poing de grosseur moyenne recouvre à peu près la matité.

MATITÉS PATHOLOGIQUES. — Dans l'hypertrophie du ventricule gauche, la matité est dite *en cerf-volant* (fig. 42).

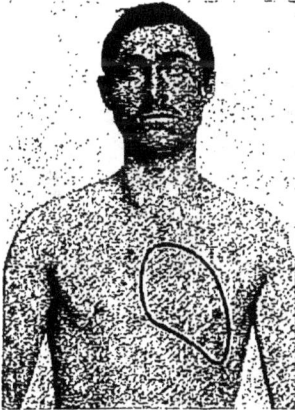

Fig. 42. — Hypertrophie du cœur gauche.

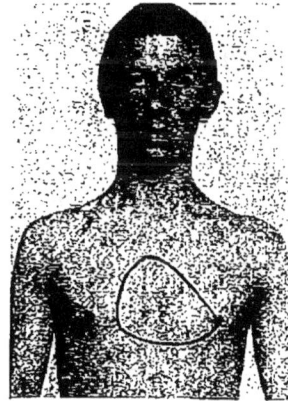

Fig. 43. — Hypertrophie du cœur droit.

Dans celle du ventricule droit, la matité est *en besace* (fig. 43).

La matité de la péricardite (épanchement d'environ

400 grammes) est dite *en brioche* (fig. 44) à cause de l'*encoche de Sibson* (S).

Dans l'emphysème, la matité du cœur semble amoin-

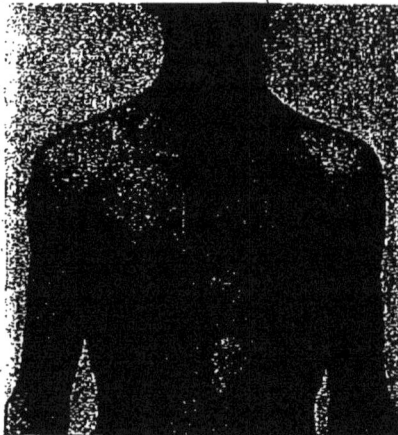

Fig. 44. — Cœur en forme de brioche (péricardite) ; S, encoche de Sibson

drie. Dans le *pneumo-péricarde*, on trouve un bruit tympanique à la percussion du cœur.

Dans les affections cancéreuses, et en particulier dans le cancer du tube digestif, la matité cardiaque, délimitée le malade étant couché, est le plus généralement très diminuée, (en l'absence de tout signe d'emphysème). Dans les cas douteux, ce signe peut fournir un appoint sérieux au diagnostic.

Fig. 45. — Matité en casque.

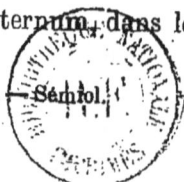

MATITÉ DES GROS VAISSEAUX. — La largeur de cette matité est normalement de 4 à 5 centimètres environ (Peter). Elle ne dépasse que faiblement, à droite, le bord droit du sternum, dans le deuxième espace intercostal.

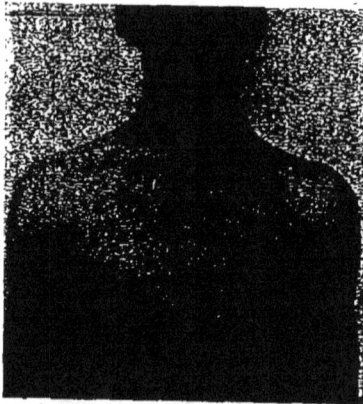

PALASNE DE CHAMPEAUX. — Sémiol. 7

Lorsqu'elle est augmentée (7, 8 centimètres et plus), la matité est dite *en casque de pompier* (fig. 45) (aortite). Si la partie supérieure du sternum est bombée, il faut percuter le malade assis et même penché en avant, pour rapprocher le plus possible l'aorte du sternum.

V. — AUSCULTATION DU CŒUR

L'auscultation peut être *immédiate*, l'oreille étant appliquée directement sur la région précordiale ; ou *médiate*, lorsqu'on emploie un stéthoscope.

Cet examen doit se faire dans le silence. Le médecin doit concentrer tout son esprit vers le but à atteindre. Il ne doit pas être gêné par ses propres vêtements, ni obligé de trop se baisser.

Le malade sera examiné dans le décubitus dorsal, à moins que la dyspnée ne s'y oppose ; puis il sera examiné assis ou debout, ou même après avoir marché, si la chose est possible ; après une marche, un trouble peut apparaître ; il peut disparaître s'il est dû à un manque de régularité ou de tonicité du cœur.

D'autres positions peuvent être données au malade (corps penché en avant ; *position d'Azoulay*, bras relevés et jambes repliées).

Dans tous les cas où il y a un bruit de souffle, l'auscultation après changement de position est presque indispensable.

Foyers d'auscultation (fig. 46). — Ils sont déterminés par les rapports anatomiques du cœur et le sens du courant sanguin.

1° *Foyer mitral* (1), situé à la pointe du cœur, avec propagation des bruits anormaux vers l'aisselle.

2° *Foyer tricuspidien* (2), situé sur le sternum, au niveau de l'insertion du sixième cartilage costal droit. Propagation vers le creux épigastrique.

3° *Foyer aortique* (3), situé dans le deuxième espace intercostal *droit*. Propagation vers les carotides (voy. plus loin :

maximum du bruit de souffle de l'insuffisance aortique).

4° *Foyer pulmonaire* (4), deuxième espace intercostal gauche; propagation vers la clavicule gauche.

Le péricarde s'ausculte à la partie médiane du cœur.

Auscultation du cœur en arrière (fig. 47). .— Le souffle systolique de l'insuffisance mitrale organique peut être entendu dans la gouttière omo-vertébrale gauche (1); en cas d'insuffisance mitrale fonctionnelle, le souffle est plus généralement situé vers l'angle de l'omoplate (2);

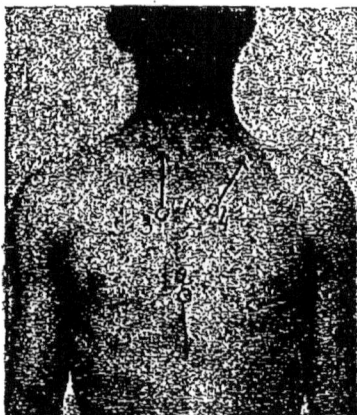

Fig. 46. — Foyers d'auscultation du cœur.

le dédoublement du rétrécissement mitral s'entend parfois dans la gouttière omo-vertébrale (3). En cas d'insuffisance aortique, l'auscultation de la région omo-vertébrale droite, au niveau des troisième et quatrième vertèbres dorsales (4), fait entendre un souffle diastolique. Enfin, dans les anévrysmes aortiques, les bruits et les souffles sont transmis le plus souvent à droite (5, 6), plus rarement à gauche (7, 8).

A. BRUITS NORMAUX. — A chacun des quatre foyers précédents, on entend les

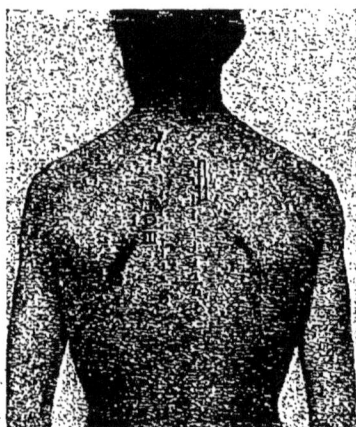

Fig. 47. — Auscultation du cœur en arrière.

deux bruits du cœur. Aux foyers 1 et 2, le bruit systolique est le plus fort; aux foyers 3 et 4, le bruit diastolique s'entend mieux (fermeture des valvules sigmoïdes).

B. Bruits modifiés. — Les bruits du cœur peuvent subir des modifications d'intensité, de timbre, de rythme.

Ces modifications sont plus importantes à rechercher que les bruits de souffle.

1º *Intensité.* — Elle est *augmentée* : chez les sujets maigres, dans la sclérose du poumon et en général dans tous les troubles de la circulation pulmonaire (renforcement du deuxième bruit au foyer pulmonaire) ; dans l'hypertrophie cardiaque, dans l'émotion, etc.

L'intensité *diminuée* peut dépendre de l'éloignement du cœur de la paroi thoracique (adipose, péricardite, emphysème...), ou de l'affaiblissement du myocarde. Dans ce dernier cas, le premier bruit devient sourd et finit par disparaître.

Remarque. — Pour apprécier l'intensité des battements et des bruits du cœur, il est indispensable de s'exercer longuement à l'auscultation des cœurs normaux.

2º *Timbre.* — Le premier bruit devient *vibrant, strident,* en cas d'inflammation des cordages des valvules auriculoventriculaires ; de raccourcissement de ces cordages (rétrécissement mitral) ; de contractions énergiques du myocarde.

Ce premier bruit est *étouffé, voilé, cotonneux,* lorsque le bord libre des valvules est épaissi, œdématié, matelassé (enrouement de l'insuffisance mitrale, au début) ; lorsque les contractions du myocarde sont peu énergiques (fièvre typhoïde, dégénérescence du myocarde...).

Le deuxième bruit est vibrant, clangoreux, *parcheminé,* métallique même, dans le cas de productions verruqueuses, de dépôts calcaires, de sclérose des valvules sigmoïdes (aortite, athérome...).

Le deuxième bruit aortique prend, dans l'athérome, un éclat tympanique caractéristique (*bruit de tôle* de Peter) ; il ressemble au bruit produit par un coup de marteau donné sur une membrane tendue.

Le timbre métallique des bruits du cœur s'observe encore, avec une grande fréquence, dans la **symphyse cardiaque** (Riess).

3º *Rythme.* — Ce que nous avons dit sur le pouls s'applique au cœur, organe central de la circulation. Nous aurons dans certains cas de la *tachycardie* (vitesse augmentée), de la *brady-cardie* (vitesse diminuée), de l'*arythmie.*

Épreuve de l'atropine (Vaquez), dans les bradycardies et les arythmies cardiaques. — Une injection de 0ᵍʳ,002 d'atro-pine détermine habituellement une tachycardie transitoire, une demi-heure environ après l'injection. Le nombre des pulsations peut être doublé.

Dans les bradycardies et arythmies liées à une affection organique (en particulier dans le syndrome de Stokes-Adams), de cause intracardiaque, l'épreuve reste *négative*, le pouls radial n'est pas accéléré, l'arythmie ne disparaît pas. Le pouls veineux, au contraire, bat plus rapidement, par suite de l'accélération du rythme des oreillettes.

Dans les bradycardies et arythmies nerveuses, l'épreuve est *positive* (convalescences, certaines maladies aiguës...).

Nous signalerons le *rythme embryocardique* (Huchard) ou *rythme fœtal* (Stokes) : les deux bruits du cœur sont iden-tiques, et le retard du deuxième bruit par suite de la dimi-nution de l'élasticité artérielle (valvules sigmoïdes) est cause que le petit silence est égal au grand silence, comme durée. Il rappelle le rythme du cœur du fœtus ; c'est un rythme pendulaire (mesure à deux temps). Ce rythme a une grande importance sémiologique ; il comporte le plus souvent un pronostic grave (myocardite aiguë). Dans l'artério-sclérose avec hypotension, on constate ce rythme. Il s'accom-pagne d'accélération des battements cardiaques.

Dans la *bradydiastolie* (Huchard), les deux bruits se rap-prochent, le deuxième est plus ou moins précipité. Il en résulte une diminution de durée du petit silence et une pause diastolique exagérée. Ce n'est pas de la bradycardie, car les évolutions cardiaques sont normales comme nombre ou même plus fréquentes.

C. BRUITS PATHOLOGIQUES. — 1º *Redoublement du premier bruit.* — Lorsqu'une extra-systole se produit au début de la diastole, le ventricule ne contient qu'une petite quantité

de sang, les valvules auriculo-ventriculaires sont seules
influencées par la contraction ventriculaire. N'étant pas
sur le point de se fermer encore, puisque le sang est en
train de passer de l'oreillette dans le ventricule (au moment
de la diastole), ces valvules se sont relevées brusquement,
et à l'auscultation on perçoit un bruit éclatant, succédant au
premier bruit normal et plus fort que ce bruit. On dit qu'il
existe un *redoublement du premier bruit*.

2º *Dédoublement du deuxième bruit (bruit de rappel)*. — Il
existe des dédoublements physiologiques qui cessent en
faisant suspendre la respiration du sujet observé.

Lorsqu'une extra-systole se produit à la fin de la diastole,
au moment où le ventricule est presque rempli, les valvules
sigmoïdes laissent passer une certaine quantité de sang et, en
se fermant, font un bruit qui s'ajoute au deuxième bruit
normal. On dit dans ce cas qu'il y a un *dédoublement* ou *bruit
de rappel*.

Ce bruit pathologique est fréquent et typique dans le
rétrécissement mitral. Les valvules sigmoïdes ne se ferment
plus en même temps à l'aorte et à l'artère pulmonaire, par
suite des perturbations dans la pression et dans la quantité
de sang mise en mouvement, dans les différents segments
cardiaques. Ce rythme à trois temps s'entend au maximum
dans la région moyenne du cœur, plutôt vers la base (Potain).

Une autre théorie explique ce dédoublement par un *frémissement sigmoïdien* (Tripier, Devic).

Remarque. — Redoublement et dédoublement peuvent se
surajouter, en cas d'extra-systoles multiples, et on entend à
l'auscultation quatre bruits.

3º *Claquement d'ouverture de la mitrale*. — Il se produit
après le deuxième bruit avec maximum à la pointe. Dans
certains cas, il semble dû à la tension trop brusque de la
valvule ; dans d'autres cas, il paraît pouvoir être attribué à
une extra-systole.

4º *Bruit de galop*. — Décrit par Bouillaud en 1847. Il
imite le galop de *chasse* du cheval. Il peut être représenté
par l'anapeste (∪∪-). Cassaët le représente par trois brèves

(U U U), car il fait remarquer que la fermeture des sigmoïdes (deuxième bruit normal ; troisième bruit dans le rythme du galop) ne peut jamais donner une sensation de *longue*.

C'est un bruit sourd, *surajouté* (plutôt un choc), constituant un phénomène plus appréciable par le tact que par l'ouïe.

A l'état normal, le sang chassé de l'oreillette est reçu par le ventricule, dont le myocarde est souple, élastique et se laisse déprimer sous l'effort de la pression sanguine. Cette souplesse explique le silence qui accompagne cette phase de la révolution cardiaque. A l'état pathologique, le myocarde est scléreux ; le sang se précipite dans une cavité presque rigide dont il frappe les parois, d'où la production d'un bruit surajouté. Ce bruit sera donc *diastolique*, et s'il se produit à la fin de la diastole, et par conséquent immédiatement avant la systole ventriculaire, on pourra préciser le moment de son apparition, en le qualifiant de *présystolique*.

Le bruit de galop *gauche* se perçoit un peu en dedans et au-dessus de la pointe. Il est fréquent dans le mal de Bright (*galop brightique*) et en général dans la sclérose du cœur.

Le bruit de galop *droit* s'entend au niveau de l'appendice xiphoïde et survient chez les dyspeptiques et les individus atteints de maladies hépatiques (lithiase, en particulier).

Le bruit de galop *systolique*, à la base, a une tout autre cause que celle donnée précédemment. Il est dû à une dilatation brusque des parois artérielles de l'aorte (artériosclérose de l'aorte).

5º *Frottements péricardiques.* — Ils ne peuvent se produire qu'au début ou à la fin d'une péricardite, lorsque l'épanchement ne sépare pas les feuillets de la séreuse.

Ce sont des bruits râpeux (bruits de *cuir neuf*) ; ils sont le plus souvent perçus aux deux temps (bruit de va-et-vient), quelquefois à un temps ou pendant un des silences. Ils sont plus perceptibles le malade étant debout ou penché en avant.

6º *Bruits de souffle.* — Laennec disait bruits de *soufflet*; les Anglais disent un *murmure*. C'est Andral qui a dénommé *souffles* les bruits pathologiques dont nous allons parler.

D'après la loi de Marey, un souffle se produit chaque fois qu'une veine liquide passe d'un lieu d'une tension plus haute dans un lieu de tension plus faible.

Ces conditions sont remplies dans les lésions orificielles du cœur, par suite des altérations du calibre des canaux valvulaires, et les changements de pression sur les différents points de la colonne sanguine ; d'où la production de bruits de souffle.

Les souffles sont des *bruits sonores*, à caractère musical, qu'il faut distinguer des bruits secs (non sonores), tels que les bruits de claquement, de choc.

On classe les souffles d'après le moment de leur production (Voy. fig. 34, p. 82) ;

a. *Souffle présystolique*. — Il devient perceptible au moment de la systole auriculaire, c'est-à-dire *avant* la systole ventriculaire, par conséquent avant le premier bruit, qui se produit au moment de cette systole.

Ce souffle forme une sorte de ronflement léger, de roulement (*roulement présystolique*). Il ne doit pas être confondu avec un *bruit* présystolique, qui est fréquent dans les cardiopathies artérielles, c'est-à-dire les scléroses cardiaques. Celui-ci n'est pas le vrai souffle du rétrécissement mitral ; il est difficile à percevoir, si le cœur bat très vite.

b. *Souffle systolique*. — Il s'entend pendant la systole ventriculaire et remplace généralement le premier bruit.

c. *Souffle diastolique*. — Il se manifeste pendant la diastole du cœur, et remplace généralement le deuxième bruit.

INTERPRÉTATION DES BRUITS DE SOUFFLE. — Imaginons une seule colonne sanguine, de petite dimension, partant de l'oreillette gauche, et supposons des mouvements très lents du cœur.

Pendant la période dite présystolique (par rapport à la systole ventriculaire), cette colonne passe de l'oreillette dans le ventricule gauche. Au moment de la systole ventriculaire, elle est chassée dans l'aorte. A la période diastolique, elle chemine dans les artères et les capillaires, et revient par le système veineux dans l'oreillette droite.

Aux différentes phases de la révolution cardiaque suivante, elle subit une progression analogue par la petite circulation, et revient à son point de départ, l'oreillette gauche. Cette colonne sanguine franchit des obstacles, les valvules, et ces obstacles sont d'abord situés en aval de la colonne (ouverture des valvules), puis en amont, lorsqu'ils sont franchis (fermeture des valvules).

Or, on peut énoncer cet axiome : *tout bruit de souffle indique un rétrécissement en aval ou une insuffisance en amont* (en cas, bien entendu, d'un obstacle à franchir ou déjà franchi).

Appliquons cette règle :

Un souffle *présystolique* indiquera un *rétrécissement* des valvules mitrale ou tricuspide (situées en aval). Il ne peut être l'indice d'une insuffisance, puisque la colonne sanguine n'a, derrière elle, aucun obstacle qu'elle vienne de franchir.

De même, un souffle *diastolique* indiquera une *insuffisance* des valvules aortique ou pulmonaire (situées en amont). Il ne peut être question de rétrécissement, puisqu'il n'y a plus d'obstacle en aval de la colonne sanguine, qui est déjà sortie du cœur pour se rendre dans la grande ou la petite circulation.

Un souffle *systolique* indiquera une *insuffisance* de la mitrale ou de la tricuspide (situées en amont), ou un *rétrécissement* des sigmoïdes de l'aorte ou de l'artère pulmonaire (situées en aval). Pour avoir le diagnostic définitif entre ces deux lésions possibles, il faudra rechercher le point, le *foyer*, où le souffle atteint son *maximum*. Si la lésion porte sur la valvule mitrale (insuffisance), c'est au foyer mitral que ce maximum sera perceptible. Si la lésion atteint les valvules pulmonaires (rétrécissement), c'est au foyer pulmonaire que le souffle sera le plus audible, et ainsi pour les autres lésions.

Et pour étayer cette appréciation nous aurons un second moyen, qui consistera à rechercher le *sens de la propagation de ce souffle*. Dans le premier cas, pris ci-dessus comme exemple, la propagation se fera vers l'aisselle et en arrière vers l'angle de l'omoplate ou la gouttière omo-vertébrale (Voy. *Auscultation du cœur en arrière*, p. 99) ; dans le deuxième cas, vers la clavicule gauche (Voy. *Sens de la propagation des bruits du cœur*).

De même, par ce qui précède, on se rend compte que les souffles présystoliques sont plus audibles aux foyers mitral ou tricuspidien (points d'auscultation rapprochés de leur lieu de production), et les souffles diastoliques à la base du cœur.

Cependant, par exception pour le *souffle diastolique de l'insuffisance aortique,* le maximum n'est pas dans le deuxième espace intercostal droit (foyer aortique), à cause de la courbure de l'aorte, mais vers la partie médiane du sternum et au niveau de la troisième côte : le reflux du sang produit là un remous maximum. Le souffle a d'ailleurs un timbre particulier, il est *en jet de vapeur*.

En résumé, lorsque l'on constate un souffle au cœur, il faut : 1º se rendre compte du moment de son apparition (avant, pendant ou après la systole ventriculaire) ; 2º rechercher son maximum ; 3º constater le sens de sa propagation.

Ces souffles indiquent toujours une lésion *organique* du cœur et s'accompagnent des troubles de compensation dont nous avons déjà parlé.

Toutefois, il ne faut conclure à l'origine organique d'un souffle qu'après constatation simultanée de modifications persistantes des bruits normaux (Voy. *Bruits modifiés*).

Un souffle organique peut disparaître, puis réapparaître quand la lésion a évolué. Sa disparition est fréquente à la période de l'asystolie.

7º *Souffles anorganiques, extracardiaques.* — D'après Potain, ils sont d'*origine pleuro-pulmonaire*. Ils ressemblent à certains frottements secs pleuraux. Ils sont dus aux mouvements imprimés aux plèvres et aux poumons par les contractions systoliques cardiaques. C'est pourquoi ils s'entendent exclusivement sur les parties du cœur avoisinant les poumons.

Ces souffles sont donc *superficiels*, rapides. Ils disparaissent ou diminuent notablement quand le malade est debout ou qu'il suspend sa respiration, après une inspiration ou expiration forcée.

On les constate surtout dans la région *apexienne* (*a*, *b*, *c*) et dans la région *préinfundibulaire* (*d*), le long du bord gauche du cœur (fig. 48). Au contraire des souffles organiques, ils ne se propagent pas; ils naissent et meurent sur place.

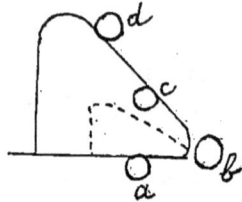

Fig. 48. — Foyers principaux des souffles anorganiques du cœur.

Enfin, ces souffles sont généralement *systoliques*, et, suivant qu'ils se produisent au début, au milieu ou à la fin de la systole, on les qualifie de *proto-*, *méso-* ou *télésystoliques*.

VI. — DE QUELQUES AUTRES SIGNES INTÉRESSANT L'APPAREIL CIRCULATOIRE

En traitant la question du pouls récurrent, nous avons dit que c'était un moyen d'apprécier l'état fonctionnel du cœur.

Katzenstein (de Berlin) comprime les artères iliaques, après avoir numéré le pouls et mesuré la pression artérielle à la radiale. Cette compression donne un surcroît de travail au cœur, par suite de l'élévation de la pression sanguine. Le cœur normal doit pouvoir fournir ce travail supplémentaire, sans que le pouls devienne plus rapide. Lorsque l'état fonctionnel du cœur est insuffisant, le pouls se précipite, et même, dans certains cas, cette tachycardie s'accompagne d'hypotension artérielle.

Pendant ces recherches, le patient doit respirer superficiellement, pour que de fortes inspirations n'amènent pas, par elles-mêmes, des changements de pression.

Avant l'administration des anesthésiques, ces différentes recherches peuvent fournir d'utiles indications.

Cette méthode de Katzenstein ne doit pas être appliquée

dans le cas d'insuffisance *grave* du cœur. Les résultats sont alors discordants, et ce procédé de recherches peut présenter des dangers (cyanose, dyspnée, collapsus). D'ailleurs, lorsque l'insuffisance fonctionnelle du cœur est incontestable, patente, l'application de la méthode n'a plus sa raison d'être, comme dans les cas douteux et qui demandent une solution rapide (administration du chloroforme à un blessé, à un malade inconnu...).

Les résultats peuvent encore être faussés par un état de nervosisme exagéré (névropathes, hystériques, neurasthéniques...).

Dans les insuffisances fonctionnelles du cœur, on peut encore, en faisant exécuter au malade un certain travail physique, amener une *dilatation passagère* de l'organe. On constatera cette dilatation au moyen de la percussion faite avant et après l'exercice.

SIGNE DE CHERCHEVSKY. — La percussion *forte* de l'aorte produit une dilatation réflexe et passagère du vaisseau, chez l'homme sain.

Dans les cas d'altérations aortiques, le réflexe en question ne se produit pas. Mais ce signe n'est pas spécial aux seules lésions aortiques ; on peut le rencontrer dans certaines affections aiguës, certains empoisonnements, etc. Il ne constitue donc, dans les lésions aortiques, qu'un signe de grande probabilité (Rondot).

SIGNE DE MUSSET. — Dans certains cas d'insuffisance aortique et d'anévrysme aortique, on peut constater des *secousses rythmiques* de la tête. Elles semblent dues à des modifications de la pression sanguine du côté de l'extrémité céphalique. Cette pression est diminuée par suite du reflux sanguin rétrograde ; ce qui rappellerait l'expérience du tourniquet hydraulique.

C'est un signe inconstant, qui n'existe pas toujours dans les maladies précitées.

En cas d'*aortite abdominale*, Teissier a signalé une augmentation constante de pression au niveau de la pédieuse, variant de 2 à 4 centimètres, alors que physiologiquement cette pression est inférieure, en moyenne de 2 centimètres, à la pression radiale.

VII. — LIPOTHYMIE ET SYNCOPE

La lipothymie et la syncope sont deux états voisins ; il n'y a qu'une différence de degré.

La *lipothymie* est l'affaiblissement de l'énergie de contraction du myocarde.

Le malade éprouve une sensation de défaillance.

Les battements du cœur sont faibles ; le pouls est petit, *ondulant* ; il peut y avoir hyper- ou hypotension.

La *syncope* est la suppression des battements du cœur. La durée d'une syncope, non mortelle, est forcément très courte.

Le changement de pression, poussé à l'extrême, dans le sens de l'augmentation ou de la diminution, semble être la cause déterminante de la syncope. Aussi retrouvons-nous la syncope dans des états très variés : fièvre typhoïde, insuffi-sance aortique, variole, douleurs vives, émotions,... maladies s'accompagnant de changements de pression dans l'appareil circulatoire (Voy. *Palpitations*).

Les changements brusques de pression ont aussi leur ré-percussion sur l'appareil respiratoire, et produisent souvent de l'œdème aigu du poumon. C'est ainsi qu'après une décom-pression trop rapide des poumons, dans l'opération de la thoracentèse, le malade peut avoir de l'œdème du poumon et une syncope, parfois mortelle.

Les autres signes qui accompagnent la syncope sont les tintements d'oreille, les troubles visuels, la pâleur de la face, les sueurs, les nausées, une sensation d'affaiblissement général, etc.

VIII. — ASYSTOLIE

D'après l'étymologie, le mot est mal choisi, car la priva-tion de systole ce serait la mort.

Par *asystolie*, il faut entendre l'ensemble des troubles qui frappent l'organisme lorsque la contraction de la fibre musculaire tend à se supprimer.

Dans certains cas, une hypotension très marquée suffit à elle seule à entraver la contraction de la fibre cardiaque. C'est ce qui se produit à la suite d'une fatigue excessive, d'un surmènement. *Le cœur est forcé.* L'appareil nerveux de défense circulatoire devient insuffisant.

Cet épuisement de la fibre cardiaque non lésée peut encore résulter de la gêne mécanique produite par des adhérences (symphyse cardiaque), par des obstacles accumulés à la périphérie (dénutrition et défaut de résistance des petits vaisseaux, œdèmes, congestion des organes...).

Mais le plus souvent, dans ces cas, la fibre cardiaque est en même temps atteinte de *dégénérescence*, autre cause de son mauvais fonctionnement.

Cette dégénérescence, primitive ou secondaire, du myocarde est l'aboutissant plus ou moins rapide de toutes les maladies du cœur (Voy. *Examen du cœur : Troubles de compensation*) ; elle peut aussi être produite par des maladies qui retentissent d'une façon spéciale sur l'appareil circulatoire (maladies du poumon, mal de Bright...).

En résumé, nous dirons qu'il existe :

1° Une asystolie, *sans lésion du myocarde*, par hypotension excessive ou gêne mécanique de la contraction cardiaque, d'où résulte l'*épuisement de la fibre cardiaque* (phénomène très fréquent d'après Diculafoy).

2° Une asystolie par *dégénérescence du myocarde* (épuisement et dégénérescence coexistent souvent dans la production de l'asystolie).

Examen du pouls artériel dans l'asystolie. — Il existe le plus souvent une tachycardie marquée. Le pouls est petit, faible ; l'hypotension est très notable. L'*arythmie* se manifeste dans toutes ses modalités (Voy. *Arythmies*).

Examen du cœur dans l'asystolie. — Cet examen est impossible dans les formes graves d'asystolie. Lorsque l'auscultation est possible, on peut constater les modifications multiples que nous avons décrites au sujet de l'examen du cœur.

Nous terminerons par un tableau d'ensemble d'un asystolique, à une période avancée :

Le malade atteint d'asystolie est assis dans un fauteuil, appuyé sur des oreillers. Il évite le moindre effort. Le séjour au lit est généralement impossible. Il ne peut dormir, car, pendant le sommeil, il se produit une dilatation passive du cœur. Les quelques somnolences qui surviennent sont entremêlées de rêves et d'angoisses inexprimables.

La face est pâle, couverte de sueur ; les lèvres et les oreilles sont cyanosées. Les paupières sont bouffies par l'œdème. Les membres inférieurs, les parties génitales, le ventre sont œdématiés et l'œdème tend à gagner les parties supérieures. Les mains sont froides, cyanosées. La respiration est dyspnéique, par suite de la congestion et de l'œdème pulmonaires. L'asphyxie est menaçante.

Tous les organes sont congestionnés, et cette congestion frappe principalement les reins ; les urines sont rares et sédimenteuses. Les chlorures sont éliminés d'une façon intermittente ou même presque supprimés.

Le *traitement* de l'asystolie consiste surtout à diminuer la tension *veineuse*, à alléger le cœur, qui est souvent plus épuisé que dégénéré (Dieulafoy).

Les remèdes destinés à lutter directement contre l'hypotension artérielle (toni-cardiaques, digitale en particulier) sont d'une utilité très grande, mais doivent être maniés avec circonspection.

IX. — DES PALPITATIONS

Lorsqu'un malade sent son cœur battre, qu'il éprouve une gêne précordiale ou une sensation d'angoisse plus ou moins prononcée, on dit qu'il y a *palpitation*.

La palpitation peut, dans certains cas, se réduire à un phénomène essentiellement subjectif, tandis que dans d'autres cas elle s'accompagne de modifications de vitesse, de rythme, et surtout d'intensité des battements cardiaques.

Les changements de pression au niveau de l'appareil circulatoire semblent être les causes déterminantes des palpitations.

Marey a prouvé, par des expériences, que l'hypotension
au niveau des vaisseaux périphériques (par suite de leur
dilatation) produisait une accélération de la vitesse des
battements du cœur. Celle-ci, à son tour, détermine une
fatigue du myocarde qui se traduit, comme toutes les
fatigues musculaires, par des sensations douloureuses. Mais
pour qu'un muscle se fatigue, il faut que le travail qu'il
fournit soit excessif ou que sa structure histologique soit modifiée. Une accélération modérée et passagère des battements
du cœur, lorsque le myocarde est sain, ne produit pas de palpitations. Au contraire, si le myocarde est tant soit peu lésé,
une accélération légère et surtout persistante produira des
sensations plus ou moins douloureuses, revenant à intervalles
plus ou moins rapprochés.

L'hypertension produit des spasmes douloureux. Le
spasme intestinal du saturnisme semble provoqué par l'hypertension, d'après Vaquez. De même, il est logique de penser que l'hypertension, au niveau du cœur, peut produire
une crise vaso-constrictive et un spasme douloureux con-
sécutif.

Cette hypertension peut n'être que partielle, être localisée
au cœur, au niveau des vaisseaux coronaires.

En cas d'hypertension permanente, il se produira des lésions de fibro-capillarite (de coronarite en particulier), puis,
à une période plus éloignée, des lésions d'artériosclérose
généralisée. Ces lésions provoqueront, à leur tour, des
crises hypertensives et vaso-constrictives accompagnées de
spasmes douloureux du cœur, de palpitations.

Ces mêmes lésions d'artériosclérose généralisée peuvent
résulter également de l'action de poisons hypotensifs.

Les médications que l'on met en usage pour combattre
les palpitations sont variables, suivant qu'il existe de l'hypertension ou de l'hypotension : le repos, la diète lactée,
les purgatifs, les diurétiques, les iodures, les nitrites... sont

utiles en cas de palpitations avec hypertension ; les applications de froid ou de chaud (partielles ou générales), les toni-cardiaques, les injections salines provoquent la contraction des vaisseaux périphériques, diminuent par conséquent l'hypotension, et apportent un soulagement au cœur dont le travail devient moins considérable.

Les causes qui peuvent produire des changements de pression dans l'organisme sont nombreuses ; nous les diviserons en causes *réflexes*, *mécaniques* et *toxiques*. Dans ces dernières, nous comprendrons l'intoxication (endogène ou exogène), sous toutes ses formes, par les poisons chimiques, microbiens, organiques. Certaines glandes à sécrétion interne produisent des principes hypertensifs ou hypotensifs ; c'est ainsi que les capsules surrénales sécrètent un produit hypertensif, l'*adrénaline*.

L'organisme peut de la sorte réagir jusqu'à un certain point et pendant un certain temps, et maintenir l'équilibre de la pression.

Pour classer les palpitations, nous sommes donc amené à rechercher les principaux syndromes qui s'accompagnent de modifications de la pression artérielle, avec ou sans lésions consécutives au niveau du cœur et des vaisseaux.

I. Palpitations avec hypertension. — A. *Causes réflexes.* — Une *émotion* brusque et violente produit une hypertension transitoire, d'origine cérébrale, qui peut s'accompagner de palpitations.

B. *Causes mécaniques.* — Angine de poitrine, hypertrophie cardiaque, dilatation cardiaque, sclérose du cœur, *insuffisance aortique*, myocardite (à une certaine période).

(Ces hypertensions, si elles sont permanentes, déterminent des lésions de sclérose partielle ou généralisée.)

C. *Causes toxiques.* — Goutte, rhumatisme, mal de Bright, syphilis, *maladie de Basedow, dyspepsies*, troubles de puberté et de ménopause. — Tabac, alcool, café. — Saturnisme. — Lésions des capsules surrénales.

(Même remarque que précédemment pour les lésions matérielles.)

II. Palpitations avec hypotension. — A. *Causes réflexes.* — Exercices violents. Influence des hautes températures.

B. *Causes mécaniques.* — Hémorragies, pleurésie, péricardite, *maladie mitrale.*

C. *Causes toxiques.* — Fièvre typhoïde, tuberculose, anémie, chlorose.

Enfin, dans certains états pathologiques (maladies du système nerveux, épilepsie, hystérie, neurasthénie, hypocondrie, chorée), les palpitations sont fréquentes et résultent de l'hypertension ou de l'hypotension de l'appareil circulatoire, suivant la phase de la maladie.

EXAMEN DE L'APPAREIL RESPIRATOIRE

Pour être complet, cet examen doit porter sur le nez, le larynx et les poumons.

Les examens détaillés du nez et du larynx, les diagnostics précis des maladies de ces cavités nécessitent une grande expérience que seuls les spécialistes peuvent avoir. Mais tout médecin doit être capable d'acquérir des notions sur l'état physique et fonctionnel de ces cavités.

Nous ne ferons donc qu'un exposé rapide de l'examen sémiologique du nez et du larynx, renvoyant pour les détails aux ouvrages spéciaux.

Nez et fosses nasales.

Par l'*inspection immédiate* on se rendra compte de la *forme* du nez, qui peut être déprimée (syphilis, scrofule).

Dans certains cas, la dyspnée se traduit par des battements rapides des ailes du nez.

Lorsqu'il existe une obstruction des fosses nasales (catarrhe, tumeurs...), le malade dort la bouche ouverte.

L'*inspection médiate* des fosses nasales se fait au moyen d'un spéculum nasal et d'un miroir réflecteur, pour la partie antérieure (*rhinoscopie antérieure*). Cet examen est très facilité par l'anesthésie de la muqueuse au moyen de la cocaïne. On examine la position du septum et la forme des cornets ; on constate la présence des polypes, des ulcérations, etc.

Les suppurations des fosses nasales peuvent provenir des cavités avoisinantes (sinus maxillaires et frontaux, etc.). On peut avoir recours au *procédé d'Heryng*: le malade est placé dans une chambre obscure, on met dans sa bouche une lampe Edison, et la différence de transparence d'un côté de la face constitue un signe de probabilité en faveur d'une sinusite (ce procédé n'est applicable qu'aux suppurations des sinus frontaux et maxillaires).

Pour l'inspection de la partie postérieure des fosses nasales, on se sert d'un miroir (dans le genre de celui employé en laryngoscopie) qu'on introduit dans la bouche, et d'un miroir réflecteur. La pratique de cette *rhinoscopie postérieure* demande une grande habileté, et n'est pas toujours possible chez les enfants. On peut ainsi constater la présence de tumeurs, d'ulcérations, de sécrétions anormales...

La *palpation* permet de se rendre compte de la perméabilité des fosses nasales. Il suffit de faire respirer le malade par le nez, après avoir fermé alternativement l'une et l'autre narine.

Le *toucher digital* de l'arrière-cavité des fosses nasales est très utile et remplace avantageusement, chez les enfants, la rhinoscopie postérieure. Il permet de constater, en particulier, à la voûte du pharynx, la présence des *végétations adénoïdes* (amygdales pharyngiennes hypertrophiées), qui produisent des troubles variés, surtout du côté de la respiration.

Larynx.

L'examen interne du larynx se fait au moyen d'un miroir (*laryngoscope*) qu'on enfonce plus ou moins, suivant les individus, du côté de la paroi postérieure du pharynx. Un faisceau de lumière est projeté sur le laryngoscope au moyen d'un miroir frontal.

Cet examen permet de se rendre compte de l'état anatomique et des lésions des parties constituantes du larynx, et, en particulier, de la coloration, du gonflement, des ulcérations, des néoformations des cordes vocales, du jeu de ces cordes pendant la respiration et la phonation.

Chez les enfants en bas âge, l'examen au miroir est le plus souvent impossible ; la *palpation* avec l'index peut donner des renseignements utiles.

Chez un malade qui asphyxie l'examen au laryngoscope

est inutile et même dangereux. Par la simple inspection, on devra rechercher si la dyspnée et la suffocation sont d'origine laryngo-trachéale. Cette dyspnée est purement *inspiratoire* et stridente (*cornage*). Il s'y ajoute souvent du *tirage sus-sternal* (dépression au-dessus du sternum à chaque inspiration), et même du *tirage sous-sternal* (dépression au niveau du rebord des fausses côtes). Le malade rejette la tête en arrière dans la sténose laryngée ; dans la sténose trachéale, la tête est projetée en avant.

Les crises de suffocation indiquent la nécessité d'une prompte intervention opératoire.

Sans instrumentation, on peut encore se renseigner par l'interrogatoire et la recherche des signes fonctionnels. Tel malade, atteint d'une douleur au niveau du larynx, douleur que la pression exaspère, se plaint en outre de *troubles de la déglutition*. Chez un autre, les troubles de la phonation prédominent ; la voix est enrouée, *bitonale*. Dans l'*aphonie*, le malade ne peut articuler aucun son, il parle à voix chuchotée.

Dans l'hystérie, il peut exister une aphonie complète, mais passagère, par conséquent sans gravité.

Poumons.

A. ANATOMIE. — Le poumon droit a trois lobes, le gauche deux. Les cavités pleurales ne sont pas remplies en bas ; au niveau de l'incisure cardiaque, la plèvre n'est remplie que dans les grandes inspirations. Ces cavités pleurales constituent les *espaces pleuraux complémentaires*. C'est sur le bord inféro-externe du poumon que l'espace complémentaire est le plus vaste, c'est le *sinus costo-diaphragmatique*. Il dépasse le bord inférieur du poumon de 6 centimètres, sur la ligne axillaire. Sur les autres points, les plèvres dépassent les poumons de 2 centimètres à 2^{cm},5 (Luschka).

I. *Limites du poumon droit.* — La *limite supérieure* est à 4 centimètres environ au-dessus de la clavicule.

Le *bord interne* suit la ligne médiane jusqu'au cinquième cartilage costal.

Le *bord inféro-externe* suit le bord intérieur de la sixième

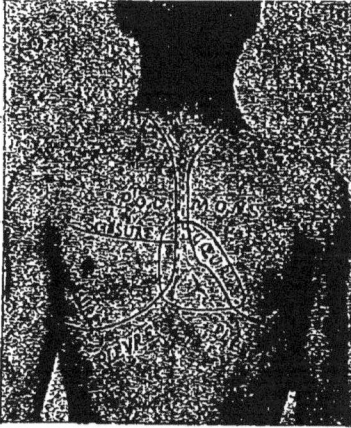

Fig. 49. — Limite des poumons
en avant.

côte jusqu'à la ligne ma-
millaire ; coupe la sep-
tième côte sur la ligne axillaire ; suit la dixième côte,
pour aboutir à la dixième ou
onzième vertèbre dorsale
(fig. 49, 50 et 52).

II. *Limites du poumon
gauche.* — La limite supérieure est la même que celle
du poumon droit.

Le *bord interne* quitte la
ligne médiane à la troisième
côte, coupe l'articulation
chondro-sternale de la qua-
trième côte, et se porte à la pointe du cœur.

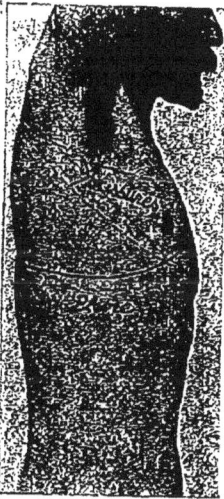

Fig. 50. — Poumon et scissures
(côté droit).

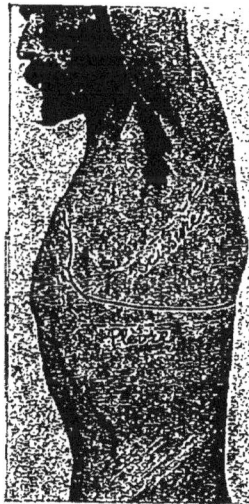

Fig. 51. — Poumon et scissure
(côté gauche).

Le *bord inféro-externe* part de la pointe du cœur, coupe
la sixième côte sur la ligne mamillaire, et se dirige en bas et

en arrière jusqu'à la dixième ou onzième vertèbre dorsale (fig. 49, 51 et 52).

III. *Scissures des poumons*. — Les scissures des poumons partent de la troisième ou quatrième vertèbre dorsale (fig. 52). La scissure du poumon *gauche* aboutit à la sixième côte, au niveau de la ligne mamillaire.

A *droite*, la scissure se divise à 6 centimètres au-dessus de l'angle de l'omoplate. La branche *supérieure*, horizontale,

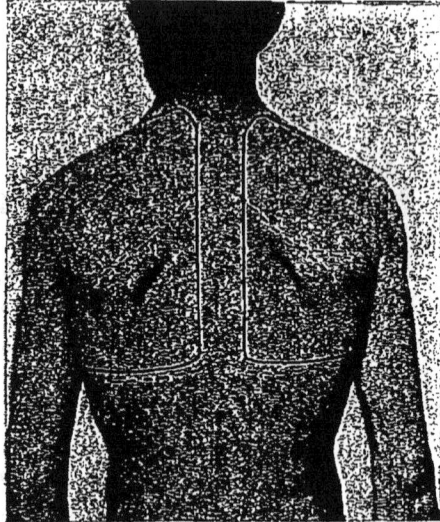

Fig. 52. — Poumon et scissures (en arrière).

aboutit au quatrième ou cinquième cartilage costal ; la branche *inférieure* se dirige obliquement, et aboutit à la base du poumon droit, sur la ligne mamillaire, comme la scissure du poumon gauche.

Nous avons donc :

En arrière des deux côtés. { Au-dessus de la 4e côte : les lobes supérieurs. / Au-dessous — : les lobes inférieurs.

En avant .... { A gauche : le lobe supérieur. / A droite : le lobe supérieur, le lobe moyen, le lobe inférieur (ce dernier est surtout apparent sur la ligne axillaire).

Remarque. — Cette situation des scissures est assez variable d'un individu à l'autre. En cas de *pleurésie interlobaire* (épanchement au niveau d'une scissure), la *matité suspendue* qui en résulte peut ne pas coïncider avec la zone de projection de la scissure, par suite de l'abaissement de cette dernière sous l'influence du poids du liquide épanché.

B. Physiologie. — Les poumons sont passifs pendant l'acte respiratoire. Ils suivent les mouvements de la cage thoracique ; les plèvres favorisent ce mouvement de glissement.

Les alvéoles ont des mouvements de déplissement et d'expansion (comme un accordéon) dans l'inspiration. Ils reviennent sur eux-mêmes, grâce à leur élasticité, au moment de l'expiration.

Le diaphragme, principal muscle de la respiration, est secondé par des muscles inspirateurs et expirateurs, dont l'action intervient surtout dans la dyspnée.

Le système nerveux central intervient de la façon suivante dans l'acte respiratoire : le bulbe commande la respiration involontaire, le cerveau la respiration de luxe.

Spirométrie. — Un adulte peut, par une inspiration ou une expiration profondes, faire pénétrer dans ses poumons ou en faire sortir 3 à 4 000 centimètres cubes d'air. Mais les poumons ne se vident jamais complètement ; ils contiennent toujours une certaine quantité d'air (1 600 à 2 000 centimètres cubes), qui constituent l'*air résidual.*

On mesure la *capacité respiratoire* au moyen des spiromètres. Le plus employé est celui d'Hutchinson, qui ressemble à un gazomètre ordinaire. L'air expiré soulève la cloche de l'appareil, et l'on mesure ce déplacement sur une règle graduée.

La capacité respiratoire est diminuée dans toutes les maladies de l'appareil respiratoire, dans le météorisme...

Mensuration du thorax. — Des instruments spéciaux nombreux, appelés *cyrtomètres*, servent à pratiquer la mensuration du thorax (Woilliez, Nielly...). Ils donnent en quelque sorte une empreinte limitée de la poitrine, et permettent d'en établir un gabarit sur le papier.

Le moyen le plus simple consiste à prendre des points de repère sur le thorax (mamelons en avant, point tracé au crayon dermographique en arrière), et avec un *ruban métrique* à mesurer successivement les deux côtés du thorax.

Chez les droitiers, l'hémithorax droit dépasse le gauche de 0cm,5 à 1cm,5.

Si la mensuration n'a pas pour but la comparaison des hémithorax, on place généralement le ruban métrique au-dessous des mamelons et suivant un plan perpendiculaire à l'axe du corps, et on fait la lecture au moment d'une excursion respiratoire normale, c'est-à-dire à égale distance des limites inspiratoire et expiratoire naturelles.

Cette recherche du *périmètre statique* comporte de nombreuses causes d'erreur, inhérentes d'une part à l'opérateur et d'autre part au sujet qu'on examine, bien qu'on ait soin de distraire son attention pour que l'acte respiratoire s'accomplisse d'une façon aussi normale que possible. Aussi a-t-on abandonné, pour le recrutement militaire, toute réglementation à ce sujet (périmètre = 1/2 taille + 2 ou 3 centimètres).

La recherche du *périmètre dynamique* ou indice de la respiration forcée a été recommandée surtout par le médecin militaire Champeaux. C'est en effet la différence entre les périmètres d'inspiration et d'expiration forcées qui traduit le degré d'extensibilité d'un thorax, son fonctionnement possible.

Dans toute lésion de l'appareil respiratoire (tuberculose en particulier), la quantité d'air qui peut être mise en circulation dans les poumons diminue. Il en est ainsi également dans l'emphysème, maladie d'un diagnostic en général facile.

On applique le ruban horizontalement au niveau de la base de l'appendice xiphoïde, et l'on mesure successivement le périmètre au moment d'une inspiration et d'une expiration forcées.

L'indice de respiration forcée est de $0^m,05$ au minimum chez les gens sains (Boureille).

Ces recherches par le ruban métrique sont plus rapides et plus faciles à exécuter que celles faites, dans le même but, au moyen des spiromètres.

Signe du cordeau de Pitres. — Lorsqu'il existe un épanchement intrapleural d'un côté, l'hémithorax subit une ampliation du côté malade et par le fait il entraîne le côté

sain. Le sternum est compris dans ce mouvement d'entraînement, et la ligne médiane du corps ne passe plus par la
pointe de l'appendice xiphoïde. C'est ce que montre bien
le *signe du cordeau* de Pitres.

Si l'on fait tomber un fil à plomb de la fourchette sternale,
l'appendice xiphoïde n'est plus situé sur le cordeau, mais
en dehors et *du côté malade*; autrement dit, la ligne médiane
n'est plus située dans le plan médian du corps (thorax oblique
ovalaire).

Donc, pour que la cyrtométrie ou la mensuration par
le ruban métrique donne des résultats non entachés d'erreur,
il faut prendre, comme point de repère en avant, la ligne
du cordeau.

Le signe du cordeau n'est pas spécial à la pleurésie ; on le
constate dans la pneumonie massive, les tumeurs du poumon, l'emphysème, etc.

I. — INSPECTION DU THORAX

Inspection des téguments thoraciques. — Dans certaines maladies de l'appareil respiratoire, la peau prend
un aspect particulier ; ainsi, dans la tuberculose avancée,
la peau est sèche et couverte de squames.

Dans la tuberculose des sommets, il existe souvent une
circulation veineuse supplémentaire.

Celle-ci peut encore se rencontrer dans tous les cas où il
y a de la difficulté de la circulation en retour au niveau des
vaisseaux qui, d'un territoire lésé, charrient le sang dans
la veine cave. Pour rendre plus évidente cette stase veineuse,
on peut avoir recours au procédé de Valsalva, qui consiste
à faire exécuter une expiration forcée avec occlusion simultanée de la glotte ; on peut encore faire expirer brusquement le malade en même temps qu'on lui ferme la bouche
et le nez ou qu'on le fait passer rapidement de la position
couchée à la position assise. Si une expérience positive
donne des résultats concluants, il est évident qu'une épreuve
négative ne peut faire conclure à l'absence de toute altération.

Des *vergetures* peuvent être constatées sur un hémithorax et *du côté opposé à la lésion* (pneumonie, pneumothorax, tuberculose...), et semblent résulter du fonctionnement de suppléance dévolu au côté sain.

Dans les pleurésies purulentes, l'*œdème* de la paroi est fréquent. Cet œdème augmente lorsque la collection purulente tend à s'ouvrir du côté de la paroi.

Dans ce dernier cas, et lorsque l'épanchement est situé à gauche, le cœur peut provoquer des pulsations au niveau de l'*empyème*, qui est dit *pulsatile*.

L'*adénopathie sus-claviculaire* est rare et a peu de valeur sémiologique.

FORME DU THORAX. — Elle est influencée par les *déviations de la colonne vertébrale*; par le *rachitisme* (poitrine en *carène*: sternum projeté en avant, aplatissement des côtes). Dans cette maladie, on constate encore le *chapelet rachitique* (saillies anormales à l'union des côtes et des cartilages costaux).

Chez l'*emphysémateux*, le thorax est *globuleux*, court, bombé (en forme de tonneau, thorax dolichoïde) (fig. 53).

De plus, l'angle xiphoïdien, dont le sommet répond à l'appendice xiphoïde, est très augmenté et devient obtus. A l'état normal, il est de 67°.

Chez le *phtisique*, la forme du thorax est caractéristique (fig. 54 et 55), et consiste dans une rétraction bilatérale avec diminution de l'angle xiphoïdien, atrophie musculaire, etc.

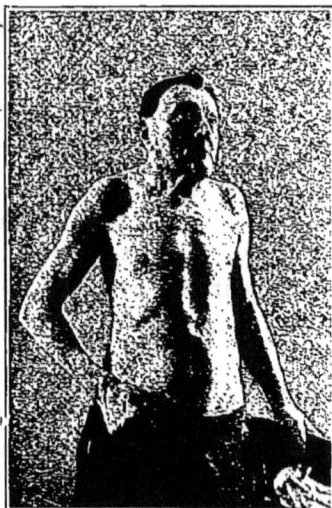

Fig. 53. — Thorax dolichoïde chez un emphysémateux.

Dans certaines professions (cordonniers), le sternum est enfoncé (thorax *en gouttière*).

D'autres maladies nombreuses peuvent influencer diversement la forme générale du thorax. Nous n'avons

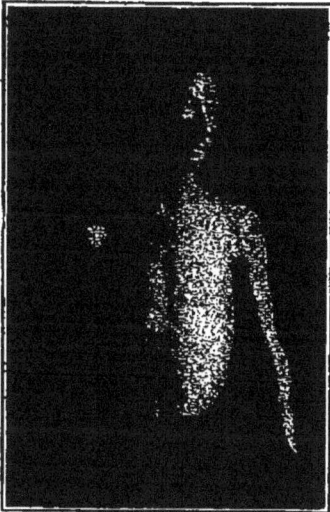

Fig. 54. — Phtisique héréditaire
(face antérieure).

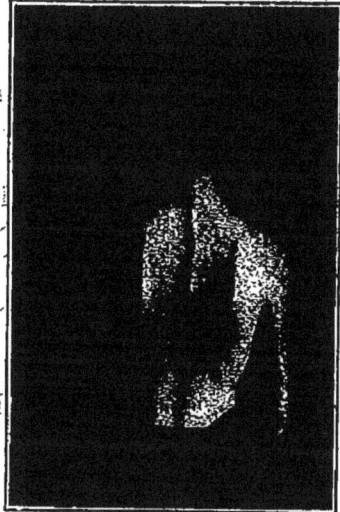

Fig. 55. — Le même
(face postérieure).

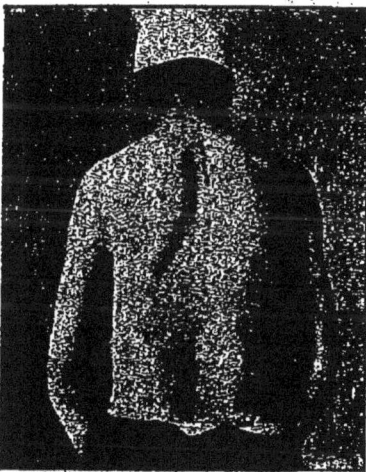

Fig. 56. — Rétraction du côté gauche
consécutive à des pleurésies anciennes (Gilbert et Roger).

voulu citer que les déformations les plus utiles à
connaître.

ASYMÉTRIE DU THORAX.
— La vue, aidée des autres
procédés de recherches, et
principalement de la men-
suration, constatera : soit
un *aplatissement* d'un hémithorax, par suite de
rétraction pulmonaire (tuberculose, pneumonie) ou
de rétraction pleurale (pleurésie sèche) (fig. 56); soit
le *développement* d'un hémithorax (pleurésie avec épanchement, pneumothorax...).

Dans le cas de tumeur du thorax, l'ampliation porte le plus

souvent sur le côté opposé à la lésion (*signe de Wals*).

MOUVEMENTS RESPIRATOIRES. — A l'état normal, ces mouvements sont symétriques dans les deux hémithorax. Un côté malade *hésite*.

Numération. — Une inspiration et une expiration font une respiration. Comme pour le pouls, on comptera les mouvements respiratoires pendant un quart de minute. A l'état normal, l'adulte respire 16 à 20 fois par minute, l'enfant 44.

Type respiratoire. — Chez la femme, le type est *costal*, c'est-à-dire que ce sont les segments supérieur et moyen du thorax qui participent le plus aux mouvements respiratoires. Ce type, transmis héréditairement, faciliterait la période de gestation.

Chez l'homme, le type est *abdominal*. Des modifications de ces types peuvent être importantes à noter.

La *dyspnée* et l'*asphyxie* feront l'objet d'une description spéciale, après l'étude des signes physiques de l'appareil respiratoire.

II. — PALPATION DU THORAX

En posant les mains à plat, l'une en avant, l'autre en arrière d'un thorax, on étudie sa conformation générale. L'inspection et la mensuration confirment les données fournies par la palpation.

Le médecin doit savoir que le côté du malade qui est le plus éloigné de sa personne, alors qu'il étend davantage les bras pour en faire la palpation, lui semble plus dilaté. Par l'habitude il évitera facilement cette erreur, et il pourra d'ailleurs contrôler les résultats, en se plaçant successivement de chaque côté du malade.

La palpation profonde permet de se rendre compte (sous les clavicules en particulier) des douleurs ressenties au niveau des parties lésées, de localiser ou de suivre le trajet de certaines douleurs névralgiques. C'est ainsi que la pression sur la dixième côte, à deux travers de doigt de la ligne médiane, provoque une douleur dans le cas de névralgie du phrénique (*bouton diaphragmatique*). En cas de névralgie intercostale, il existe des points douloureux (*points de pression de Valleix*) déterminés par les conditions anatomiques, et le *point apophysaire* de Trousseau, situé au niveau de l'apophyse épineuse de la vertèbre au-dessous de laquelle sort le nerf malade.

Dans les phlegmasies du poumon, Pottenger a signalé de la *rigidité musculaire*, surtout localisée au niveau des muscles intercostaux. Il ne s'agit pas du degré de résistance ou d'élasticité dû aux organes sous-jacents, et dont il a été question à propos de la percussion (Voy. *Moyens physiques d'exploration*). Il s'agit d'un véritable spasme musculaire indépendant de l'épaisseur du muscle, ou peut-être d'une infiltration d'origine lymphatique. Si les muscles sont superficiels (creux sus-claviculaire, nuque, omoplate), on apprécie leur rigidité en les roulant entre le pouce et les autres doigts. Pour les intercostaux, il faut enfoncer et appuyer assez fortement les extrémités des doigts dans chaque espace intercostal, en commençant par le plus inférieur et en comparant chaque espace avec le sus-jacent et le correspondant du côté opposé.

Chez les tuberculeux, en cas de caverne pulmonaire superficielle, la rigidité musculaire peut ne plus être possible à apprécier, par suite du manque du point d'appui sous-jacent.

L'*exploration comparative de l'expansion des sommets* suivant le procédé étudié par Ruault (fig. 57) peut rendre de réels services dans le diagnostic de la tuberculose pulmonaire à son début.

L'infiltration tuberculeuse disséminée retarde l'expansion inspiratoire, la rend saccadée et irrégulière.

En cas d'adhérences pleurales, elle est raccourcie.

Toute expansion est supprimée en cas d'une caverne superficielle avec coque d'adhérences coiffant le sommet du poumon.

TRANSMISSION DES VIBRATIONS VOCALES (Monneret, 1848). — Lorsqu'on palpe le thorax d'une personne qui parle à haute voix, les vibrations vocales sont transmises jusqu'à la main. La netteté de la sensation varie avec l'état de maigreur ou d'embonpoint du sujet, avec le timbre de sa voix. Il faut tenir compte de ces facteurs.

On palpera toujours les parties symétriques du thorax : les lésions localisées seront ainsi mieux mises en évidence.

Pour délimiter exactement une zone où se produit une modification des vibrations, on peut appliquer le rebord cubital de la main (*palpation linéaire*).

Vibrations augmentées : en cas de condensation, d'induration du parenchyme pulmonaire (pneumonie, tuberculose, tumeurs...). Certaines cavités, en partie remplies d'air, situées superficiellement et dont les parois sont scléreuses, indurées (cavernes tuberculeuses...) donnent une augmentation des vibrations vocales.

Vibrations diminuées ou abolies : une couche liquide (pleurésie) ou gazeuse (pneumothorax), interposée entre le pou-

Fig. 57.
Exploration comparative
de l'expansion des sommets

mon et la paroi costale, amène la diminution ou, plus souvent, l'abolition des vibrations vocales. C'est un des meilleurs signes de la pleurésie, facile à reconnaître pour tous et dans n'importe quelles conditions du milieu extérieur (bruits de voisinage).

Dans l'emphysème, les vibrations sont diminuées, mais rarement abolies.

Lorsque des fausses membranes se produisent, après résorption d'une pleurésie, elles entourent le poumon d'une véritable coque, font matelas et empêchent la transmission des vibrations.

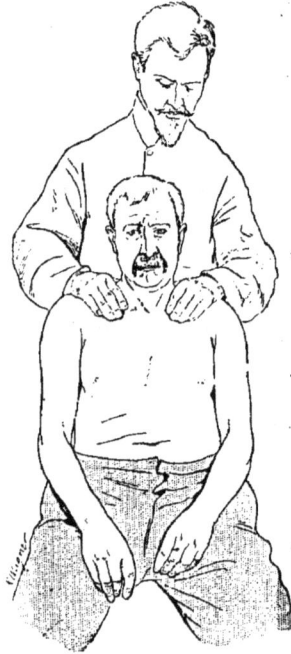

Remarque. — Dans la spléno-pneumonie de Grancher, il y a abolition des vibrations, ce qui a fait dire à Pitres que l'affaiblissement des vibrations dans tous les cas était dû à l'excès de tension intrathoracique (liquide épanché ou poumon turgescent).

FROTTEMENTS PLEURAUX. — Ils ne sont perçus à la palpation que lorsqu'ils sont intenses.

III. — PERCUSSION DU THORAX

En percutant le thorax, on met en vibration la paroi et l'air contenu dans le poumon. Le parenchyme pulmonaire fait étouffoir.

Le *son pulmonal* ainsi produit est un son clair, vibrant, d'un timbre particulier, qui a un certain caractère musical.

On a, en même temps, sous le doigt une *sensation d'élasticité* plus ou moins grande.

En pratiquant, chez les tuberculeux, une *percussion unguéale* légère, sous les clavicules, on fait naître souvent une douleur, qui semble due à un état d'inflammation des couches musculaires superficielles (myosite).

Suivant les régions du thorax que l'on percute, suivant l'état de la paroi (maigreur, embonpoint), le son pulmonal est variable. Donc, l'habitude de ce mode de recherche permettra seule au médecin de juger que la percussion est normale ou non, au niveau d'une région donnée et pour un certain individu.

Règles générales. — Le malade, dont la position varie, doit avoir les muscles relâchés. Il aura la bouche entr'ouverte.

La percussion sera faite méthodiquement sur toutes les parties occupées par les poumons, dont les limites normales ont été données précédemment. Les limites inférieures peuvent varier : elles sont relevées par refoulement du diaphragme (ascite...) ou rétraction des poumons, des plèvres ; elles sont abaissées dans l'emphysème (en dehors de l'inspiration).

La percussion immédiate, avec les doigts réunis ou un

doigt d'une seule main, faite suivant la méthode des grandes enjambées (pour la partie postérieure du thorax), permet de prendre une idée d'ensemble du degré de résonance de la poitrine.

Dans la percussion détaillée, il faut toujours comparer à chaque niveau, à droite et à gauche, les résultats obtenus.

1º MATITÉ. — SUBMATITÉ (Voy. *Moyens physiques d'exploration* : *De la percussion en général*).

Le doigt sur lequel on percute sent une diminution d'élasticité.

Le son de percussion devient mat ou submat dans les cas suivants :

1º *Paroi épaisse ou rigide* ;

2º *Défaut d'aération*, qui lui-même peut relever de causes diverses : *a*) obstacle à l'entrée de l'air (voies supérieures) ; *b*) exsudats oblitérant les alvéoles ou embolies des vaisseaux; *c*) épaississement des cloisons interlobulaires et interalvéolaires ;

3º *Condensation, induration du parenchyme pulmonaire* ;

4º *Refoulement des poumons* loin des parois thoraciques par une collection *liquide* (pleurésie) ou une tumeur *solide*.

La matité est absolue, *compacte* dans les fortes pleurésies (matité *hydrique*), dans les tumeurs, dans la spléno-pneumonie ; elle est moins prononcée dans la pneumonie, la bronchopneumonie, la tuberculose, l'atélectasie (manque d'air dans les alvéoles), etc.

Remarque. — Dans certains cas d'emphysème ou de pneumothorax, avec pression très forte de l'air, on peut trouver de la matité ou de la submatité (au lieu du tympanisme habituel). La diminution des vibrations vocales et du murmure vésiculaire s'ajoutent, dans ce cas, à la matité, ce qui n'a pas lieu en cas de condensation du parenchyme.

COURBES DE LA MATITÉ DANS LA PLEURÉSIE. — La courbe a la forme d'une parabole, dont le sommet est à l'angle de l'omoplate. La branche antéro-latérale s'abaisse en pente douce vers le sternum. La branche postérieure s'infléchit vers la colonne vertébrale. A mesure que l'épanchement augmente, les branches tendent vers l'horizontale : *courbes de Damoiseau* (fig. 58, côté droit).

Lorsque le malade se tient surtout dans le décubitus latéral, on a la *courbe de Garland* dont le sommet est généralement situé dans l'aisselle (fig. 58 et 59).

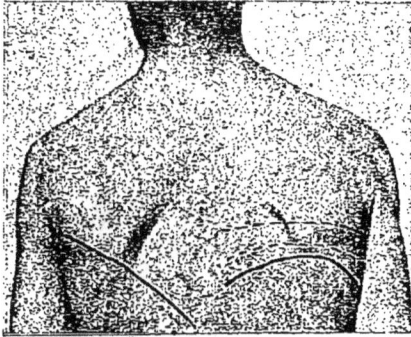

Fig. 58. — Courbes de Damoiseau et de Garland.

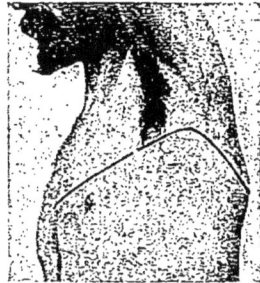

Fig. 59. — Courbe de Garland (vue de côté).

Cette courbe détermine en arrière le *triangle de Garland*, et en avant le *triangle d'Autric*.

Ces différentes courbes, surtout décelables à la radioscopie, semblent dues, d'après Barjon, à l'action de la pesanteur sur le liquide, au refoulement du poumon élastique et à la fixation de cet organe au niveau de son hile.

Dans les pleurésies à liquide peu visqueux, les changements de position amènent des *dénivellements* dont on peut se rendre compte par la percussion et en attendant quelques minutes. Le poumon se rapproche de la paroi postérieure, et le liquide s'accumule dans la partie laissée libre en avant. La percussion doit être légère, car il se produit un simple changement de sonorité au niveau de la lame liquide mobilisée vu sa faible épaisseur (Cassaët).

Dans le séro- ou pyopneumothorax, le liquide se met à niveau de suite.

Triangle paravertébral ou signe de Grocco dans les pleurésies. — Sous le nom de triangle paravertébral opposé, Grocco a décrit une zone de submatité thoracique, observée dans certaines pleurésies avec épanchement, et qui est située du côté opposé à l'épanchement.

Cette zone doit être délimitée par la percussion légère, qui donne, en même temps que les limites de la submatité, une sensation de résistance au doigt.

La forme de la submatité est celle d'un triangle rectangle ; la base est représentée par le bord inférieur de la sonorité thoracique qu'on observe chez l'homme bien portant (fig. 52) ; le côté interne suit la ligne des apophyses épineuses (fig. 60) ; l'hypoténuse est formée par une ligne qui monte obliquement jusqu'au voisinage de la limite supérieure de l'épanchement.

La longueur de la base varie entre 2 et 5 centi-

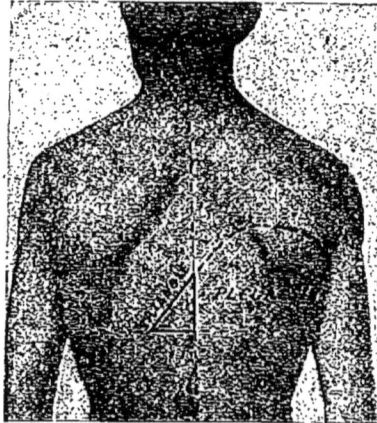

Fig. 60. — Triangle de Grocco.

mètres ; l'aire du triangle renseigne, d'une façon approximative, sur l'abondance de l'épanchement.

La submatité de ce triangle augmente à mesure que l'on se rapproche de la base et de la colonne vertébrale ; elle est plus marquée lorsque le malade se penche vers le côté sain. A épanchement égal, le triangle est plus apparent en cas de pleurésie à droite.

Le signe de Grocco ne constitue pas à lui seul une preuve absolue de la présence d'un épanchement pleural ; il peut exister en particulier dans certaines affections sous-diaphragmatiques (abcès sous-phréniques, refoulement du foie par des tumeurs volumineuses...). Mais il est indéniable que le triangle de Grocco existe très fréquemment dans les pleurésies séreuses ou hémorragiques, les hydrothorax d'une certaine abondance ; il est rare de l'observer dans les pleurésies purulentes, et il n'existe pas en cas de pneumonie, spléno-pneumonie, pleurésie enkystée, épanchement inter-lobaire...

L'explication de ce signe semble être la suivante : le cul-de-sac pleural postérieur, distendu par l'épanchement, se déplace, franchit la ligne médiane, repousse devant lui les organes du médiastin postérieur, et recouvre la colonne vertébrale d'une nappe liquide qui fait étouffoir.

Ce déplacement est surtout accusé chez les enfants, par suite de la souplesse et de l'élasticité des tissus et des organes, et le triangle de Grocco constitue spécialement chez eux un signe d'une grande valeur.

En cas de *pneumothorax*, le triangle submat de Grocco fait place à un triangle d'hypersonorité (Pieraccini, Le Camus).

2º EXAGÉRATION DU SON PULMONAL. — TYMPANISME. — Le son pulmonal peut conserver ses principaux caractères, mais être augmenté d'intensité, quelle que soit d'ailleurs sa tonalité, qui est plus ou moins basse. Il y a dans ces cas simple exagération du son normal de percussion. Ceci se produit chez les personnes maigres, dans certains cas d'emphysème...

Le plus souvent, le son pulmonal prend, en même temps, un véritable caractère musical : il a un *son harmonique*, une résonance spéciale, quelle que soit d'ailleurs sa tonalité (aiguë ou grave), et on dit alors qu'il y a *tympanisme* ou *skodisme*.

Expérience de Skoda. — Un poumon, retiré de la poitrine et modérément insufflé, donne à la percussion un son tympanique. S'il est trop insufflé, on a de la matité.

Il faut donc, pour avoir du tympanisme, que *la tension de l'air soit plus forte qu'à l'état normal*, et que *le parenchyme ne soit pas trop tendu*. Celui-ci ne doit pas vibrer, sinon les vibrations non concordantes du contenant et du contenu produisent des interférences, qui enlèvent tout caractère musical au son de percussion.

A l'état normal, *chez l'adulte*, l'air du poumon n'est pas assez abondant, le parenchyme n'est pas assez relâché, c'est pourquoi la percussion ne donne pas le son tympanique.

États pathologiques avec tympanisme. — Un tympanisme grave existe le plus souvent dans le pneumothorax et l'emphysème, dans les fortes distensions de *suppléance.* Dans ce dernier cas, les parties saines suppléent aux parties devenues imperméables (pleurésie, pneumo-congestion...). « Le côté sain, dit Grancher, sonne mieux, respire plus et vibre davantage. » Mais, à un moment donné, si la compression du poumon s'exagère par tassement sous la pression d'un liquide abondant (pleurésie), le tympanisme prend d'abord une tonalité élevée, puis rapidement fait place à de la submatité. Le son harmonique, qui est la caractéristique du tympanisme, a disparu ; les conditions nécessaires pour qu'il se produise n'existent plus. En conséquence lorsque la submatité remplace le skodisme dans une pleurésie (skodisme sous-claviculaire), c'est signe que l'épanchement augmente.

Schémas de Grancher. — Le skodisme ou tympanisme sous-claviculaire (T) étant constaté, Grancher a recherché son mode d'association avec la *respiration* (R) et les *vibrations vocales* (V).

1° T + ; V + ; R + = *tympanisme de suppléance,* qu'on rencontre dans certaines pleurésies ou pneumonies. Dans ces cas, le tissu pulmonaire fonctionne suractivement.

2° T + ; V + ; R — = *tympanisme de congestion pulmonaire* (tuberculose...) ou *de compression* (pleurésie ancienne).

3° T + ; V — ; R — = *tympanisme de compression bronchique* (grosse bronche comprimée par une pleurésie médiastine) *ou d'œdème pulmonaire.*

Le schéma 2 est particulièrement important. En cas de pleurésie, il doit faire redouter sa nature tuberculeuse, lorsqu'il est « précoce, stable et permanent » (Grancher).

Ces schémas ne sont valables que pour la région sous-claviculaire.

3° Timbre modifié du son de percussion. — Le son pulmonal peut, dans certains cas, avoir un timbre tout particulier : c'est encore du tympanisme, mais à caractère bien spécial.

Lorsque la grosse bronche gauche est entourée d'un tissu condensé et qu'on la percute, on a un timbre spécial qui ressemble au son donné par la percussion du larynx ou de la trachée : c'est le *son bronchique* ou *son trachéal de Williams*.

La percussion d'une caverne superficielle donne un son *caverneux*, cavitaire, qui change de ton suivant que le malade ouvre ou ferme la bouche. Celle-ci fait office de résonateur.

C'est le *son de Wintrich.*

Si cette caverne communique par une ouverture étroite avec une bronche, l'air s'échappe par suite de la percussion, et l'on a le *bruit de pot fêlé*. L'échappement de l'air produit en même temps un bruit de souffle léger, sorte de claquement bref et court. Piorry imite ce bruit en frappant sur le genou les mains réunies en forme de cavité.

Le *bruit amphorique* est analogue au son que provoque le choc du doigt sur une carafe à moitié remplie de liquide. Il se produit en cas de collection gazeuse de peu d'importance avec beaucoup de liquide (hydro- ou pyopneumothorax). A la base des poumons, ce bruit peut apparaître et disparaître suivant les attitudes du malade ; il indique dans ces cas des collections gazeuses isolées (hydropneumothorax aréolaire, pyopneumothorax et pleurésies putrides).

Le *bruit d'airain* ressemble au précédent, le cliquetis métallique y est plus net. Il se produit dans les mêmes cas.

Percussion du thorax combinée avec d'autres moyens d'exploration.

PERCUSSION ET PALPATION. — Palpation en avant, percussion en arrière : sensation de choc dans le cas de pleurésie (*procédé de Helloch*).

Dans certaines pleurésies, et en particulier les pleurésies séro-fibrineuses, on constate un élargissement et une augmentation de tension de la masse sacro-lombaire, du côté de l'épanchement. Si, avec un marteau, on percute les insertions supérieures du long dorsal, à deux ou trois travers de doigt en dehors des vertèbres dorsales, on voit souvent apparaître des contractions de la partie inférieure de ce muscle (*signe des spinaux* de Ramond).

PERCUSSION ET AUSCULTATION. — 1° *Percussion métallique* avec des pièces de monnaie en avant, deuxième espace intercostal, auscultation en arrière : *bruit d'airain de Trousseau* (pneumothorax).

2° *Signe du sou* (Pitres). — Même technique que précédemment. En cas d'épanchement pleurétique, le son change au niveau de l'épanchement ; il devient bref et dur, semble naître sous l'oreille ; les vibrations sont vite éteintes. Il est comparable au bruit de deux pièces de monnaie qu'on frapperait dans l'eau.

La nature de l'épanchement n'exerce aucune influence sur la netteté du signe ; tous les exsudats (séreux, hémorragiques, purulents) sont au même degré bons conducteurs du son.

IV. — SUCCUSSION HIPPOCRATIQUE

En imprimant quelques secousses à un malade qu'on ausculte, on peut entendre un bruit de clapotage, lorsqu'il existe dans la plèvre un épanchement hydro-aérique (hydro- ou pyopneumothorax). Pour que ce bruit se produise, il faut : 1° qu'il y ait un rapport donné entre la quantité du liquide et la pression du gaz ; 2° que l'air intrapleural soit étalé sur une surface suffisamment grande de liquide.

La première condition, qui est intrinsèque, explique pourquoi certains pneumothorax restent silencieux.

Pour favoriser la production de la deuxième condition, il est nécessaire d'ausculter le malade dans la position horizontale. On décèle ainsi des pneumothorax circonscrits et à cavité aérienne de peu d'étendue, qui passent inaperçus dans l'examen en position assise.

Remarque. — Il ne faut pas confondre le bruit de clapotage du pneumothorax avec le bruit de clapotage gastrique

V. — AUSCULTATION DE LA POITRINE

Le plus souvent on pratique l'auscultation *immédiate* de la poitrine. L'auscultation *médiate*, au moyen d'un stéthoscope, n'est faite que dans des cas bien spéciaux, lorsque l'état de maigreur du malade rend impossible l'application de l'oreille, ou lorsque l'on veut se rendre compte de la localisation exacte d'un bruit (Voy. *Moyens physiques d'exploration : De l'auscultation*).

Comme pour la percussion, nous conseillons de prendre d'abord, par une auscultation assez rapide, une idée d'ensemble de la respiration. Puis on étudiera successivement l'inspiration et l'expiration de chaque côté, en comparant toujours les points symétriques.

Bruits perçus à l'auscultation à l'état normal. Mécanisme de leur production.

La colonne d'air qui traverse l'arbre respiratoire produit une série de bruits au niveau du larynx, de la trachée, des bronches et des alvéoles pulmonaires.

Ces derniers sont seuls perçus distinctement, au moment de l'inspiration, par l'oreille qui ausculte ; ils constituent ce qu'on appelle le *murmure vésiculaire* ou *bruit de l'inspiration*. Les autres bruits, produits dans les parties hautes de l'arbre aérien, ne sont perçus que d'une façon tout à fait indistincte.

Le murmure vésiculaire inspiratoire est donc un bruit né sur place, sous l'oreille.

Le mécanisme de production de ce murmure est discuté par les auteurs. D'après Woillez, il serait dû au brisement de l'air sur les éperons bronchiques, et au renforcement des petits bruits, ainsi produits, au niveau des culs-de-sac aériens (résonance ou écho à petite distance).

Le *déplissement* du lobule est également indispensable

à la production d'un murmure normal (Barth et Roger).

La perception du murmure vésiculaire prouve la perméabilité et l'intégrité des canaux bronchiques et du lobule, lorsque le malade fait des mouvements normaux de respiration, c'est-à-dire donne au courant d'air une certaine vitesse. Elle ne prouve pas l'intégrité *absolue* du parenchyme pulmonaire, car les lésions disséminées ou profondément situées du parenchyme n'ont pas de répercussion sensible sur le murmure vésiculaire.

A l'expiration, par suite du renversement du courant aérien, le bruit vésiculaire ne peut se produire, et seuls subsistent les bruits nés au niveau des bronchioles, bronches, trachée et larynx. A l'état normal, le bruit expiratoire est doux et moelleux et se passe dans les *bronchioles* ; les autres bruits ne sont perçus que dans les expirations fortes et bruyantes. L'expiration nous renseignera donc surtout sur l'état des canaux bronchiques.

Modalités pathologiques des bruits respiratoires.

Nous étudierons ces modalités au point de vue du rythme, de l'intensité, de la tonalité et du timbre.

I. RYTHME. — Nous avons déjà parlé, au sujet de l'inspection du thorax, de la fréquence des mouvements respiratoires. Nous traiterons à part la dyspnée et l'asphyxie.

A l'auscultation, on peut encore reconnaître deux modifications importantes du rythme respiratoire :

1° *Respiration saccadée.* — Dans certaines maladies, en particulier la tuberculose au début, les poumons infiltrés sont moins perméables à l'air. Celui-ci est arrêté par certaines bronches obstruées, il arrive plus vite par les bronches saines, d'où la production de *saccades*, existant beaucoup plus souvent à l'inspiration qu'à l'expiration. En respirant plus ou moins vite, le malade fait varier le nombre des saccades.

Mais nous ne saurions trop mettre en garde les débutants au sujet de l'interprétation de ce signe, qui peut se produire en dehors de tout état pathologique, et résulter d'une émotion, d'une douleur superficielle du thorax (pleurodynie) amenant des contractions musculaires spasmodiques.

Potain a fait remarquer que les mouvements tumultueux du cœur produisaient, surtout sur les marges pulmonaires, une *respiration saccadée rythmique du cœur.*

2º *Expiration prolongée* (Jackson, 1833). — Puisque le bruit expiratoire naît au niveau des bronches, l'inflammation de la muqueuse de ces bronches sera la cause de production de ce rythme anormal.

L'expiration prolongée s'accompagne de rudesse de l'expiration. C'est un bon signe de tuberculose au début.

Dans l'emphysème, l'asthme, l'expiration se prolonge mécaniquement, par suite du manque d'élasticité des alvéoles pulmonaires.

II. INTENSITÉ. — A. *Exagération.* — Elle se produit dans le cas de *suppléance* (respiration supplémentaire). La respiration ressemble à celle d'un enfant, d'où le nom qu'on lui donne encore de *respiration puérile.* La tonalité, dans ce cas, n'est pas changée ; la note est la même qu'à l'état normal, mais elle est plus forte.

B. *Diminution.* — 1º *L'air pénètre en moindre quantité* jusque dans les alvéoles : sténose laryngée, *adénopathie médiastine*, spasme des bronches chez les névropathes, corps étrangers des voies respiratoires ; ampliation moindre du thorax (douleur, pleurodynie) ; — *imperméabilité alvéolaire* par congestion ou sclérose périfolliculaire (*tuberculose en particulier*) ; brassage moindre de l'air (en plus du manque de ventilation) dans l'emphysème, maladie dans laquelle le parenchyme pulmonaire est forcé et les alvéoles distendus au maximum.

2º L'air pénètre, mais *le murmure vésiculaire est étouffé*, non transmis à l'oreille, par suite d'une nappe liquide (pleurésie), d'une tumeur solide, ou de gaz contenu dans la plèvre (pneumothorax).

Remarque. — Dans la tuberculose au début, l'affaiblissement peut aussi tenir à l'emphysème ou à la pleurésie adhésive. Celle-ci peut être la cause également de sac-cades.

C. *Abolition*. — C'est un degré plus avancé de la dimi-nution. L'abolition *absolue* est rare. Elle se rencontre dans certaines pleurésies à abondant épanchement, certains pneu-mothorax, les tumeurs volumineuses du poumon (cancer, kyste...), les pneumonies *massives*, certaines spléno-pneu-monies (Grancher), enfin en cas d'obstruction totale d'une grosse bronche par un corps étranger.

III. Tonalité. — A l'état normal, l'inspiration donne un son plus aigu que l'expiration.

Par suite de l'inflammation de la muqueuse bronchique, le son de l'inspiration peut baisser, et devenir de même tona-lité que celui de l'expiration : le courant aérien est ralenti par les rides, les irrégularités de cette muqueuse enflammée, et par suite le ton baisse.

La consonance peut aussi résulter de l'élévation du son de l'expiration. Et comme, dans ce cas, l'expiration est le plus souvent égale à l'inspiration, comme intensité et durée, il est difficile de différencier par l'auscultation les deux temps de la respiration. Pour y remédier, il suffit de placer une main sur le thorax et de suivre ses mouvements.

Lorsque l'inspiration baisse de ton, Grancher a fait remar-quer que le timbre lui-même est modifié ; il y a de la rudesse. Les causes qui interviennent sont les mêmes.

IV. Timbre. — Lorsque le bruit respiratoire perd son timbre doux et moelleux, on dit qu'il y a *rudesse* de la res-piration. Cette rudesse existe surtout et a plus d'importance à l'inspiration. Elle dénote le plus souvent une lésion super-ficielle (récente ou ancienne) des petits conduits aériens (bronchite, *tuberculose au début*...), mais elle peut exister du fait d'une simple congestion, assez diffuse toutefois, du parenchyme pulmonaire (fièvre typhoïde au début...).

La respiration est dite *granuleuse* (Woillez) en cas de rudesse légère.

Si les lésions s'accentuent, si en même temps les alvéoles deviennent peu ou pas perméables à l'air pour différentes causes (compression du poumon par des liquides, solides ou gaz ; inflammation ou sclérose périfolliculaire, exsudats alvéolaires, etc.), les bruits laryngo-trachéo-bronchiques viennent *remplacer*, sous l'oreille, le bruit respiratoire normal, aboli par lui-même ou couvert par ces bruits *surajoutés*. La respiration *bronchique* s'est substituée à la respiration normale.

Lorsque cette respiration bronchique devient très forte, et semble naître dans l'oreille de l'observateur, elle donne naissance à des bruits d'un timbre variable suivant les cas, qu'on appelle des *souffles*.

CLASSIFICATION DES SOUFFLES D'APRÈS LEUR TIMBRE. — Les différents souffles s'imitent assez bien, en soufflant dans les deux mains plus ou moins rapprochées. Le timbre et la tonalité varieront avec l'ouverture de l'orifice.

1º *Souffle tubaire.*— Il est éclatant, sonore, grave. Il ressemble au son produit par l'émission des voyelles A ou O. Il est caractéristique dans certaines pneumonies ;

2º *Souffle pleurétique ou égophonique.* — Il est voilé, aigu et lointain (voyelles E et I).

Ces deux sortes de souffles s'entendent à l'un ou à l'autre temps de la respiration ou aux deux temps. Les souffles inspiratoires sont les plus fréquents.

3º *Souffle caverneux.* — Il se produit aux deux temps. Comme son nom l'indique, il dénote la présence d'une caverne (tuberculose, par exemple). La cavité fait caisse de résonance, qu'elle soit ou non en communication avec une bronche.

Dans certaines pleurésies, en particulier les pleurésies purulentes, il peut exister des signes *pseudo-cavitaires*, et un souffle analogue au souffle caverneux. Cette remarque est très importante.

4º *Souffle amphorique.* — Il existe en cas de grandes cavernes, d'hydropneumothorax ouvert ou *fermé*. Ce souffle prend parfois, dans l'hydropneumothorax, un timbre métallique (souffle amphoro-métallique).

Bruits adventices de la respiration.

Lorsqu'on pratique l'auscultation de la poitrine, il faut avant tout chercher à percevoir le murmure vésiculaire aux deux temps de la respiration, apprécier ses modalités, et ne s'occuper qu'ensuite des bruits adventices. Dans certains cas, ces bruits couvrent complètement le bruit respiratoire, mais le plus souvent ils ne font que masquer plus ou moins la respiration *sous-jacente* (Lasègue). Celle-ci aidera au diagnostic des circonstances qui ont présidé au développement des bruits adventices. La localisation topographique, la fixité ou la mobilité, le *moment d'apparition de ces bruits* seront des notions indispensables à connaître.

I. Rales. — Ce sont des bruits ainsi nommés par Laennec à cause de leur ressemblance avec le râle trachéal des agonisants. On les divise en deux grandes classes, les râles secs et les râles humides.

A. *Râles secs.* — Ils ont un timbre, une tonalité et une intensité variables suivant le calibre des bronches où ils se produisent. On les entend de préférence à l'expiration.

Les viscosités bronchiques, plus ou moins mobiles, peuvent produire ces râles ; mais l'inflammation de la muqueuse suffit. Et dans ce dernier cas, si l'on s'en rapporte à ce que nous avons dit du mécanisme de production du souffle bronchique, nous voyons qu'il eût été plus *logique* de dire respiration sifflante ou ronflante au lieu de râles sibilants ou ronflants.

Quoi qu'il en soit, les ronflements et les sibilances ont toujours pour cause un état pathologique du système *bronchique*.

Une quinte de toux, en chassant les viscosités bronchiques, peut les faire disparaître. Ils ne masquent le bruit de la respiration que s'ils sont très confluents (bronchite capillaire).

Dans la tuberculose des sommets, ces **râles** ont une grande fixité.

Le *râle sibilant* ressemble à un sifflement plus ou moins

aigu (bruit du vent sous une porte), au cri d'un petit oiseau...
Ces différentes variétés coexistent ou se succèdent dans
le même point, à intervalles variables.

La tonalité de ce râle sec est élevée, donc il naît dans les
petites bronches (bronchite, emphysème, asthme...).

Le *râle ronflant* a un son grave, à vibrations lentes, res-
semblant au ronflement de l'homme qui dort, au son d'une
corde de contrebasse, au roucoulement d'une tourterelle,
(Laennec).

Il se produit dans les mêmes maladies que le râle sibilant,
mais il naît dans des bronches de plus fort calibre.

B. *Râles humides ou bulleux.* — Ils sont plus fixes que les
râles secs. Ils déterminent dans l'oreille une sensation de vis-
cosité plus ou moins grande, suivie de bruits crépitants qui
ressemblent à ceux produits par l'agitation des liquides. On
les a comparés au bruit produit par dégagement des gaz
dans l'eau de Seltz, le vin de Champagne, l'eau de savon.

Ils peuvent disparaître momentanément, après une quinte
de toux, mais ils réapparaissent au bout de quelque temps,
lorsque les sécrétions se sont reproduites au même niveau.

D'une façon générale, les râles humides dépendent du brassage des mucosités par le courant aérien.

Suivant la *grosseur des bulles*, on distingue les râles à
grosses, à moyennes, à petites bulles.

Cette grosseur des bulles dépend surtout du degré de
fluidité des sécrétions et du siège de la lésion. Dans les
alvéoles pulmonaires et les petites bronchioles, les râles à
petites bulles sont seuls possibles. Dans les grosses bronches,
les râles à grosses bulles sont surtout fréquents.

Les râles à *grosses bulles* sont appelés encore *râles muqueux*.

On qualifie de *râles sous-crépitants* les râles à *moyennes
bulles*.

On réserve enfin le nom de *râles sous-crépitants fins* aux
râles à *fines bulles*.

Les râles muqueux et les râles sous-crépitants n'ont pas
une valeur sémiologique plus importante que les râles secs.

Les sous-crépitants fins sont beaucoup plus importants

à constater, puisqu'ils indiquent, comme nous l'avons dit, une lésion profonde du parenchyme pulmonaire (œdème, congestion, pneumonie, bronchopneumonie, apoplexie pulmonaire, tuberculose, etc.). Un râle humide prend le qualificatif de *caverneux* lorsque, après avoir traversé un liquide, il éclate et résonne dans une cavité ou que, par son voisinage, celle-ci fait office de résonateur (caverne tuberculeuse, dilatation bronchique, foyer de gangrène ou d'abcès).

C. *Râle crépitant.* — Ce râle pourrait être classé dans les râles secs, car c'est « le plus sec et le plus fin de tous les râles », mais il possède d'autres particularités si spéciales qu'il mérite de former une classe à part.

Il se produit à l'*inspiration seulement*, est superficiel, éclate par *bouffées* sous l'oreille, n'est pas modifié par la toux.

Il suffit de l'avoir entendu une fois pour toujours le reconnaître dans la suite.

On l'a comparé au bruit du sel qui crépite sur le feu (Laennec), au bruit des cheveux qu'on froisse entre les doigts (Williams).

Plusieurs causes peuvent intervenir dans la production de ces fines crépitations. Il s'agit, dans certains cas, d'un *déplissement* d'alvéoles comprimés ou vides, mais *sains* (Grancher). C'est ce râle crépitant qu'on entend à la base des poumons chez certains individus sains, le matin au réveil, ou chez des sujets dont le poumon est indemne. Ce bruit de déplissement disparaît d'ailleurs rapidement.

Le râle crépitant est subordonné, dans d'autres cas, à la présence des exsudats intra-alvéolaires (pneumonie, congestion pulmonaire...), quel que soit le mécanisme de sa production. Ce râle crépitant se trouve tout particulièrement au début de la pneumonie. A la période d'état, le souffle tubaire masque le râle crépitant, qu'on peut quelquefois entendre sur les confins de la lésion, régions où le souffle est moins éclatant. A la période de résolution, en entend le *râle crépitant de retour*, dénomination qui peut prêter à confusion, puisqu'il s'agit d'un râle qu'on entend aux deux temps de la respiration, et qui est par conséquent un râle sous-crépitant.

II. Frottements pleuraux. — A l'état normal, les feuillets de la plèvre glissent sans bruit l'un sur l'autre ; à l'état pathologique, ils *frottent* l'un contre l'autre (pleurésie sèche ; début et fin de la pleurésie avec épanchement).

Ces frottements peuvent être légers et secs : ce sont les *crépitations pleurales*, si difficiles parfois à distinguer du vrai râle crépitant, qui a le poumon pour origine. Aussi, certains auteurs ont-ils tourné la difficulté en adoptant le mot de *frottement-râle* pour les cas douteux.

Ces frottements peuvent encore être confondus avec les râles sonores et même avec certains râles humides, lorsqu'ils ont un certain degré d'humidité.

Au contraire, les frottements forts, râpeux, rappelant le bruit du *cuir neuf*, ne peuvent être confondus avec aucun autre bruit.

Les frottements légers ne s'entendent qu'à la fin de l'inspiration, au moment où le poumon atteint son volume maximum et se trouve en contact intime avec les feuillets pleuraux.

Les frottements forts se produisent généralement aux deux temps de la respiration.

III. De quelques autres bruits adventices. — Les *craquements* n'ont pas un caractère bien spécial. On réserve généralement le terme de craquements aux râles divers ou crépitations pleurales qui se produisent aux sommets des poumons, en particulier dans la tuberculose. A une certaine période du début de cette affection, on entend des *craquements secs*. A une période plus avancée, on trouve des *craquements humides*. Lorsqu'il y a fonte pulmonaire, les gros râles humides perçus sont qualifiés de *gargouillements*, véritables bruits de barbotage.

Le *tintement métallique* est un râle caverneux à caractère métallique, à timbre argentin. Une goutte d'eau qui tombe dans un vase profond, à demi rempli d'eau, imite bien ce bruit adventice.

Sa cause de production est analogue à celle du râle caverneux. C'est un signe de grande caverne, à parois lisses (cavernes, pneumothorax *ouvert*).

VI. — AUSCULTATION DE LA VOIX

A l'état normal, lorsqu'on ausculte la poitrine d'un individu qui parle à haute voix, on n'entend qu'un bourdonnement confus, variable suivant le timbre de la voix, le degré d'embonpoint ou de maigreur du sujet, plus ou moins accentué suivant les points d'auscultation, plus fort par exemple au sommet droit, à cause du voisinage de la grosse bronche droite.

A l'état pathologique, la voix ainsi transmise subit, dans certains cas, des modifications importantes. On fait compter le malade, de 30 à 40 par exemple, pour mieux accentuer la résonance. Il est indiqué de se boucher l'oreille libre, pour faciliter ce genre de recherche.

Bronchophonie ou voix tubaire. C'est l'exagération du retentissement vocal. Les vibrations sont transmises plus facilement par suite de l'induration, de la densification pulmonaire. Elle coïncide souvent avec le souffle tubaire (pneumonie, bronchopneumonie, sclérose pulmonaire, tuberculose, tumeurs, certaines pleurésies sèches...).

La bronchophonie peut encore résulter de la rigidité plus grande des parois bronchiques (bronchite, dilatation des bronches...).

Pectoriloquie ou voix caverneuse. C'est une bronchophonie très intense (cavernes).

Égophonie (αἴξ, chèvre ; ωνή, voix), décrite par Laennec. C'est une voix nasonnée, tremblotante, rappelant la voix d'une personne qui parle en mettant un jeton entre les lèvres et les dents. C'est encore la voix de polichinelle.

Elle s'entend *particulièrement* dans la pleurésie, à la limite supérieure de l'épanchement.

On la trouve encore dans la spléno-pneumonie, la pleuro-pneumonie, etc.

Pectoriloquie aphone (Baccelli, 1875) ou voix chuchotante. Dans ce cas, lorsque le malade parle à voix basse ou chuchotée, on entend distinctement les mots prononcés. C'est principalement un signe de pleurésie *séreuse*.

Chuchotement bronchophonique (D'Espine). — C'est un phénomène acoustique analogue au précédent. On le perçoit, chez l'enfant, au niveau de la dernière vertèbre cervicale et des premières dorsales, et chez l'adulte à partir de la quatrième dorsale et au-dessous, lorsqu'il existe de l'*adénopathie trachéo-bronchique*. — Le chuchotement perçu sur d'autres vertèbres plus haut situées (enfant et adulte) ne peut pas être considéré comme pathologique.

La constatation du signe de D'Espine est très utile pour le diagnostic de l'adénopathie cancéreuse.

En cas de tuberculose ayant envahi non seulement les ganglions du médiastin, mais les poumons, en cas de pleurésie, sa constatation ne permet plus de dépister l'adénopathie, car les lésions surajoutées peuvent être une cause d'erreur.

Voix lointaine (Martin du Magny, Bourgarel). Le malade étant assis répète le nombre 333. L'observateur ausculte la zone du hile du poumon, puis la base dans la ligne de la pointe de l'omoplate, au niveau des derniers espaces intercostaux. En cas de *compression d'une bronche* (adénopathies, tumeurs du médiastin...), la voix semble éloignée à la base du poumon correspondant. Si les deux bronches sont comprimées, l'éloignement se produit aux deux bases, et le signe est plus accentué du côté où la compression est le plus intense.

L'oreille qui n'est pas appliquée sur le thorax doit être bouchée avec un doigt.

Le signe de la voix lointaine n'est que l'exagération d'un fait physiologique.

L'*intensité* du son transmis est *seule* modifiée, à l'exclusion de tout changement de hauteur et de timbre.

VII. — DE LA TOUX

La toux peut être volontaire ; mais habituellement c'est un acte réflexe qui résulte d'une excitation des branches terminales du pneumogastrique. Les produits inflammatoires, les exsudats, les corps étrangers, etc., provoquent la toux.

Une sensation de chatouillement, ressentie en un point de l'arbre respiratoire, est suivie d'une profonde inspiration, de la contraction de tous les muscles expirateurs, de la fermeture de la glotte. Puis celle-ci s'entr'ouvre sous la forte pression de l'air, qui s'échappe avec un bruit variable et d'une façon spasmodique.

La toux peut exister sans lésions pulmonaires : toux nerveuse, *sympathique* (hystérie, vers intestinaux, etc.).

La toux est *plus ou moins fréquente, plus ou moins forte.*

Elle est *sèche* lorsqu'elle ne s'accompagne pas d'expectorations ; telle est la toux *férine*, opiniâtre, de la rougeole à son début. Dans la pleurésie, elle a ce même caractère : « *toux sans but* de Peter », et se produit surtout par suite des changements brusques de position du malade.

Elle est *humide*, grasse, lorsqu'elle s'accompagne d'expectorations (période de coction de toutes les maladies aiguës du poumon).

Quelques maladies s'accompagnent d'une toux à caractère spécial : dans la *coqueluche*, elle se fait par *quintes*, c'est-à-dire qu'après plusieurs secousses expiratoires il se produit une inspiration bruyante, sifflante même, qui constitue ce qu'on appelle la *reprise*. Cette forme de toux quinteuse est pathognomonique de la coqueluche ; — dans les tumeurs du médiastin, la toux est *coqueluchoïde* et ne s'accompagne pas de sifflement ; — dans la laryngite striduleuse (faux croup), la toux est *éclatante*, *aboyante* (aboiement du chien, chant du coq) ; — dans le croup, la toux est *rauque* au début ; elle devient *voilée*, éteinte, lorsque les fausses membranes sont plus abondantes.

Les tuberculeux sont souvent des dyspeptiques, et l'absorption des aliments provoque fréquemment une toux quinteuse, incoercible, extrêmement pénible, qui amène le vomissement (*toux émétisante*).

AUSCULTATION. — Il peut être important de faire tousser le malade et de l'ausculter avant et après cette toux provoquée. En effet, la toux peut faire pénétrer de l'air dans certains points du poumon, et il devient possible de percevoir le murmure vésiculaire, plus ou moins modifié, au niveau de lobules congestionnés qui semblaient imperméables à l'air (bronchites, spléno-pneumonies, congestions pulmonaires...). Après la toux, on peut encore noter l'apparition ou la disparition de certains bruits adventices (râles); dans la spléno-pneumonie, les râles sous-crépitants ne sont perçus le plus souvent qu'après un accès de toux.

La toux *bronchique ou tubaire*, la toux *caverneuse*, la toux *amphorique* doivent être interprétées comme les souffles qui portent ces mêmes noms.

La *toux lointaine* a la même signification que la voix lointaine.

VIII. — EXAMEN DES CRACHATS

Toutes les matières rejetées des voies respiratoires à la suite de la toux constituent les *crachats*.

Le médecin doit toujours faire recueillir les crachats des malades dans des vases spéciaux, afin d'en faire l'examen macroscopique, et dans certains cas l'examen microscopique et bactériologique.

Les enfants ne crachent pas, mais, par le lavage de l'estomac, il est possible de se procurer les crachats déglutis, en vue d'une analyse bactériologique en particulier (procédé de Meunier).

A. EXAMEN MACROSCOPIQUE. — 1º *Quantité.* — Elle peut être très abondante dans le cas de caverne, de gangrène pulmonaire...

Elle peut être considérable en cas de *vomique*.

On appelle ainsi l'expectoration brusque, d'un seul coup, avec effort de vomissement, d'une grande quantité de liquide généralement purulent, provenant de l'appareil respiratoire (pleurésie purulente, abcès du poumon...), ou d'un organe voisin (abcès du foie, abcès périnéphrétique...).

L'expectoration est surtout abondante le matin, au réveil, dans la généralité des cas.

2º *Couleur.* — La présence du sang, et par conséquent

d'hémoglobine, *plus ou moins modifiée*, donne des teintes variables aux crachats (teinte rouge vif, teinte rouillée, teinte brune très foncée ou couleur jus de pruneaux).

Dans la pneumonie compliquée d'ictère, les crachats ont une teinte verte. Cette couleur peut tenir aussi au développement de champignons, transportés au moyen des crachoirs mal nettoyés.

Dans l'anthracose, des particules de charbon donnent un aspect noir aux expectorations.

3º *Consistance.* — Le mucus et la fibrine, en forte quantité, rendent les crachats collants, adhérents au vase. Dans la congestion pulmonaire, l'expectoration est *gommeuse*. Les crachats rouillés de la pneumonie sont *visqueux*.

4º *Odeur.* — Dans la gangrène pulmonaire, certaines bronchites, les crachats sont *fétides*, d'odeur repoussante.

D'après les éléments essentiels qui entrent dans leur constitution, les crachats ont été classés de la façon suivante :

1º *Crachats muqueux.* — Composés presque exclusivement d'eau et de mucine. Celle-ci se précipite, sous forme de flocons et filaments, par l'addition d'acide acétique ou d'alcool.

Les crachats muqueux, visqueux et transparents, existent en cas d'inflammation de la muqueuse bronchique (bronchite aiguë, tuberculose au début, asthme, etc.).

2º *Crachat purulent.* — Ressemble au pus des abcès (Voy. *Vomique*).

3º *Crachat muco-purulent.* — Formé d'un mélange de mucus et de pus, ce crachat se rencontre dans un grand nombre de cas. Lorsque les masses purulentes ont une consistance médiocre, elles forment, au fond du vase, des amas en forme de pièce de monnaie (*crachats nummulaires*) ; cet aspect se rencontre surtout en cas de cavernes pulmonaires.

4º *Crachat sanguinolent.* — La teinte est variable, avons-nous dit, suivant la teneur en sang.

Le crachat *hémoptoïque*, teinté de sang, se rencontre dans la tuberculose au début, dans la pneumonie... Il existe aussi chez certains cardiopathes (rétrécissement mitral pur) et peut faire croire à une tuberculose à son début.

La teinte rouillée des crachats pneumoniques est due à la présence du sang (Voy. plus loin : *Hémoptysie*).

5° *Crachat séreux*. — Il ressemble à du blanc d'œuf battu en neige. Le liquide spumeux provient de la transsudation des vaisseaux du poumon (œdème pulmonaire). Il est souvent strié de sang.

Couches formées par les crachats. — En cas d'expectoration séro-muco-purulente, les crachats placés dans un verre, suivant le procédé de Traube, se divisent en trois couches qui sont, de bas en haut : une couche purulente ; une couche séreuse, de consistance sirupeuse ; une couche muqueuse, spumeuse, d'un vert jaunâtre avec des filaments allongés descendant vers la couche moyenne.

B. Examen microscopique. — Les éléments constitutifs des crachats sont extrêmement nombreux ; les uns sont normaux, les autres pathologiques. C'est ainsi qu'on constate, à l'état normal, la présence d'épithéliums, provenant des différents points de l'arbre respiratoire, des globules blancs, de la mucine, etc.

Seuls les éléments pathologiques ont une valeur sémiologique ; nous citerons les principaux. Il est à remarquer que certains sont visibles à l'œil nu ou à la loupe.

1° *Moules bronchiques*. — Dans la *pneumonie*, ils sont constitués surtout par de la fibrine et des leucocytes. Dans la *diphtérie*, ils sont souvent canaliculés et constitués surtout par de la fibrine et des cellules épithéliales dégénérées. Ils présentent les caractères des fausses membranes diphtériques.

Dans la *bronchite pseudo-membraneuse chronique*, ils sont transparents, souvent canaliculés et constitués surtout par de la mucine et des leucocytes.

2° *Fibres élastiques*. — Pour les mettre en évidence, on traite les crachats par une solution de potasse caustique à 5 p. 100, on chauffe le mélange, en agitant, sans pousser jusqu'à l'ébullition ; on laisse reposer le liquide pendant quatre ou cinq heures, après l'avoir étendu de trois ou quatre fois son volume d'eau distillée. On centrifuge et on examine un prélèvement fait sur le culot. Les fibres élastiques se distinguent par leur double contour. Elles existent dans tous les processus destructifs (tuberculose, abcès du poumon). Dans la gangrène pulmonaire, ces éléments sont dissous par un ferment.

3º *Spirales bronchiques de Curschmann.* — Elles sont formées d'un petit amas d'expectoration muqueuse ou mucopurulente, fortement allongé et enroulé sur lui-même. En règle générale, elles sont constituées surtout par des leucocytes éosinophiles, cimentés par du mucus ; les filaments centraux ou les spirales rudimentaires ne sont composés que de très fines fibrilles de mucine.

Ces spirales entrent dans la composition des *crachats perlés* des asthmatiques. On peut les trouver encore dans de nombreuses maladies de l'appareil respiratoire.

Dans le premier cas, elles renferment souvent des cristaux de Charcot-Leyden ; dans les autres affections, ce sont de petits amas muco-neutrophiles qui se transforment en spirales, et ne contiennent généralement pas de cristaux.

4º *Lambeaux de parenchyme pulmonaire* (abcès, gangrène du poumon).

5º *Masses néoplasiques*, d'une grande valeur pour le diagnostic.

6º *Cristaux.* — De composition variable (hémoptysie : cristaux d'hématoïdine ; gangrène : cristaux d'acide margarique, etc.).

Dans les crachats des asthmatiques, on trouve les *cristaux de Charcot-Leyden*, à forme de doubles pyramides très aiguës, très réfringents, de composition mal connue.

C. ALBUMINO-RÉACTION (Roger). — Dans un récipient *sec* on recueille des crachats frais ne contenant pas de sang et le moins possible de salive (ne pas prévenir le malade pour éviter la sécrétion salivaire d'ordre réflexe). A 1 volume de crachats on ajoute 1 volume d'eau distillée, et on triture soigneusement avec une baguette de verre.

10.

On coagule le mucus avec quelques gouttes d'acide acétique. Un excès d'acide empêcherait la coagulation de l'albumine. On filtre, et on fait agir la chaleur, le ferrocyanure de potassium ou un autre réactif de l'albumine. Si l'on adopte le procédé du chauffage, il est indispensable d'ajouter un peu de sel, à cause de l'absence des électrolytes.

Les crachats de malades atteints de bronchite simple aiguë ou chronique ne renferment jamais d'albumine; ceux des tuberculeux en renferment toujours. Une réaction négative permet donc de rejeter le diagnostic de tuberculose. On doit savoir que la réciproque n'est pas exacte ; on trouve en effet l'albumino-réaction positive dans un grand nombre d'affections (pneumonie, bronchopneumonie, congestion aiguë, œdème pulmonaire, etc.).

L'albumino-réaction peut être un appoint pour le pronostic. Elle devient négative, en cas de tuberculose, lorsque le processus tuberculeux est enrayé ; elle reparaît de nouveau, si la maladie reprend une forme active.

L'albumino-réaction peut encore être très utile dans le diagnostic parfois très difficile des fausses tuberculoses (oosporoses) et de la syphilis du poumon.

D. ÉPREUVE DU SALICYLATE DE SOUDE (Falk et Tedesko). — On fait prendre au malade une dose de salicylate de soude, on examine les crachats émis douze à quinze heures plus tard. Les crachats des pneumoniques donnent une réaction très nette, ceux des tuberculeux une réaction moins accentuée, ceux des malades atteints d'inflammation de la muqueuse bronchique donnent une réaction négative.

E. EXAMEN BACTÉRIOLOGIQUE. — Il comprend les examens sur lamelles, avec l'emploi de divers colorants, les cultures sur différents milieux et les inoculations à certains animaux. Nous renvoyons aux traités spéciaux pour la technique de ces recherches ; nous ne décrirons que le mode de recherche du bacille de la tuberculose.

Il faut savoir qu'à l'état normal les crachats contiennent un grand nombre de microbes, provenant des différents points de l'arbre respiratoire, et aussi des cavités buccale et nasale.

RECHERCHE DU BACILLE DE KOCH DANS LES CRACHATS. —
1º Écraser entre deux lames une parcelle consistante du
produit à examiner et l'étaler en couche mince, au centre
de la lame.

2º Laisser sécher spontanément.

3º Fixer en passant trois fois la lame dans la flamme bleue
du bec Bunsen.

4º Recouvrir la préparation de fuchsine de Ziehl, chauf-
fer la lame en la tenant bien horizontalement à 10 centimètres de la veilleuse du bec Bunsen, jusqu'à émission
des premières vapeurs, et recommencer trois fois ce chauffage.

5º Laver largement, essuyer les bords.

6º Faire agir, pendant trente secondes, une solution à
2 p. 100 de chlorhydrate d'aniline.

7º Sans laver, décolorer par l'alcool absolu, jusqu'à teinte
très légèrement rosée, puis
laver à l'eau.

8º Faire agir le bleu de
méthylène pendant trente
secondes, laver, laisser sécher.

9º Déposer au centre de la
préparation une goutte d'huile
de cèdre et examiner à l'immersion sans lamelle.

Les bacilles de la tuberculose paraîtront colorés en
rouge sur fond bleu. Ils sont
très fins, de longueur variable,
droits ou incurvés (fig. 61).

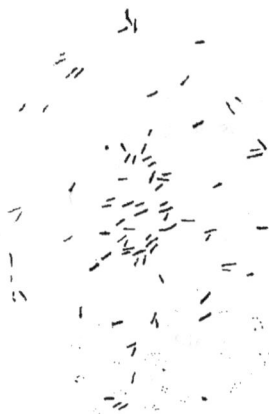

Fig. 61. — Bacille de Koch.

Lorsque les crachats con-
tiennent peu de bacilles, il faut examiner avec soin la préparation et refaire plusieurs préparations.

Au début de la tuberculose, les bacilles font souvent défaut
dans les expectorations.

IX. — DYSPNÉE

La respiration normale est aisée ; à l'état pathologique, elle devient pénible ou encore elle s'accélère, et l'on dit alors qu'il y a *dyspnée*.

La dyspnée est *inspiratoire* dans la sténose des voies supérieures ; *expiratoire* surtout dans l'emphysème, l'asthme, la bronchite ; elle se produit aux deux temps non seulement dans de nombreuses maladies du poumon (et en particulier dans la *granulie*, où elle constitue un signe de première importance), mais aussi dans les maladies du cœur (*dyspnée ou asthme cardiaque*, qui n'est rien moins que de l'asthme), dans les maladies du rein (*dyspnée urémique, dyspnée toxi-alimentaire...*). Cette dernière est particulièrement fréquente dès la période de début des cardiopathies artérielles, dans les aortites, la néphrosclérose, toutes maladies marchant souvent de pair, et d'une façon générale chaque fois qu'il y a insuffisance rénale avec ou sans insuffisance hépatique concomitante.

Cette dyspnée toxique est souvent intense, paroxystique, survenant au moindre effort, *fréquente la nuit*. Elle doit être distinguée de la *dyspnée mécanique* des cardiopathies valvulaires, due à une rupture de la compensation, et de la dyspnée d'origine *nerveuse*. Ces dyspnées s'associent fréquemment à la période d'asystolie de toutes les cardiopathies.

La dyspnée exagérée ou *orthopnée* (station assise ou debout du malade) s'accompagne de *cornage* et de *tirage* (Voy. *Examen du larynx*). Tous les muscles inspirateurs et expirateurs supplémentaires entrent en jeu (inspirateurs : sterno-mastoïdien, grand et petit dentelé, *scalènes*, grand et petit pectoral, extenseurs de la colonne vertébrale, dilatateurs du nez, de la bouche, de la glotte ; — expirateurs : muscles de la ceinture abdominale, carrés des lombes, fléchisseurs de la colonne vertébrale...).

Il existe des formes spéciales de dyspnée ; nous décrirons les principales :

Respiration de Cheynes-Stokes. — Les mouvements respiratoires sont d'abord superficiels et espacés, puis ils augmentent de force et de rapidité ; le phénomène inverse se produit ensuite. A ce moment, on a une période d'*apnée* (ά, privatif ; πνεῖν, respirer), sorte de mort apparente, dont la durée est variable (de quelques secondes à vingt, quarante secondes et plus). Il s'agit par conséquent d'une dyspnée périodique.

Cette respiration se rencontre dans l'urémie, dans certaines lésions cérébrales, par exemple dans l'artériosclérose au début, et surtout dans ce cas pendant le sommeil.

Respiration de Kusmaul. — Elle se fait suivant un rythme à quatre temps : une inspiration brusque et profonde, une pause, une expiration brusque, une pause. C'est une respiration *dissociée*. Le nombre des respirations par minute est augmenté, malgré les périodes d'apnée.

Cette respiration dyspnéique se rencontre surtout dans le *coma diabétique*. Elle est d'un pronostic grave.

Remarque. — Les respirations de Cheyne-Stokes et de Kusmaul peuvent se rencontrer indifféremment dans l'urémie (mal de Bright) et le coma diabétique, et ne constituent pas un signe certain de diagnostic différentiel entre ces deux états pathologiques.

Respiration expiratrice de Bouchut. — C'est le type normal renversé. La respiration commence par une brusque expiration, aussitôt suivie d'une inspiration ; la pause a lieu après l'inspiration, au lieu de se produire après l'expiration. Ce genre de dyspnée s'observe chez les enfants atteints de bronchopneumonie.

X. — DE L'ASPHYXIE

D'après l'étymologie, le mot *asphyxie* voudrait dire absence de pouls. En réalité, c'est l'*arrêt de l'hématose*, avec les troubles qui en résultent. Les causes capables de produire l'asphyxie sont par conséquent nombreuses.

ASPHYXIE AIGUË. — Le patient *suffoque* ; il porte la main à son cou, comme pour enlever l'obstacle qui l'empêche de respirer. La face est cyanosée (asphyxie bleue de la face), les jugulaires battent violemment.

Si l'asphyxie fait des progrès, *la pupille se dilate*, les convulsions apparaissent, le patient laisse échapper involontairement les urines et les fèces. Puis survient la résolution musculaire, avec anesthésie généralisée. Quelques convulsions réapparaissent au moment de la mort.

Cette asphyxie aiguë est celle qui se produit en cas de strangulation, submersion, pendaison (la syncope intervient souvent, en plus de la privation de l'air).

Elle peut être le résultat d'un obstacle *mécanique*, empêchant l'entrée de l'air dans les poumons : corps étrangers des voies respiratoires (aliments, par exemple), sténose ou tumeurs du larynx, œdème de la glotte, croup, etc.

Elle peut être d'origine *toxique* (gaz délétères : oxyde de carbone, hydrogène sulfuré, chloroforme...). Dans le cas de gaz irrespirables, les personnes qui pénètrent dans le local où s'est produit l'accident sont atteintes à leur tour.

ASPHYXIE LENTE. — Elle résulte d'une affection chronique du cœur ou des poumons.

Dans le premier cas, le tableau est celui que nous avons décrit dans l'asystolie. Dans le deuxième cas, la cyanose est moins prononcée, la figure est plutôt rougeâtre ; les œdèmes sont plus tardifs.

Il est à remarquer que les deux causes peuvent se superposer ; c'est ainsi que, dans les maladies du poumon, *le cœur droit est presque toujours forcé* lorsque apparaît l'asphyxie. Et c'est pour cela que, dans les maladies du poumon, on doit surveiller étroitement le fonctionnement du cœur.

Au lieu d'asphyxie lente, on peut, dans certaines maladies du poumon, voir survenir de l'asphyxie aiguë (bronchite capillaire, œdème aigu du poumon, granulie aiguë...).

ASPHYXIE D'ORIGINE ENCÉPHALIQUE. — Le centre de la

respiration est atteint : épilepsie, congestion cérébrale, certaines maladies infectieuses comme le choléra, certaines intoxications (strychnine, par exemple...).

XI. — DE L'HÉMOPTYSIE

L'hémoptysie est le crachement de sang, avec expulsion plus ou moins brusque et par effort de toux. Son mécanisme pathogénique implique l'existence d'une tension artérielle élevée. Il est donc important pour le praticien de rechercher la tension artérielle chez les malades prédisposés à l'hémoptysie, tels que les tuberculeux.

L'hémoptysie n'est qu'un *symptôme*, qui n'a par lui-même aucune valeur sémiologique. Ce rejet de sang peut en effet résulter :

1º Du passage anormal, dans les voies respiratoires, de sang extravasé sur un point plus ou moins éloigné des voies respiratoires (nez, bouche, pharynx, œsophage, estomac, anévrysme de voisinage...). C'est ainsi que dans les fortes hématémèses (rejet du sang se trouvant dans l'estomac) une partie du sang peut passer anormalement dans les voies respiratoires.

En cas de rupture d'un anévrysme dans les voies respiratoires, l'hémoptysie est foudroyante et généralement mortelle ;

2º De la présence d'une tumeur siégeant dans les voies respiratoires supérieures (cancer du larynx...).

3º D'une lésion des vaisseaux des bronches (bronchorragie) ou des vaisseaux du parenchyme pulmonaire (pneumorragie).

Cette complexité des cas prouve que la véritable cause d'une hémoptysie ne peut être connue que par l'examen détaillé de tous les organes.

Il est donc peu important de demander au malade s'il a fait des efforts de toux ou de vomissement au moment du rejet de sang par la bouche, puisque, même en cas de réponse précise (ce qui est rare), le diagnostic étiologique n'est pas définitivement tranché.

L'examen du sang rejeté peut, dans certains cas, être utile au diagnostic ; lorsque le sang rejeté pur ou plus ou moins mélangé aux crachats contient le *bacille de Koch*, le diagnostic de tuberculose s'impose. Lorsque le sang est acide, contient du suc gastrique, il existe des présomptions en faveur d'une maladie locale de l'estomac ; nous disons des présomptions, parce que le sang a pu être simplement dégluti.

HÉMOPTYSIES CONSÉCUTIVES AUX BRONCHORRAGIES ET AUX PNEUMORRAGIES. — Ces hémoptysies sont les plus fréquentes. L'aspect du sang rejeté ne peut renseigner, d'une façon précise, sur l'origine de l'hémorragie. Cependant, le sang rouge vermeil, mousseux, provient le plus souvent d'un vaisseau bronchique. Le rejet de sang noir est habituellement le résultat d'une lésion, primitive ou secondaire, des vaisseaux du parenchyme. Toutefois, les exceptions sont assez nombreuses : du sang provenant d'une bronche peut séjourner dans les voies respiratoires et par ce fait être rejeté sous forme de sang noir. En cas d'*infarctus pulmonaire volumineux*, le sang rejeté peut être rouge.

Il n'y a donc pas lieu de tabler sur les caractères macroscopiques de l'hémoptysie pour établir un diagnostic *précis* ; seule la recherche de tous les signes peut permettre ce diagnostic.

CAUSES PRINCIPALES DES BRONCHORRAGIES. — Des hémoptysies peuvent succéder à des traumatismes, à des efforts, à un refroidissement.

Chez les hystériques, des *hémoptysies périodiques supplémentaires* semblent pouvoir exister ; mais dans bien des cas on se trouve en présence de personnes atteintes de tuberculose.

Les *hémoptysies tuberculeuses* sont, de toutes les hémoptysies, les plus importantes à connaître. Elles peuvent se produire dès la première période de la maladie et précéder les signes physiques nets (*hémoptysies prétuberculeuses*). Elles sont souvent abondantes, mais pas foudroyantes. Le sang est rejeté pur, il est de couleur rouge et mousseux (type classique de l'hémoptysie), ou est mélangé aux cra-

chats, en plus ou moins grande quantité (stries sanglantes).
Après une hémoptysie abondante, le malade rend pendant
un certain temps des caillots de sang noirâtre. Dans ces
bronchorragies, le diagnostic de tuberculose ne peut être
affirmé, dans certains cas, que si l'on constate des bacilles de
Koch, vu le peu de netteté des signes physiques au niveau
de l'appareil respiratoire.

A la deuxième période de la tuberculose, les hémoptysies
ont la même allure que les précédentes. Elles sont tantôt
rares, tantôt répétées.

A la troisième période, les hémoptysies sont souvent foudroyantes.

Dans la *dilatation bronchique*, l'hémoptysie consiste
le plus souvent en crachement d'un sang noir et fluide, mêlé
aux crachats. Quelquefois se produit une hémoptysie rouge
foudroyante, consécutive à la rupture de néoformations vasculaires anévrysmatiques.

Les hémoptysies qu'on constate en cas d'*hémophilie* et
de *purpura* sont attribuées à une dystrophie des capillaires.

CAUSES PRINCIPALES DES PNEUMORRAGIES. — En général,
les hémoptysies sont moins abondantes qu'en cas de bronchorragie, mais elles durent plus longtemps. Elles peuvent
résulter :

1º *De lésions pulmonaires* (traumatisme, pneumonie, congestion pulmonaire...). La tuberculose peut être une cause
de pneumorragie aussi bien que de bronchorragie ;

2º *D'une maladie de cœur* et, en particulier, du *rétrécissement mitral pur*. Il est admis qu'une coagulation sanguine,
partie du cœur droit, occasionne une *embolie*, et par suite
une stase sanguine et extravasation consécutive. Cet *infarctus hémoptoïque* de forme conique, à sommet dirigé vers le
centre, c'est-à-dire suivant la distribution des bronches
et des vaisseaux, est rejeté au dehors, en général sous forme
de sang noir, jus de réglisse. L'hémoptysie dure, dans ce cas,
environ vingt jours.

Nous avons dit qu'un infarctus volumineux pouvait produire une hémoptysie de sang rouge ;

3° *De maladies générales* : fièvres éruptives (variole en particulier), ictère grave, etc.

Dans un certain nombre de cas, il n'est pas possible de préciser si l'hémoptysie résulte d'une hémorragie des bronches ou du poumon. Nous avons cité la tuberculose, les traumatismes, nous y ajouterons la syphilis, le kyste hydatique, la gangrène, l'abcès, le cancer.

Dans le *cancer*, les hémoptysies peuvent être rouges, avoir l'aspect de stries sanglantes mêlées aux crachats, mais généralement elles se font sous l'aspect d'une masse rosée, tremblotante (*gelée de groseille*).

Dans les *anévrysmes*, outre l'hémoptysie foudroyante dont nous avons parlé, il peut exister de petites hémoptysies bronchopulmonaires, qui durent quelquefois longtemps avant d'entraîner la mort. Elles semblent résulter d'usure et de déchirure directe des capillaires du poumon.

EXAMEN DE L'APPAREIL DIGESTIF

I. — EXAMEN DE LA CAVITÉ BUCCALE

I. Lèvres. — On constatera l'hypertrophie ou l'atrophie, la paralysie, les mouvements coordonnés ou incoordonnés, les malformations (bec-de-lièvre...).

En cas de paralysie, le malade ne peut ni siffler, ni souffler ; il ne rit pas, n'a pas de mimique. Si la paralysie n'est que partielle, la bouche est « *en point d'exclamation* » d'un côté et cette déviation s'accentue pendant le rire. La bouche se dévie du côté sain, par suite de la paralysie des antagonistes.

La *couleur* des lèvres est variable : *pâle* chez les anémiques, *bleu violacé* chez les cardiaques asystoliques.

Dans les maladies graves (fièvre typhoïde...), les lèvres sont recouvertes de *fuliginosités*.

Des *éruptions* très diverses peuvent exister sur les lèvres. L'*herpès labial* est fréquent dans la pneumonie, la fièvre paludéenne, etc.

La *syphilis* (à toutes ses périodes), la *tuberculose*, des *tumeurs* (épithélioma...), peuvent être constatées au niveau des lèvres.

II. Gencives, arcades dentaires, dents. — Les gencives sont d'une couleur rose à l'état normal ; elles sont *rose pâle* dans l'anémie.

Le *liséré de Burton* (bleu), situé sur le bord libre de la muqueuse gingivale et sur une hauteur de un demi à un millimètre, se rencontre dans certains cas d'intoxication par le plomb. L'intoxication par le cuivre peut produire un liséré vert.

L'inflammation des gencives ou *gingivite* peut tenir à des maladies générales (scorbut, intoxication mercurielle...), ou à des maladies locales (maladies dentaires) ou à une irritation mécanique par dépôt abondant de *tartre dentaire*.

La syphilis, la tuberculose, l'impétigo, etc., peuvent frapper les gencives.

Lorsqu'on fait suivre à un malade un traitement mercuriel, la cavité buccale doit être surveillée d'une façon particulière, surtout si la denture n'est pas en bon état. La *stomatite d'alarme* (Fournier) présente les symptômes suivants : le malade a un goût étrange dans la bouche, il éprouve de l'agacement des dents, de la difficulté de la mastication, son haleine a une odeur forte. La deuxième grosse molaire (droite ou gauche) est déchaussée, quelquefois les incisives inférieures le sont aussi, la pression sur ces dents est douloureuse, les gencives à leur niveau présentent un liséré rouge.

Severino a indiqué un moyen de dépister, dès son début, cette stomatite. Avec un peu d'ouate imbibée de teinture d'iode pure et fraîche, on touche quelques incisives ou canines (inférieures de préférence), rendues aussi propres que possible. Aussitôt la teinture d'iode appliquée, le malade a le soin de bien insaliver les dents touchées. Après une demi-minute, on fait l'examen à la lumière du jour. Une teinte rose indique le début des phénomènes de saturation.

Cette réaction, due à la formation de biiodure de mercure, n'est pas assez sensible pour se produire quand la salive ne contient que les doses minimes de mercure qui existent chez tous les malades soumis au traitement mercuriel et le supportant bien. Elle n'apparaît que dans le cas où l'élimination du toxique augmente par la voie buccale, par suite de la saturation ou d'élimination insuffisante par les reins.

Les *arcades dentaires* sont atteintes de malformations, en particulier chez les dégénérés. A l'état normal, lorsqu'on ferme la bouche, l'arcade dentaire supérieure déborde un peu l'arcade inférieure.

Si elle empiète, au point de cacher complètement les dents inférieures, il y a *prognathisme supérieur*.

Si l'arcade inférieure déborde la supérieure, il y a *prognathisme inférieur*.

Nous renvoyons aux traités spéciaux pour les questions relatives à l'évolution dentaire, à l'implantation, à la chute, aux maladies des dents. Nous rappellerons toutefois que la *chute pathologique des dents* est fréquente chez les diabétiques, les goutteux, les dyspeptiques...

La mauvaise qualité des dents, leur chute rendent difficile ou empêchent la mastication ; l'imbibition des aliments par la salive devient insuffisante, et ce sont là des causes fréquentes de troubles dyspeptiques.

Dans la syphilis héréditaire, les incisives médianes supérieures ont souvent des *érosions* (*dent d'Hutchinson*), sortes d'échancrures semi-lunaires qui portent sur le bord libre et sur une partie de la face antérieure de ces dents.

Les auto-intoxications prolongées, avec troubles de nutrition consécutifs, les affections rhumatismales graves et répétées déterminent souvent des altérations de l'émail dentaire, consistant en *taches opaques*, en *sillons* transversaux ou longitudinaux.

(Des lésions analogues et dues aux mêmes causes peuvent exister du côté des *ongles*. La position de ces lésions unguéales indique approximativement l'époque d'apparition des causes productrices.)

III. Langue. — Comme pour les lèvres, on constatera de l'hypertrophie ou de l'atrophie, de la paralysie partielle ou totale, des tremblements (alcoolisme, paralysie générale...), des troubles de sensibilité générale (anesthésie hystérique) ou de sensibilité spéciale (perte du goût...).

La langue peut être augmentée de volume, par suite d'un état particulier d'atonie du système musculaire, et sans doute aussi de son appareil d'innervation. Elle garde sur ses bords l'empreinte des dents, en cas de tuméfaction molle de sa muqueuse.

La prolifération excessive du revêtement épithélial des papilles filiformes, la desquamation consécutive et surtout prononcée sur les bords par suite du frottement de la langue contre les dents, constituent une sorte de *dermite linguale* (Mathieu, J.-Ch. Roux). Dans ce cas, la langue est dite *saburrale* ; un enduit blanchâtre (ou noirâtre chez certaines personnes), crémeux, plus ou moins épais, la recouvre; les bords sont rouges.

L'état saburral peut tenir à des causes d'irritation locale (stomatite...), mais il résulte surtout des intoxications d'origine digestive ou des infections qui ont une répercussion prédominante sur le tube digestif (embarras gastrique, grippe, pneumonie, paludisme, infections d'origine urinaire...).

Les angines agissent à la fois comme cause locale (inflammation de voisinage) et cause générale (état infectieux).

L'inanition ou l'alimentation insuffisante peuvent aussi entretenir l'état saburral de la langue (Mathieu). Il suffit d'alimenter judicieusement certains malades pour que leur langue redevienne d'aspect normal.

L'enduit saburral prend une *teinte jaune* en cas d'hypersécrétion biliaire. Le malade a la bouche amère.

Dans la *fièvre typhoïde* bénigne, la langue est blanche au milieu, rouge sur les bords et à la pointe (*langue rôtie*). Dans les formes graves (forme ataxo-adynamique), la langue devient sèche, *cornée*, noirâtre (*langue de perroquet*). Cet aspect de la langue est d'un mauvais pronostic.

Dans la *grippe*, la langue peut être saburrale ou avoir un aspect *porcelainé*, c'est-à-dire uni, miroitant.

Dans la *scarlatine*, la langue est *framboisée*, par suite du développement des papilles fongiformes. Cet aspect serait très rapproché du début de la maladie, d'après Mac Collom.

De nombreuses lésions ou maladies locales peuvent être constatées au niveau de la langue (syphilis, tuberculose, tumeu , *muguet*...).

IV. Joues. — Les mêmes maladies qui atteignent la langue s'observent sur les joues.

La gangrène qui se localise spécialement sur les joues porte le nom de *noma*.

Signe de Koplik (1896). — L'un des trois jours qui précèdent l'éruption d'une rougeole, et dans de nombreux cas de cette fièvre éruptive, on peut constater (à la lumière du grand jour), à la face interne des joues, des petites taches roses ou rouge clair dont le centre est occupé par un point d'un blanc bleuâtre. C'est ce point central un peu saillant qui est l'élément fondamental du signe de Koplik ; il est de très petite dimension (quelques dixièmes de millimètre à 1 millimètre). Le nombre des taches est très variable (de 6 à 20 et au delà). La muqueuse sous-jacente présente souvent un aspect dépoli (Guérin).

Le signe de Koplik est pathognomonique. Si on le constate, on peut affirmer la rougeole. Son absence (d'ailleurs rare) n'exclut pas ce diagnostic.

V. Voile du palais. Luette. — Le voile du palais peut être modifié dans sa forme (stigmate de dégénérescence). Il participe souvent aux lésions des amygdales.

Les maladies éruptives impriment leurs signatures, d'une façon précoce, sur le voile du palais, et les éruptions sont de même nature qu'au niveau de la surface cutanée.

Une irritation vive du voile du palais peut résulter de l'abus du tabac, de l'alcool, de l'usage de certains médicaments (iodure, bromure, belladone...).

La pharyngite chronique diffuse gagne souvent le voile du palais. La syphilis (perforation...), la tuberculose en font un lieu d'élection.

La *luette* a une sémiologie identique à celle du voile. Son *allongement* anormal peut être une cause de gêne de la déglutition.

VI. Pharynx, amygdales, piliers. — *Inspection.* — Pour bien voir la cavité pharyngienne, il faut être bien éclairé, et si la lumière du jour est insuffisante il est préférable de se servir d'une lumière artificielle. Une bougie, placée le long d'une cuiller, dont la partie évasée fait réflecteur, donne une lumière convenable.

La langue, qui ne doit pas être projetée hors de la bouche, sera ramenée en bas et en avant, avec le manche d'une cuiller ou un abaisse-langue (ne pas oublier de désinfecter ces objets).

En faisant prononcer les voyelles *a, e* au malade, on facilite l'examen du pharynx.

⊦ Le médecin se tiendra en dehors de la ligne de projection des mucosités, au moment de la toux (contagion de la diphtérie).

La gorge des enfants malades doit être examinée *systématiquement* et *dans tous les cas*, et chez eux une immobilisation aussi complète que possible doit être recherchée par tous les moyens.

Par l'inspection, on peut constater de la rougeur et du gonflement du pharynx, des amygdales et des piliers, dans diverses angines. S'il existe des dépôts blanchâtres, des enduits pseudo-membraneux, des fausses membranes, il ne faut pas hésiter à prélever une partie de ces produits pour faire des recherches bactériologiques. C'est le seul moyen d'établir un diagnostic *certain*, si important surtout en cas de diphtérie. Avant même ce diagnostic bactériologique, il peut être indiqué de commencer les injections de sérum antidiphtérique.

Les amygdales peuvent être atteintes encore d'abcès, d'hypertrophie simple ou d'hypertrophie lacunaire chronique (cryptes remplies de concrétions).

La syphilis, la tuberculose se rencontrent fréquemment au niveau des amygdales.

Chez les malades atteints d'affections chroniques, examinés en dehors de toute poussée aiguë, on doit chercher à provoquer *un mouvement de nausée*, au besoin en disant au malade de se comporter comme s'il avait envie de vomir. Le médecin résiste à ce mouvement, enfonce au besoin plus profondément l'abaisse-langue dans l'arrière-gorge. Les détails du pharynx apparaissent avec une netteté bien plus grande : les piliers, en se contractant, font une saillie énorme ; les amygdales sortent de leurs loges pour peu qu'elles soient hypertrophiées ; les granulations se voient plus distinctes ; certaines granulations que l'on ne voyait pas se manifestent ; le lacis veineux se développe (P. de Champeaux, de Lorient).

Palpation. — Elle ne donne pas de renseignements au niveau des amygdales, mais elle peut être très utile au diagnostic, lorsqu'elle est faite au niveau du pharynx. Souvent les abcès rétro-pharyngiens ne sont pas diagnostiqués à temps et produisent de graves désordres, parce qu'on a négligé ce moyen d'investigation.

Pour faire la palpation du pharynx, le médecin se place en arrière et à droite du malade, dont il maintient la tête immobilisée contre sa poitrine. Un tampon, un bouchon, tenu de la main gauche, est placé entre les arcades dentaires, l'index droit pratique la palpation. Chez les enfants, on peut avec la main gauche déprimer la joue entre les arcades dentaires ; le serrement des arcades ne peut se produire par suite de la douleur provoquée.

La *palpation médiate* (piqûres d'épingles, courants électriques...) permet d'explorer la motilité et la sensibilité du voile du palais et du pharynx. De plus, en cas de paralysie du voile et surtout du pharynx, la déglutition devient très difficile ; le malade avale *de travers*.

RECHERCHE DU BACILLE DE LÖFFLER. — Avec un tampon d'ouate enroulé sur une tige quelconque, on enlève, par frottement, un fragment de la fausse membrane qu'on veut examiner. On frotte légèrement une lame de verre, deux ou trois fois, sur une petite étendue ; c'est ce qu'on appelle faire un *frottis*.

On laisse sécher, et on fixe en passant la lame de verre trois fois au-dessus d'une lampe à alcool (geste de couper du pain).

On colore au violet de gentiane aniliné pendant une minute; on lave. Après séchage, la préparation peut être examinée à ce moment à l'objectif à immersion. Mais dans cette préparation tous les microbes sont colorés. Il est donc préférable de *faire un Gram* après la coloration indiquée ci dessus.

La méthode de Gram consiste à verser quelques gouttes de la solution iodo-iodurée de Gram :

Iode............................ 1 gramme.
Iodure de potassium................ 2 grammes.
Eau distillée...................... 200   —

qu'on laisse en contact quelques secondes, jusqu'à ce que la préparation devienne brune. On decolore ensuite au moyen de l'alcool absolu. On sèche, et on examine comme ci-dessus (pour éclaircir, ajouter une goutte d'huile à immersion).

Par la méthode de Gram, seul le bacille de la diphtérie reste coloré.

Les bacilles de la diphtérie se présentent toujours par groupes de trois ou quatre au minimum. Dans ces groupes, les bacilles sont enchevêtrés, placés sans ordre les uns à côté des autres, ou bout à bout en accent circonflexe (fig. 62).

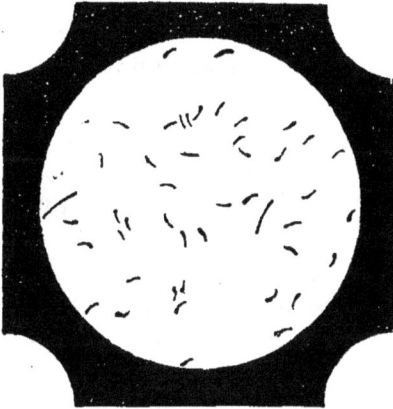

Fig. 62. — Bacille de la diphtérie. — Frottis de fausse membrane. — Méthode de Gram (Reisch ; Obj. 1/12 imm.; Oc. II).

Ces bacilles sont droits ou légèrement arqués, longs, granuleux, à extrémités renflées.

CULTURE. — Pour corroborer le précédent examen, il est souvent indiqué de faire un ensemencement sur sérum gélatinisé, au moyen d'un fil de platine stérilisé (3 ou 4 stries à la surface du sérum). Les tubes sont maintenus à l'étuve à 37°, et au bout de quinze à dix-huit heures les colonies sont visibles. On prélève une parcelle d'une colonie qu'on examine comme précédemment.

Après trente-six heures, d'autres microbes peuvent se développer (staphylocoques, streptocoques...).

Leur constatation a une grande valeur au point de vue du pronostic : une *diphtérie associée* est plus grave qu'une diphtérie simple.

(Pour toutes autres recherches, consulter traités spéciaux.)

II. — EXAMEN DE L'ŒSOPHAGE

Examen physique. — Les procédés d'exploration qui peuvent donner les plus utiles renseignements sont l'examen radioscopique, le cathétérisme, l'examen œsophagoscopique

1° EXAMEN RADIOSCOPIQUE (Voy. chapitre spécial).

2° CATHÉTÉRISME. — Il se fait au moyen de sondes, telles que la sonde en caoutchouc rouge d'Ynurrigaro, à extrémité pleine, à corps creux dans lequel on peut placer un mandrin. Il se fait encore au moyen de la sonde à olives de Trousseau, instrument dont il faut se servir avec précaution pour ne pas créer des fausses routes. Les olives de dimensions variables se vissent à l'extrémité de la sonde. La technique à suivre pour la sonde de Trousseau est la suivante : l'index de la main gauche déprime la base de la langue et la ramène en avant. Les trois premiers doigts de la main droite saisissent, comme une plume à écrire, la sonde à 10 centimètres de son extrémité. Lorsque l'instrument vient buter contre la paroi postérieure du pharynx, on lui imprime un mouvement de bascule, et on le pousse doucement dans l'œsophage.

En cas d'introduction dans les voies aériennes, ce qui est très rare, une toux quinteuse, la dyspnée avertissent du danger, et l'on retire de suite l'explorateur.

Le cathétérisme donne des renseignements sur l'existence et la localisation d'une *sténose*, d'un *spasme*. Dans le cas de spasme, il arrive que le cathéter passe un jour et qu'il est arrêté le lendemain ; une pression modérée et continue permet aussi de franchir l'obstacle. Une olive volumineuse passe souvent mieux qu'une olive fine. En cas de sténose, ces faits ne se produisent pas.

En cas de sténose ou de spasme localisé, la longueur de la fraction du cathéter introduite donne des renseignements approximatifs sur la situation de l'obstacle. On sait en effet que la longueur totale de l'œsophage est en moyenne de 25 centimètres, et que la distance des incisives au commencement de l'œsophage est d'environ 15 centimètres.

En cas de sténose franchissable, on peut juger du degré du rétrécissement, d'après l'olive qui franchit l'obstacle. Il faut commencer par les numéros les plus forts et changer les olives, sans sauter de numéros de la série.

Une contre-indication formelle au cathétérisme est fournie par l'existence d'un anévrysme de voisinage.

3º EXAMEN ŒSOPHAGOSCOPIQUE. — Il nécessite un outillage spécial et ne peut être effectué que par un médecin habitué à ce genre d'exploration, qui n'est pas sans danger. Les renseignements fournis peuvent être importants (diagnostic du cancer...).

Examen fonctionnel. — Le *pyrosis* peut être dû à un spasme œsophagien, sans pénétration de liquide acide venant de l'estomac dans la partie avoisinant le cardia.

Les réflexes œsophagiens douloureux sont provoqués facilement, chez les névropathes, par le passage des aliments ou du cathéter. Mais il ne faut pas oublier que ces réflexes peuvent être dus à des lésions de voisinage (aortite, phtisie laryngée...).

Les contractures antipéristaltiques de l'œsophage semblent être la cause, chez les hystériques, du phénomène de la *boule hystérique.*

Chez les tabétiques, les contractions de l'œsophage produisent des douleurs intolérables.

Les *vomissements* sont fréquents dans toutes les maladies organiques ou névropathiques de l'œsophage. Leur moment d'apparition, leur composition peuvent donner d'utiles renseignements (Voy. *Examen de l'estomac*).

III. — EXAMEN DE L'ESTOMAC

A. ANATOMIE. — Les anatomistes attribuent à l'estomac une forme en *cornemuse*. La radioscopie ne vérifie pas cet aspect, du moins chez l'adulte.

L'estomac est le plus souvent vertical, très rarement oblique

sauf en sa partie courte juxta-pylorique. Il comprend trois
segments (Leven et Barret) :

1º Le premier segment A (fig. 63) est formé par la zone *sous-
diaphragmatique*, de forme ovoïde, sphérique ou en dôme, suivant les individus. Ce segment est une véritable *chambre*

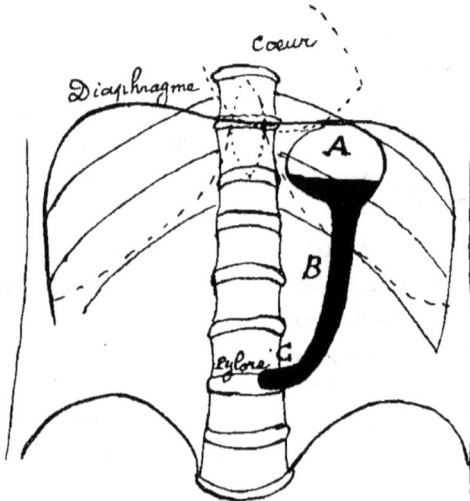

Fig. 63. — Estomac normal d'adulte contenant une petite quantité
de lait bismuthé.

à air, dont le volume varie avec la vacuité, la plénitude et le
degré de plénitude de l'estomac.

2º Le deuxième segment B est vertical ou obliqué à droite.
Les parois de ce *long segment* s'écartent à mesure que l'estomac se remplit.

3º Le troisième segment C est très court ; il est horizontal
ou légèrement incliné en bas ou en haut.

Ces deux derniers segments constituent la *portion tubulaire*
de l'estomac.

L'estomac est situé en entier dans l'hypocondre gauche ;
seul le troisième segment peut déborder la ligne médiane
sur une faible étendue.

Le *pylore* est situé au point le plus déclive ou est très voisin de ce point. Et ce point est situé aux environs de l'om-

bilic. Celui-ci a d'ailleurs une situation variable qui fait que ce point de repère n'a qu'une valeur très relative.

Comme rapport anatomique, le pylore est situé au niveau de la partie inférieure de la troisième vertèbre lombaire ou du disque sous-jacent, à un travers de doigt au-dessus de la crête iliaque, le plus souvent à gauche de la colonne vertébrale. Une autre situation n'implique pas d'ailleurs un état pathologique.

Chez la femme, l'estomac est généralement plus long que chez l'homme, et il existe fréquemment une ébauche de petit cul-de-sac, dans la région pylorique. Le port du corset ne paraît pas devoir être incriminé.

Chez le nourrisson, la forme de l'estomac *en cornemuse* semble être la forme normale : l'estomac est situé transversalement. Le point le plus déclive se trouve être sur la grande courbure (fig. 64), mais, du fait même de la très grande mobilité de l'estomac aux différentes phases de la digestion, ce point le plus déclive occupe des positions très variables. Au moment de la tétée, l'estomac dépasse souvent l'ombilic ; mais sa limite inférieure remonte à mesure que l'évacuation s'effectue.

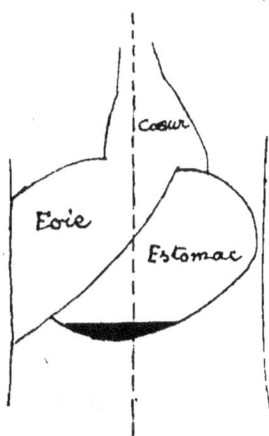

Fig. 64. — Estomac de nourrisson contenant une faible quantité de lait.

Mensuration gastrique. — Au moyen de la radioscopie orthodiagraphique, on peut mesurer la hauteur de l'estomac, c'est-à-dire la distance qui s'étend du sommet de la zone en dôme au point le plus déclive de la partie tubulaire.

Leven et Barret ont justement fait remarquer combien cette hauteur est variable chez les individus en parfaite santé (de 13^{cm},5 à 23 centimètres).

Remplissage et évacuation de l'estomac. — A l'état de vacuité, les parois de l'estomac (chez l'adulte) sont accolées

dans la portion tubulaire, par suite de la tonicité musculaire.
Une petite quantité de liquide (20 à 40 centimètres cubes)
suffit à remplir complètement .ce tube. A mesure que la quantité absorbée augmente, les parois de ce tube s'écartent et le
niveau reste par conséquent sensiblement le même. Lorsque
l'écartement devient maximum (au delà de 300 centimètres
cubes), le niveau supérieur monte dans la chambre à air.

L'évacuation de l'eau froide est immédiate ; l'estomac se
vide comme *un vase qui fuit* (Leven). *Des contractions se produisent dans les deuxième et troisième segments.* En dix
minutes, 200 grammes d'eau froide sont évacués. L'eau
chaude s'évacue encore plus rapidement.

Le lait, pur ou coupé d'eau, s'évacue très lentement. Il faut
environ deux heures et quart pour que l'estomac évacue
200 grammes de lait.

Une *petite* quantité d'aliments solides mêlés à l'eau suffit
pour amener un retard très prononcé.

Pour les aliments solides, la vitesse d'évacuation est très
variable, suivant que l'aliment doit être digéré dans l'estomac ou l'intestin, suivant l'excitation motrice et sécrétoire qu'il produit. Après le repas de midi, Leven et Barret
ont constaté fréquemment des aliments, cinq heures et plus
après leur ingestion.

Chez le nourrisson, l'estomac ne s'adapte pas d'une façon
spontanée et immédiate au volume de son contenu. Le remplissage se fait comme dans le cas d'un estomac dilaté ou distendu. Le lait forme une nappe horizontale au point le plus
déclive ; le reste de l'estomac est rempli de l'air dégluti en
même temps que le lait. Cette chambre à air diminue progressivement, le contenant restant inerte. Au bout d'un certain
temps, *après* une tétée de 80 à 200 centimètres cubes, temps
variant de quelques secondes à quelques minutes, l'estomac
se contracte *instantanément*, dans sa totalité, comme s'il
s'agissait d'un vomissement. La forme de l'estomac devient
globuleuse. Cette contraction paraît durer jusqu'à l'évacuation complète (deux heures environ pour la quantité ci-dessus).

B. Physiologie. — L'estomac sécrète un suc propre, le *suc gastrique*. Son acidité est due en grande partie à l'acide chlorhydrique qui existe en général à l'état de combinaison faible, mais qui existe aussi à l'*état libre* (Frouin). Le suc gastrique renferme deux ferments, la *pepsine* et le *ferment lab*. Ce dernier peut agir sur les albumines en milieu alcalin, et spécialement sur la caséine du lait dont il détermine la coagulation.

Le suc gastrique contient encore du *mucus*, sécrété d'une façon surtout abondante au moment de l'ingestion des aliments.

La sécrétion du suc gastrique est le résultat d'un réflexe, qui peut avoir : 1° une origine *psychique* ; « l'appétit, c'est du suc » (Pawlow) ; — 2° une origine *gastrique*; les aliments et les produits de digestion provoquent un réflexe sécrétoire par leur contact avec la muqueuse gastrique, principalement dans la région pylorique; — 3° une origine *intestinale*; certaines substances (peptone, acides gras...) provoquent ce réflexe entéro-stomacal. Les lavements alimentaires peuvent produire de la sécrétion gastrique.

Le suc gastrique a une action élective sur les albuminoïdes. La pepsine, en présence d'une quantité optima de HCl, joue le rôle d'un mordant sur les aliments. Ces albuminoïdes sont transformées en *acidalbumines*, puis en *albumoses*, et enfin en *peptones*.

Le suc gastrique contient une *lipase*, qui dédouble les graisses émulsionnées (lait). Il transforme enfin les amylacés en amidon soluble et dextrine, et prépare l'action du suc pancréatique.

Le *chyme* est la bouillie alimentaire qui résulte de l'action du suc gastrique (et de la salive déglutie) sur les aliments.

Des notions anatomiques et physiologiques qui précèdent, on voit que les troubles gastriques peuvent être rangés, au point de vue général, dans deux catégories :

1° Troubles dus à une *modification de la sécrétion gastrique* ;

2° Troubles dus à une *insuffisance motrice* (remplissage défectueux; mouvements *péristaltiques*, destinés au *brassage* et à l'évacuation, insuffisants ou à un *obstacle pylorique*) (évacuation ralentie ou impossible).

I. — **Exploration physique de l'estomac.**

a. *Radioscopie gastrique.* — L'examen aux rayons Rœntgen occupe actuellement le premier rang parmi les procédés usités en sémiologie gastrique (Voy. *Radioscopie*).

La *gastrodiaphanie* (éclairage interne par une lampe électrique) n'est plus usitée ; les résultats étaient d'ailleurs peu exacts.

b. *Inspection de la région épigastrique.* — En cas de dilatation gastrique avec présence d'air en assez forte quantité (aérophagie), on peut voir une saillie au niveau du creux épigastrique.

Cette saillie peut être obtenue au moyen de l'*insufflation d'air*, faite avec une sonde et une poire en caoutchouc, dont on a mesuré la contenance (soufflerie d'un thermocautère, par exemple). La quantité d'air à introduire, rapidement mais sans secousses, est conditionnée par la sensation éprouvée par le malade. Dès que la gêne est vive, on doit cesser l'insufflation. Un estomac normal peut supporter une insufflation de 700 à 900 centimètres cubes ; en cas de dilatation ou d'atonie des parois, on peut insuffler de 1 200 à 1 500 centimètres cubes et davantage.

On peut encore distendre l'estomac en administrant un mélange d'acide tartrique et de bicarbonate de soude qui, en présence de l'eau, produisent un dégagement d'acide carbonique. Mais ce procédé est peu recommandable, car l'acide carbonique provoque des contractions de l'organe.

L'insufflation d'air facilite la palpation et la percussion légères de l'estomac.

Mouvements péristaltiques et antipéristaltiques. — Les mouvements péristaltiques sont surtout fréquents, mais difficiles à constater par l'inspection. Ces divers mouvements peuvent être provoqués par différents moyens (percussion, secousse avec la main, eau froide, électricité).

S'ils sont exagérés, ils tiennent souvent à un *obstacle au pylore* ; mais ils peuvent dépendre d'une *névrose de la motilité.*

BATTEMENTS ÉPIGASTRIQUES. — Ils n'ont pas de rapport direct avec les affections de l'estomac. On les constate fréquemment chez les neurasthéniques, les hystériques. Cependant, d'après Glénard, l'abaissement des viscères abdominaux, et en particulier du côlon transverse, en dégageant l'aorte au-dessus de l'ombilic, serait la cause de ces battements ; et, d'autre part, pour cet auteur, cette chute des organes abdominaux serait une des principales causes de la neurasthénie.

c. **Palpation de l'estomac.** — Elle est souvent difficile à pratiquer par suite de la contraction des muscles abdominaux. Cependant, en cas de ptose, la palpation est facile à cause de l'atrophie et de la diminution consécutive de la tonicité des muscles des parois.

Chez les malades maigres, et en cas d'obstacle pylorique, la palpation permet de constater, surtout après les repas, de la contraction plus ou moins permanente des parois de l'estomac, et due à un développement de la tunique musculaire, qui cherche à lutter contre l'obstacle. Les parois peuvent doubler ou tripler d'épaisseur, et il en résulte une *dilatation par développement anormal* (estomac de chien).

La palpation permet encore de reconnaître la *dilatation par dégénérescence* et atonie consécutive, avec parois amincies.

Certaines *tumeurs* sont très accessibles par la palpation, surtout pendant le sommeil chloroformique. Elles sont peu mobiles sous l'influence de la respiration, au contraire des tumeurs du foie.

EXPLORATION DE LA SENSIBILITÉ. — 1° *Douleur profonde* (point épigastrique). — Beaucoup de gastropathes souffrent dans la région épigastrique. Le maximum de cette *douleur profonde* siège souvent en un point situé à égale distance de l'ombilic et de l'appendice xiphoïde. Ces douleurs paraissent surtout résulter de l'hyperesthésie du plexus solaire.

On explore cette sensibilité au moyen d'une pression directe de la main (3 kilogrammes au maximum) ou d'un esthésiomètre (Boas, J.-Ch. Roux). Chaque paroi abdominale ayant sa résistance propre, on comprend que les explorations multiples et comparées, chez le même individu, ont seules quelque valeur. Des causes d'erreur sont à éviter : hernie épigastrique ; point douloureux de la vésicule biliaire (deux ou trois travers de doigt de la ligne médiane) ; douleur pancréatique...

La douleur épigastrique objective peut être continue (certains névropathes) ou intermittente. Elle coïncide souvent avec la douleur subjective ou crise gastrique. La dissociation de ces deux genres de douleurs s'observe dans certaines crises d'origine tabétique : la pression n'augmente en rien les douleurs atroces du malade.

2º *Douleur profonde* (paroi gastrique en général). — C'est principalement au niveau de la portion tubulaire (souvent dilatée) que doit être recherchée la sensibilité de la paroi de l'estomac. Celle-ci est surtout augmentée dans la gastrite alcoolique ou les périgastrites consécutives à un ulcère. La sensation pénible provoquée par l'exploration peut s'irradier sur des distances variables.

3º *Sensibilité cutanée*. — Au moindre frôlement ou attouchement sur des points nombreux, de situation variable, certains malades ressentent des douleurs extrêmement vives. Très souvent ces malades sont des nerveux et n'ont aucune affection organique de l'estomac. On doit éviter de les suggestionner par l'examen.

Au moment des crises gastriques, quelques malades présentent de l'anesthésie superficielle et peuvent supporter des températures très élevées, tant que la crise persiste.

4º *Douleur dorsale* (ulcère de l'estomac). — Au niveau de la douzième dorsale et *à gauche* de la colonne vertébrale, il peut exister une douleur assez localisée (Boas). Il faut une pression profonde pour la provoquer.

Remarque. — Dans la colique hépatique, la pression provoque des douleurs en arrière, *à droite* (au niveau du foie), sur une zone étendue.

BRUIT DE CLAPOTAGE GASTRIQUE. — Il résulte, sous certaines conditions, de la collision des liquides et gaz contenus dans l'estomac.

Le malade étant étendu, *le torse légèrement relevé*, on imprime une série de secousses rapides et légères à la paroi au niveau de l'estomac. Si les muscles abdominaux ne sont pas suffisamment relâchés, on peut avoir recours à la *succussion hippocratique*; on saisit le malade par les hanches, et on imprime au corps une secousse brusque.

En cas de dilatation d'une anse intestinale, on peut avoir un doute sur l'origine du bruit perçu ; l'évacuation du contenu stomacal par cathétérisme solutionnera la question.

L'interprétation du bruit de clapotage est variable suivant les conditions dans lesquelles on le recherche.

Si, le matin à jeun, le malade ayant absorbé 50 à 100 grammes d'eau par petites gorgées successives (de l'air pénètre à chaque gorgée), le clapotage se produit, c'est qu'il existe de l'*atonie musculaire* de l'estomac (Voy. *Remplissage de l'estomac*).

En cas de ptose des organes abdominaux, le bruit de clapotage est fréquent, parce que l'atonie gastrique marche souvent de pair avec le relâchement de la paroi abdominale ; mais la ptose seule est incapable de produire le signe en question.

Un long retard dans l'évacuation de l'estomac s'accompagne toujours d'une fatigue des parois de l'estomac, et par conséquent d'un certain degré d'atonie, qui permet de mettre en jeu le bruit de clapotage gastrique. Ce signe est donc révélateur, lorsqu'il se produit le matin à jeun et sans absorption préalable d'un liquide, d'une *stase gastrique* due le plus souvent à une sténose du pylore.

Remarque. — D'après Leven et Barret, le bruit de clapotage peut exister chez des individus normaux ; il peut manquer en cas de dilatation de l'estomac. C'est donc un signe dont la constatation ou l'absence doivent donner lieu à des interprétations circonspectes, d'après ces auteurs.

d. **Percussion de l'estomac.** — Un estomac normal, à l'état de vacuité, n'est pas accessible à la percussion. Lorsque le malade a absorbé une assez forte quantité d'eau, par gorgées successives (Voy. *Remplissage de l'estomac*), une percussion légère permet de délimiter le point déclive occupé par un estomac dont les parois sont normales, avec une assez grande approximation. Si ces parois sont atones, si l'estomac est dilaté, les renseignements fournis par la percussion sont précis. Dans le cas où le malade déglutit une assez forte quantité d'air (aérophagie), ou après insufflation, une percussion légère faite avec un seul doigt (la pulpe du médius étendu frappant la paroi), on peut obtenir une différence nette de tonalité entre le tympanisme du gros intestin et celui de l'estomac.

Dans les différents cas qui précèdent, la phonendoscopie peut être utile.

II. — Recherche des signes fonctionnels.

Pour l'estomac, encore plus que pour les autres organes, cette recherche exige une méthode précise. Celle indiquée par Bouveret est une des meilleures ; elle consiste à prendre le malade à son réveil, à le suivre jusqu'au moment où il se couche, et à rechercher tout ce qui se produit au point de vue du fonctionnement de son estomac.

La douleur, le vomissement, les éructations sont les signes fonctionnels qui attireront spécialement l'attention.

Chez les tabétiques, les douleurs viennent par *crises* ; elles sont quelquefois terribles, ont une durée variable et s'accompagnent fréquemment de vomissements, de vertiges, et en même temps de douleurs fulgurantes dans les membres.

Les *crises gastriques infantiles* ressemblent aux précédentes, comme intensité et comme durée. De plus, on constate une température élevée (39º à 40º), et les vomissements plus ou moins bilieux, porracés, ont une forte odeur d'acétone. Ces crises ont un substratum nerveux indéniable.

1º A JEUN (le matin). — a. *Douleurs.* — La plupart des dyspeptiques n'accusent aucune douleur au réveil.

12.

D'autres, et en particulier les neurasthéniques, éprouvent des vertiges, une sensation de fatigue extrême, ou même des douleurs localisées à l'estomac (crampes, tiraillements).

b. *Nausées.* — Chez un certain nombre de malades, un état nauséeux se produit le matin, et va en augmentant jusqu'au soir. Il cesse le plus souvent la nuit. La position horizontale a plus d'influence que l'absorption des aliments. Le praticien doit savoir que la nausée peut avoir les origines les plus diverses (Boas) ; elle est souvent indépendante d'une maladie de l'estomac.

c. *Vomissements.* — Certains malades ont des *pituites*, le matin. Le liquide rejeté est clair, filant ; il a tous les caractères de la salive, il est mélangé de mucosités d'origine pharyngo-œsophagienne. Ce vomissement est d'origine œsophagienne (Mathieu) ; il implique une irritation de l'estomac et l'occlusion spasmodique et passagère du cardia. Dans certains cas, on peut trouver dans le vomissement pituiteux une petite quantité de suc gastrique, qui a reflué dans l'œsophage. C'est ce reflux qui amène le phénomène du *pyrosis*. Dans le cas où les efforts de vomissement sont considérables, au vomissement œsophagien succède un petit vomissement stomacal.

Ces pituites à jeun sont fréquentes en cas de *gastrite alcoolique.*

En cas de gastrite parenchymateuse hyperpeptique (*gastrosuccorrhée de Reichmann*), le malade vomit un liquide *acide*, qui brûle la bouche, agace les dents. Dans cette maladie, il existe toujours des ulcérations du côté du pylore, produisant une excitation de l'appareil excréteur de l'estomac.

En cas de *stase gastrique* (tumeur, spasme ou obstacle au pylore...), les vomissements peuvent être *alimentaires* et d'une odeur butyrique (cancer).

d. *Éructations.* — Les éructations *inodores* sont très abondantes chez les névropathes. Les éructations *fétides* indiquent une stase gastrique ou une *stase intestinale.*

2º REPAS. — a. *Appétit.* — La plupart des dyspeptiques conservent l'appétit.

L'*anorexie* ou perte de l'appétit dépend d'une maladie de l'estomac ou d'un état névropathique.

L'appétit est *augmenté* chez les hyperchlorhydriques.

La *boulimie* consiste dans la répétition de la sensation de la faim (diabète...). Les névropathes sont souvent de *faux boulimiques*, en ce sens que, se mettant à table avec une véritable fringale, ils sont de suite rassasiés.

La *polyphagie* est la perte du sentiment de satiété (aliénés...).

Certaines *parorexies* (perversions du goût, pica, malacia) existent chez les hystériques, les femmes enceintes.

b. *Soif.* — Dans les gastrites, la soif est toujours vive. Dans le diabète, il y a de la *polydipsie*.

c. *Déglutition.* — Elle est difficile ou impossible dans les sténoses œsophagiennes (*dysphagie*).

Les névropathes peuvent être atteints de *phobie de la déglutition*, par suite des spasmes qui se produisent au moment du passage du bol alimentaire.

Le vomissement dû à une sténose de l'œsophage succède immédiatement à l'absorption des aliments, à moins qu'il n'existe au-dessus de l'obstacle une dilatation qui permet une accumulation temporaire des ingesta.

3° DIGESTION. — a. *Douleurs.* — Les malades donnent, au sujet des douleurs qu'ils éprouvent, des comparaisons imagées (poids, crampes, sensation d'étau, de transfixion, de *ballonnement*...). Cette dernière sensation est due surtout à la tension plus ou moins douloureuse de la tunique musculaire de l'estomac. Certaines douleurs sont calmées par une pression de la paroi abdominale. L'intensité des douleurs est très variable ; elles sont *localisées* ou *irradiées*. Ainsi, dans l'*ulcère*, il existe souvent une *douleur en broche* (point xiphoïdien, et point rachidien au niveau de la douzième vertèbre dorsale) (Voy. *Exploration de la sensibilité*). Cette douleur n'est d'ailleurs pas pathognomonique de l'ulcère.

Il est évident que l'intensité de la douleur est facteur de la plus ou moins grande pusillanimité du malade ; c'est donc un élément de peu de valeur pour le diagnostic. Ce qu'il importe de connaître surtout, c'est le *moment d'apparition* de la douleur.

Si elle apparaît *immédiatement* après l'ingestion des aliments, c'est une preuve que la muqueuse est hyperesthésiée (névrose), ou encore qu'il existe un ulcère ou un cancer dans le voisinage du cardia. Pour éviter le plus longtemps possible le contact douloureux des aliments avec ces points sensibles, le malade prend des positions spéciales qu'il est important de faire préciser. Certains compriment les points douloureux.

Si la douleur apparaît *une heure* environ après le repas, on doit conclure à une gastrite ou à une dyspepsie nervomotrice.

Une douleur *tardive* (deux à six heures après le repas) indique un état pathologique du côté du pylore.

b. *Vomissements*. — Le vomissement se produisant en même temps que la douleur ou provoqué par le malade en vue d'arrêter cette douleur a la même signification que cette dernière.

Le vomissement pituiteux œsophagien, qui est surtout matutinal chez les alcooliques, se produit pendant la période digestive chez certains dyspeptiques nerveux, certains hyperchlorhydriques,... quelquefois au début du cancer de l'estomac.

Le vomissement *en fusée* n'est pas douloureux ; il n'existe que chez les névropathes, les femmes enceintes. Il se produit très peu de temps après l'ingestion des aliments.

Lorsque la bouillie alimentaire ne peut franchir le pylore, le vomissement ne se produit souvent que lorsque l'estomac est distendu par les aliments.

La composition des vomissements, variable aux différents moments de la digestion, est importante à connaître ; nous en reparlerons plus loin.

Il va sans dire qu'un vomissement alimentaire, survenant une fois par hasard chez un individu jusque-là bien portant, n'a par lui-même aucune valeur sémiologique ; il peut s'agir d'une simple indigestion. Une intoxication, suivie de vomissements, pourra au contraire créer des lésions plus ou moins profondes.

c. *Éructations.* — L'interprétation est la même que pour les éructations à jeun.

Chez les dyspeptiques névropathes, les éructations sont surtout la conséquence de déglutition d'air (*aérophagie, dyspepsie flatulente*), car la quantité de gaz dû aux fermentations ou de gaz absorbé avec le bol alimentaire est en général peu importante. Le dyspeptique éprouve, après le repas, une sensation de distension qu'il attribue à la présence d'une grande quantité de gaz dans l'estomac. Il fait des mouvements de déglutition ou d'aspiration, il avale de l'air, et l'éructation résulte de cette absorption inconsciente d'air.

Ces éructations s'accompagnent fréquemment de *mérycisme*, phénomène identique à la rumination.

Lorsque la redéglutition ne se fait pas, on dit qu'il y a *régurgitation.* Ces phénomènes de mérycisme ou de régurgitation se font, à l'encontre du vomissement, sans effort, sans douleur, sans nausées.

Examen des matières vomies.

A la suite d'une action directe (chloroforme, urémie, fièvres...) ou réflexe (lésions ou affections de l'estomac, de l'intestin, du péritoine ; grossesse ; maladie ou sensibilité spéciale du système nerveux...) portant sur le centre du vomissement, qui est situé dans la moelle allongée, il se produit d'une part de la contraction du diaphragme et des muscles abdominaux, et d'autre part de la contraction des muscles inspirateurs. Cette dernière cause amène un abaissement de la pression intrathoracique. Sous cette double influence, contraction des muscles cités plus haut et abaissement de pression, et sans qu'il soit besoin de faire intervenir la contraction des muscles propres de l'estomac, le cardia, qui a une faible résistance, laisse passer le contenu stomacal, qui est rejeté par la bouche. Tel est le mécanisme du vomissement.

Le vomissement s'accompagne en général de nausées, de constriction épigastrique, de petitesse du pouls, de pâleur de la face, de vertiges et autres phénomènes variables suivant la maladie.

Nous avons dit que le moment d'apparition du vomissement par rapport à la période digestive était important à connaître.

Il faut aussi savoir si le vomissement revient *périodiquement* (crises tabétiques, neurasthénie...), s'il se *répète* fréquemment (dilatation stomacale).

L'*examen des matières vomies* peut être utile pour le diagnostic : les vomissements peuvent contenir du mucus, du suc gastrique, de la bile, des aliments plus ou moins digérés...

Les vomissements de sang constituent l'*hématémèse* ; ce rejet de sang n'est pas toujours imputable à une lésion de l'estomac, car ce sang a pu être dégluti à la suite d'une hémorragie des cavités nasales, du pharynx, des voies respiratoires, de l'œsophage (*hémosialémèse* de Nové-Gosserand, surtout fréquente chez les hystériques). L'examen des différents organes indiquera l'origine de l'hémorragie.

En cas de gastrorragie et d'hématémèse consécutive, le sang est rouge quand il n'a pas subi l'action du suc gastrique. S'il a séjourné quelque temps dans l'estomac, il prend l'aspect de suie délayée, de marc de café, et il est rendu en caillots plus ou moins volumineux. Ce vomissement se rencontre tout particulièrement dans le cancer de l'estomac. L'ulcère, les érosions de la muqueuse gastrique, certaines maladies générales infectieuses (ictère grave, *fièvre jaune*...) donnent lieu à des gastrorragies (*vomito negro* de la fièvre jaune).

Certaines hémorragies *occultes* devront être recherchées par la méthode de Weber ou celle de Meyer (Voy. *Examen des matières fécales et des urines*).

Les *vomissements fécaloïdes* indiquent généralement une occlusion intestinale.

Il peut être utile de faire des *recherches microscopiques*

sur les matières vomies ; des tissus végétaux et animaux provenant des aliments absorbés, des éléments cellulaires provenant du tube digestif, des globules rouges et des leucocytes, des *microbes très variés*, des masses néoplasiques, des œufs de parasites ou les parasites eux-mêmes (helminthes), etc., peuvent être constatés dans ces matières vomies.

De la dyspepsie.

D'après l'étymologie, c'est la difficulté de la digestion. La dyspepsie ne constitue pas une entité morbide, c'est un symptôme commun à beaucoup de maladies. Il n'y a pas de dyspepsie essentielle, *il n'y a que des dyspeptiques.*

Nous diviserons les dyspepsies en deux grandes classes suivant que le trouble de l'appareil digestif est primitif ou secondaire.

I. *Dyspepsies dépendant d'un trouble primitif de l'appareil digestif.* — Le phénomène de la digestion comprend une série d'actes mécaniques et de phénomènes chimiques, qui commencent dans la cavité buccale pour se terminer dans la dernière partie du gros intestin. Donc, tous les troubles d'ordre mécanique ou chimique, toutes les affections de l'appareil digestif peuvent être des *causes immédiates* de digestion défectueuse, de dyspepsie.

De plus, cet appareil ne peut fonctionner normalement que dans le cas où on lui fournit une alimentation rationnelle. Par conséquent, une mauvaise hygiène alimentaire peut devenir une *cause médiate* de troubles dyspeptiques.

a. Dyspepsies de cause immédiate. — Nous citerons les lésions de la *cavité buccale*, qui entravent la mastication et l'insalivation (carie dentaire, stomatite, névralgies...), ou sont des causes d'infection, par déglutition de produits toxiques.

La mastication et l'insalivation insuffisantes peuvent exister en dehors de toute lésion buccale, et le mâchage prolongé des aliments (*solides* et *liquides*) suffit parfois pour faire disparaître les symptômes dyspeptiques.

Les lésions graves de l'*œsophage*, en rendant l'alimentation difficile ou impossible, produisent rapidement de la dyspepsie.

Les affections ou lésions nombreuses dont l'estomac peut être atteint amènent des troubles dans le fonctionnement de l'organe, et ces troubles ont dans l'étiologie des dyspepsies une importance toute spéciale.

La digestion stomacale comprend deux facteurs : les *mouvements* et les *sécrétions*.

Les mouvements sont particulièrement défectueux en cas de *dilatation stomacale*, par suite de l'asthénie musculaire.

Les sécrétions gastriques peuvent, sous des influences diverses, être altérées dans leur quantité ou leur qualité. *Et ces troubles chimiques sont des facteurs importants des dyspepsies* : il y a *insuffisance stomacale*.

Cette altération des sécrétions permet, dans certains cas, le développement, la pullulation, dans des proportions nuisibles, des bacilles de la fermentation lactique et butyrique, des spores et des nombreuses bactéries qui à l'état normal existent suivant des proportions utiles à la digestion. La dyspepsie qui en résulte sera dite *flatulente* lorsque les gaz produits par ces fermentations seront abondants.

Les *affections de l'intestin* peuvent amener, par action réflexe, des troubles dyspeptiques. L'helminthiase, les hernies même peu volumineuses et surtout la *constipation* doivent attirer l'attention (*dyspepsie gastro-intestinale*).

b. Dyspepsies de cause médiate. — Une alimentation défectueuse (repas trop abondants, trop fréquents, abus des mets épicés, usage d'aliments avariés ou falsifiés, excès d'alcool, *usage mal réglé des médicaments*...) sont des causes médiates et importantes de dyspepsie.

Chez les nourrissons, un mauvais régime est le plus souvent la cause de la dyspepsie, surtout en cas d'alimentation artificielle (lait de mauvaise qualité, propreté insuffisante des biberons...).

II. **Dyspepsies dépendant d'un trouble secondaire de l'appareil digestif**. — *a.* Dyspepsies par lésion d'un

ORGANE. — Ce sont des dyspepsies réflexes. Le *foie* est souvent le point de départ des troubles dyspeptiques. On prend souvent pour des accidents d'origine gastrique les manifestations frustes de la lithiase biliaire (*colique hépatique pseudo-gastralgique*). De même, l'appendice malade peut être l'origine de troubles dyspeptiques variés, débutant souvent d'une façon insidieuse.

Les *maladies de l'utérus et de ses annexes* s'accompagnent *très fréquemment* de troubles gastriques variés et intenses. La *grossesse* peut produire des troubles dès les premiers jours de la conception.

Dans les *maladies du rein*, et en particulier le mal de Bright, la dyspepsie est fréquente. Les troubles gastriques prennent une importance spéciale en cas d'*urémie gastrique*.

Les maladies des *organes urinaires* (vessie, urètre...) peuvent s'accompagner de troubles dyspeptiques extrêmement intenses.

En résumé, les lésions de tous les organes peuvent causer de la dyspepsie, ce qui montre l'importance de l'examen complet du malade.

b. DYSPEPSIES RÉFLEXES PAR MALADIES DU SYSTÈME NERVEUX. — Les *névroses* (hystérie, neurasthénie, hypocondrie...) et les troubles dyspeptiques s'associent très souvent, que la névrose soit primitive ou qu'elle résulte de ces troubles.

Chez les *migraineux* on constate une dyspepsie *très acide*. Les travaux, les veilles, les chagrins sont des causes de dyspepsie.

La dyspepsie peut être liée à des lésions méningées, cérébrales ou médullaires, même à leur période de début. C'est ainsi que dans le *tabes* les *crises gastriques* peuvent être précoces et constituer toute la maladie pendant longtemps.

c. DYSPEPSIES PAR TROUBLES TOXIQUES. — Nous donnons à l'intoxication son sens le plus général ; elle peut être causée par des poisons chimiques, organiques, microbiens (d'origine endogène ou exogène).

Nous rangerons dans cette classe les maladies générales dont le principe toxique est inconnu, mais dont on peut logiquement supposer l'existence.

Certaines maladies, comme la *goutte*, ont une action bien connue sur l'estomac : l'estomac, a-t-on dit, est à la goutte ce que le cœur est au rhumatisme.

Il en est de même pour l'*arthritisme* en général, la *tuberculose*, la syphilis, l'anémie, la chlorose...

En résumé, en face d'un dyspeptique, on ne doit pas se hâter de conclure avant de s'être rendu compte de l'état général du malade, du fonctionnement de ses organes, de l'intégrité de son système nerveux, de son genre d'alimentation. L'appareil digestif sera examiné au moyen des procédés que nous avons décrits.

III. — Cathétérisme de l'estomac.

Le cathétérisme se fait au moyen des tubes de Faucher ou de Debove.

Pour pratiquer le cathétérisme, il faut que le malade n'ait aucune appréhension, qu'il respire largement et fasse quelques mouvements de déglutition. Le tube doit être poussé le plus rapidement possible. Le faire pénétrer dans les voies respiratoires nous semble chose impossible.

On peut faciliter au besoin le cathétérisme : en insensibilisant le pharynx à la cocaïne ; en mettant une gorgée d'eau dans la bouche du malade, eau qu'il avale en même temps que la première partie du tube ; en refroidissant par le chlorure d'éthyle ou la glace l'extrémité du tube (insensibilité consécutive du pharynx).

Le tube mis en place sert, en dehors du but thérapeutique (lavages), à faire l'*insufflation* de l'estomac (Voy. *Inspection de la région épigastrique*) ou à retirer son contenu.

On arrive à ce dernier résultat par la manœuvre de l'*expression* ou compression rythmée du creux épigastrique combinée avec des mouvements de va-et-vient du tube, qui ont pour but de provoquer le vomissement réflexe (pharyngien).

On peut encore faire l'*amorçage* du siphon au moyen d'une petite quantité d'eau distillée. Si l'on a soin de mélanger le plus possible cette eau au contenu gastrique par des manœuvres d'élévation et d'abaissement successifs de l'entonnoir qui surmonte le tube, le résultat de l'analyse chimique sera peu faussé.

L'emploi d'une *pompe aspiratrice* (appareil de Frémont) peut être indiqué pour retirer le contenu gastrique.

Les contre-indications du cathétérisme sont d'ordre plutôt théorique que pratique. En cas d'ulcère, de gastrorragie, il peut être utile de faire un sondage pour pratiquer des lavages avec des liquides styptiques (perchlorure de fer). Dans certains cas (anévrysme aortique, forte hypertension, gravidité...) le cathétérisme peut présenter des inconvénients; le praticien doit savoir mettre en balance les avantages et les inconvénients, pour chaque cas particulier.

A. *Étude des sécrétions gastriques.* — Depuis quelques années, les méthodes d'analyse du contenu de l'estomac se sont multipliées. Elles sont surtout intéressantes au point de vue physiologique. Au point de vue pratique, il faut reconnaître que les conclusions qui en découlent sont hypothétiques dans bien des cas, et peu utiles pour le diagnostic et le traitement. C'est qu'en effet la chimie des sécrétions gastriques n'est pas encore connue d'une façon précise, et d'ailleurs ces sécrétions peuvent être très dissemblables chez deux individus bien portants, par suite de suppléances dans la digestion intestinale ; elles peuvent même varier, pour un seul individu, dans le courant de la même journée.

Toutefois les écarts *très notables* qui peuvent se produire dans les processus digestifs doivent être recherchés ; les méthodes simples que nous allons décrire donnent à cet égard des résultats très suffisants.

Repas d'épreuve. — Le malade, étant à jeun depuis la veille au soir, prend le matin un repas d'épreuve (le matin, l'estomac est vide à l'état normal; en cas contraire, le repas d'épreuve serait précédé d'un lavage de l'estomac).

Le repas d'épreuve doit être composé de telle sorte que le malade se trouve placé dans des conditions se rapprochant le plus possible de celles de la vie normale. Il doit donc exciter l'appétit du malade; sinon, on peut obtenir des résultats complètement erronés.

Le repas d'Ewald, composé de 60 grammes de pain et de 250 grammes de thé sans sucre ou d'eau, a le tort de ne pas remplir ces conditions.

Bourget conseille un repas composé de : bouillon, 200 centimètres cubes; viande, 80 grammes; pain ou autre farineux, 100 grammes.

Il doit être pris à l'heure où le malade a l'habitude de faire son principal repas du matin.

Quel que soit le repas employé, il faut toujours spécifier, sur l'observation du malade, celui qui a été administré, car les résultats varient suivant la qualité et la quantité de la nourriture introduite.

Heures des cathétérismes après le repas d'épreuve. — L'acidité maxima du contenu gastrique se produit, chez l'homme normal, une heure environ après le repas d'Ewald, deux heures et demie après celui de Bourget. L'extraction du contenu gastrique sera donc faite d'après ces données, pour une première série de recherches. Mais on n'en pourra tirer aucune conclusion définitive, car le processus digestif peut être *retardé* ou *accéléré* chez des individus sains, ou du fait de certaines influences (influences psychiques en particulier). On devra donc renouveler les repas d'épreuve et varier les heures des cathétérismes (d'une demi-heure à trois heures après le repas).

Quantité de bouillie alimentaire. — Chez l'homme normal, la quantité extraite trois heures après le repas de Bourget varie de 50 à 60 centimètres cubes. Mais cette quantité sera variable, d'après ce que nous venons de dire, en cas de retard ou d'accélération du processus digestif.

Par le cathétérisme, on ne peut retirer tout le contenu de l'estomac. Comment savoir, dans ces conditions, ce qu'on a laissé dans l'estomac? On peut avoir ce renseignement par la méthode simple et élégante indiquée par Mathieu. Voici en quoi elle consiste :

Après avoir recueilli dans un verre une certaine quantité de bouillie, on verse dans l'estomac 200 centimètres cubes d'eau distillée qu'on brasse, à plusieurs reprises, avec la bouillie restant dans l'estomac. On prélève dans un second verre un échantillon du mélange.

Soit x la quantité cherchée de bouillie non extraite par le premier cathétérisme. Par le premier échantillon, on connaît l'acidité a de cette bouillie. L'acidité totale du reliquat était donc ax.

Le volume du reliquat est devenu $x + 200$.

En ajoutant de l'eau distillée, nous n'avons pas changé l'acidité *totale*, mais l'acidité par centimètre cube ou acidité *relative* est devenue plus faible ; soit a' cette acidité.

Et puisque l'acidité totale est restée la même, nous pouvons écrire

$$ax = a'(x + 200),$$

d'où

$$x = \frac{a' \times 200}{a - a'},$$

Il suffira donc de faire successivement deux dosages d'acidité (Voy. plus loin) pour connaître par la formule ci-dessus la quantité de bouillie alimentaire qui n'a pu être extraite par le cathétérisme.

Odeur du contenu gastrique. — La viande bien digérée, sans fermentations, donne une odeur fade que la pratique apprend à reconnaître facilement. En cas de fermentations anormales, l'*acide acétique* se reconnaît à son odeur aigre mordante, l'*acide butyrique* à son odeur de beurre rance. La fermentation alcoolique par les levures donne à la bouillie gastrique une odeur de vin nouveau qui fermente.

(Ces différentes fermentations ne peuvent être constatées que dans les bouillies alimentaires ayant séjourné un long temps dans l'estomac, par suite d'obstacle pylorique.)

Aspect du contenu gastrique. — L'état de gonflement et

de division de la viande, l'état du pain plus ou moins ramolli fournissent des renseignements sur le processus digestif. En laissant déposer la bouillie dans un tube, les particules alimentaires se superposent d'après le degré de transformation digestive subie; les moins bien digérées gagnent le fond.

La lenteur de filtration indique une forte proportion de mucus et, par conséquent, un hyperfonctionnement des glandes à mucus.

Recherche de l'acidité générale. — L'acidité générale résulte du mélange de l'acide chlorhydrique dit *libre*, de l'acide chlorhydrique combiné et des acides de fermentation.

Pour déceler l'*acide chlorhydrique libre*, on emploie la *réaction de Gunzbourg.*

Dans une capsule de porcelaïne, on met une goutte du liquide gastrique et une goutte du réactif suivant :

Phloroglucine .... 2 grammes.
Vanilline .... 1 gramme.
Alcool absolu........................ 30 grammes.

On chauffe lentement jusqu'à dessiccation complète, en agitant. Si le liquide contient HCl, une teinte rouge très nette apparaît (fig. 65).

Un autre réactif est le *vert brillant* dont la teinte bleu de paon tourne au vert jaune (si l'acide combiné est abondant et prédomine sur l'acide libre, le réactif tourne au vert franc).

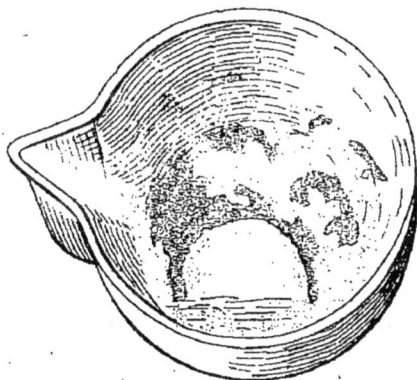

Fig. 65. — Réaction de Gunzbourg.

L'acide chlorhydrique libre existe toujours, à l'état normal, au point culminant de la digestion.

Puis il se *combine* avec les albumines pour former des

acidalbumines (syntonine), qui ne donnent plus la réaction de Gunzbourg. Ces albumines sont transformées par la pepsine en *peptones*. Donc la présence constatée des peptones prouve qu'il y a eu, à un moment donné, de l'HCl libre et que la pepsine n'est pas absente du suc gastrique.

Parmi les *acides* dits *de fermentation* (ils peuvent résulter d'une dissociation), les acides acétique et butyrique sont faciles à déceler par l'odorat (Voy. ci-dessus). Pour déceler *l'acide lactique*, la réaction la plus simple est celle de Bourget. A 10 centimètres cubes d'eau distillée on ajoute 2 gouttes de solution de perchlorure de fer. On a ainsi un liquide à peine coloré, qu'on divise en deux parties égales, placées dans deux éprouvettes. Dans une des deux on ajoute du liquide gastrique par petites quantités (1 à 2 centimètres cubes) ; il se produit une coloration jaune-canari très nette (fig. 66) et qui apparaît surtout par comparaison avec le liquide témoin.

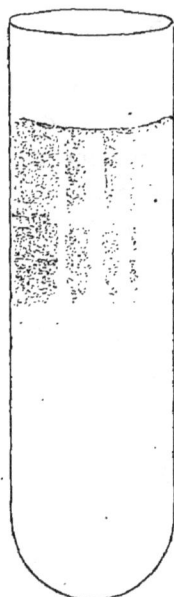

Fig. 66. — Réaction de l'acide lactique.

Ces acides n'existent pas en quantité notable dans les liquides recueillis après un repas d'épreuve avec prélèvement normal (Voy. *Odeur du contenu gastrique*). Il n'y a donc pas lieu d'en tenir compte dans les recherches suivantes.

Dosage de l'acidité totale (due à l'acide chlorhydrique libre et à l'acide chlorhydrique combiné. Voy. *Physiologie de l'estomac*). — On prend 10 centimètres cubes du liquide extrait, préalablement filtré et débarrassé des acides organiques s'il en contient (agir immédiatement après l'extraction).

On ajoute à ce liquide quelques gouttes de *phénolphtaléine*, qui sert de témoin (liquide blanc en présence d'un acide, rose en présence d'un alcali).

Dans une burette graduée, on a mis une quantité connue de *solution décinormale de soude* (1 centimètre cube de cette solution neutralise 0^{gr},00365 d'acide chlorhydrique).

Soit x le nombre de centimètres cubes de la solution employée pour neutraliser les 10 centimètres cubes de la bouillie filtrée (une goutte ajoutée en plus donne à la phénol-phtaléine une teinte rose) ; nous dirons que l'acidité totale, due à l'acide chlorhydrique, de ces 10 centimètres cubes, est de $x \times 0,00365$.

Un centimètre cube eût nécessité dix fois moins de liqueur alcaline, et 1000 centimètres cubes ou un litre nécessiteraient mille fois plus, d'où

$$\text{(acidité totale) } A = \frac{x \times 0,00365 \times 1000}{10},$$
$$\text{\textquotedblright} \quad A = x \times 0,365.$$

Donc, l'acidité totale (à l'exclusion de l'acidité due aux acides organiques anormaux) s'obtient en multipliant par 0,365 le nombre des centimètres cubes employés de la solution décinormale de soude, dans les conditions précitées de l'expérience.

A l'état normal (repas de Bourget), cette acidité varie de 2^{gr},50 à 3 grammes pour 1000.

A l'état pathologique, on peut avoir une acidité supérieure à 5 grammes pour 1000; l'anachlorhydrie est extrêmement rare.

Si l'on veut connaître la somme totale de l'HCl libre ou combiné existant dans l'estomac au moment du prélèvement, il n'y a qu'à multiplier le pour cent par le nombre de centimètres cubes du contenu de l'estomac (quantité recueillie par la sonde et quantité résiduelle calculée par la méthode de Mathieu).

Recherche des ferments solubles (pepsine et ferment lab). — Le taux des ferments gastriques est plus constant chez un seul et même individu que celui de l'HCl libre. Ces ferments ne font jamais défaut, s'il y a HCl libre. Par conséquent, si la réaction de Gunzbourg est positive, on est assuré du fait même de la présence de la pepsine. Si la réaction est négative, on procède à la recherche des peptones (Voy. plus loin), et leur présence prouve encore l'existence de la pepsine.

En cas d'anachlorhydrie, les ferments peuvent manquer.

La relation entre les quantités d'HCl et des ferments n'est pas absolue ; cependant, chez les hyperchlorhydriques, on trouve souvent une augmentation de ces ferments.

Le ferment lab accompagne toujours la pepsine, sans qu'il existe une relation invariable dans les quantités de ces deux ferments.

De ce qui précède, il résulte que la recherche directe des ferments est rarement utile. Toutefois, on peut y procéder d'une manière très simple (Bourget).

Pepsine. — Dans un petit flacon de 10 à 15 centimètres cubes, on place quelques tranches minces d'un blanc d'œuf cuit très dur. On remplit aux trois quarts le flacon avec du liquide gastrique. Le flacon bien bouché est placé et maintenu sur la peau de l'abdomen, véritable étuve à température constante. Les mouvements de la marche favorisent l'action des ferments, et le blanc d'œuf est digéré en une heure ou deux.

Ferment lab. — Dans un flacon identique au précédent, on place 10 à 15 centimètres cubes de lait ; on ajoute quelques gouttes de liquide gastrique neutralisé par du carbonate de chaux. On agit ensuite comme précédemment, et la coagulation survient au bout de quelques minutes.

De quelques recherches qualitatives supplémentaires. — Les *peptones* sont caractérisées par la réaction du biuret (Voy. *Analyse des urines*). On peut encore mélanger parties égales de réactif picro-citrique et du liquide gastrique filtré. Il se forme immédiatement un précipité jaunâtre dû aux peptones. Par le chauffage, le précipité se redissout complètement pour réapparaître par le refroidissement. L'abondance du précipité est en rapport avec l'importance du processus digestif.

La *salive* qui imbibe les aliments continue à agir sur les aliments amylacés, dans l'estomac, jusqu'à production de 0,7 p. 1000 d'acide chlorhydrique. Le ferment de la salive, la *ptyaline*, transforme l'amidon en *maltose* (dernier terme de la transformation) qui est capable de réduire la liqueur de Fehling (Voy. *Recherche du glycose dans les urines*).

Dans certains cas (sialorrhée), la quantité de salive déglutie peut être considérable. On caractérise la salive par le per-chlorure de fer étendu, qui donne une teinte rouge-sang. Cette réaction est due aux sulfocyanures contenus normalement dans la salive. L'acide chlorhydrique ne fait pas disparaître la teinte rouge-sang.

Pour caractériser la *bile*, on emploiera la *réaction de Gmelin* (Voy. *Urines*).

En même temps que la bile, du *suc pancréatique* peut refluer dans l'estomac. Pour en reconnaître la présence, on alcalinise quelques gouttes de liquide gastrique non filtré, on ajoute une petite quantité d'huile d'olive *neutre* et une goutte de phénolphtaléine (qui prend une teinte rose). On porte à l'étuve. Sous l'influence du suc pancréatique, l'huile se dédouble en glycérine et en corps gras *acides*. La couleur rose disparaît, la phénolphtaléine étant de couleur blanche en présence des acides.

La recherche du *sang* peut avoir une grande importance. On emploiera la réaction de Weber (Voy. *Examen des matières fécales*, ou de Meyer (Voy. *Examen des urines*).

B. **Étude des fonctions motrices de l'estomac.** — Un estomac qui évacue normalement son contenu ne souffre pas ou souffre peu, même s'il existe des troubles accentués des fonctions chimiques. Au contraire, la moindre difficulté dans l'évacuation normale et rythmique se traduit par des symptômes variés.

Les fonctions motrices peuvent être troublées par suite de contractions insuffisantes pour faire passer la bouillie alimentaire dans le duodénum, à travers un pylore normal. Mais cette cause est exceptionnelle, et le plus souvent les troubles mécaniques sont d'origine pylorique (spasme, gonflement de la muqueuse prépylorique, ulcérations, tumeurs, certaines ptoses...), ou juxta-pylorique (ulcère duodénal...).

Il importe donc, par-dessus tout, de rechercher le degré de perméabilité du pylore.

Pour l'apprécier, Sahli a proposé de donner au repas 2 grammes de salol (en cachet). Ce produit se dédouble en acide salicylique et phénol, mais seulement au niveau de l'intestin. A l'état normal, l'acide salicylique, qu'on recherche dans les urines, est décelable trois quarts d'heure après le repas. Il faut reconnaître que la pratique n'a pas confirmé la valeur de cette expérience. La même remarque peut s'appliquer à l'épreuve des émulsions d'huile préconisées par Mathieu.

Les plus sûrs renseignements sont actuellement fournis par les repas d'épreuve (Leube, Bourget) auxquels on ajoute six pruneaux cuits entiers.

Le repas étant fait le soir, si, par le cathétérisme pratiqué le lendemain matin, on ramène une notable quantité de bouillie, on peut être assuré que le pylore ne fonctionne pas normalement, qu'il existe de la rétention alimentaire.

Il peut arriver que l'estomac parvienne, par des contractions énergiques, à évacuer son contenu pendant la nuit ; mais on retrouve le matin dans l'estomac une petite quantité de suc gastrique et, de plus, l'épicarpe des pruneaux. Ceux-ci n'ont pu passer à travers un pylore très rétréci. Cette constatation a une réelle valeur sémiologique.

Plus le pylore devient insuffisant et plus les symptômes de rétention augmentent ; en cas de stricture très prononcée, on peut retrouver dans l'estomac non seulement tout le repas introduit, mais encore une quantité parfois considérable de suc gastrique sécrété et dont l'acidité est généralement très élevée.

Le degré d'acidité varie donc du fait d'un obstacle au pylore, et cette hyperacidité détermine à son tour l'augmentation des spasmes pyloriques ; c'est un véritable cercle vicieux d'ordre pathologique.

EXAMEN DU FOIE

Nous étudierons successivement la *sémiologie physique* du foie qui renseigne sur son état anatomique, et la *sémiologie chimique* qui renseigne sur sa valeur fonctionnelle.

I. — Sémiologie physique du foie.

A. *Inspection de la région hépatique*. — Par l'inspection on se rendra compte de l'*état de la peau* (rougeur, cicatrices de ventouses, de ponctions, de vésicatoire...). Le phénomène de la *tête de Méduse* (circulation supplémentaire) sera étudié à propos de la sémiologie de l'abdomen.

BATTEMENTS HÉPATIQUES. — Ils se produisent dans l'insuffisance tricuspidienne. L'explication est celle du pouls veineux dont nous avons parlé.

HÉPATOPTOSE. — Le prolapsus prononcé de l'organe est souvent appréciable à l'inspection. Et si la lumière vient de la tête du lit, en rasant le ventre du malade, on peut apercevoir le bord inférieur du foie qui se dessine, grâce aux mouvements respiratoires.

GROS FOIE DE L'ENFANT. — Les enfants ont un foie particulièrement volumineux et ils présentent de la voussure au niveau du bord inférieur de l'hémithorax droit.

TUMEURS. — Celles de la face antérieure et du bord inférieur de l'organe sont souvent visibles (kyste, cancer, abcès *vésicule biliaire hypertrophiée*...). Ces tumeurs sont en général mobiles sous l'influence de l'excursion respiratoire.

B. *Palpation du foie*. — C'est la méthode de choix pour l'examen du foie.

1° MÉTHODE USUELLE DE PALPATION. — A l'état normal, le foie affleure le rebord costal au niveau de la ligne mamillaire.

Le malade étant couché, le médecin se place à droite, en

tournant le dos au malade, et au moyen des doigts des deux
mains, recourbés en crochets, il cherche à saisir le bord
inférieur du foie. Les doigts doivent être progressivement
et profondément enfoncés. Pour faciliter l'exploration, le
malade doit respirer largement, avoir les muscles dans le
relâchement le plus complet (jambes allongées ou repliées).

Mais, dans certaines affections aiguës du foie, le relâchement musculaire ne peut être obtenu. La rigidité des

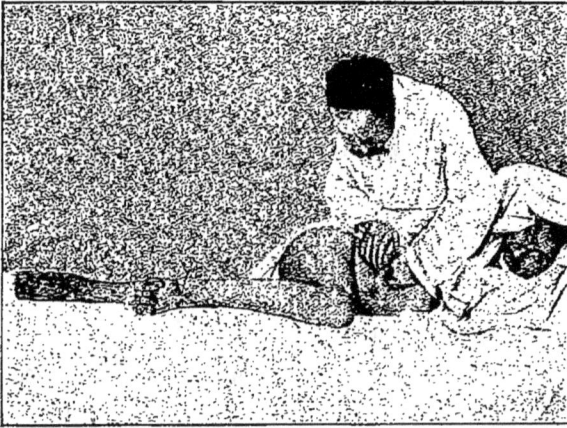

Fig. 67. — Position du malade pour la palpation profonde du foie.

muscles constitue une défense, et sa constatation a une
réelle valeur diagnostique.

La palpation suivant le procédé de Soupault (fig. 67)
donne de bons résultats.

On peut aussi faire cette palpation le malade étant debout
ou assis. Dans ce dernier cas, le médecin se place de côté et
en arrière.

Lorsque le foie est légèrement *hypertrophié* (hypertrophie
totale ou ne portant que sur un lobe), on sent *facilement* le
bord inférieur de l'organe, à l'encontre de ce qui arrive à
l'état normal.

Dans les grandes hypertrophies, où le foie occupe une
partie de l'abdomen, la palpation a un domaine très étendu.

Dans tous les cas, si la palpation indique une limite inférieure anormale, on ne saurait conclure *a priori* à une hypertrophie, avant d'avoir fixé sa limite supérieure par la percussion, car le foie peut être *descendu en masse* par suite d'hépatoptose, ou poussé par une pleurésie, une tumeur kystique
située du côté de sa face supérieure...

Par la palpation, on sent chez certaines femmes, abusant
du corset, de véritables *languettes*, qui sont comme énucléées
et ne sont rattachées à l'organe que par un mince pédicule.

2° AUTRES MÉTHODES DE PALPATION. — a. *Manœuvre du
pouce* (Glénard). — Se fait avec la main gauche dont le
pouce est enfoncé en avant sous les côtes, les autres doigts
placés en arrière et repoussant le foie en avant. On peut
également mettre toute la main gauche en arrière, et palper
en avant avec le pouce de la main droite.

b. *Méthode du ballottement.* — Cette méthode permet
d'imprimer des mouvements au foie, de se rendre compte
de sa mobilité (hépatoptose) ; la main gauche placée en
arrière imprime des petites secousses au foie, et celles-ci
sont perçues par la main droite appliquée en avant.

c. *Phénomène dit du glaçon.* — En cas d'ascite abondante,
la palpation du foie est impossible par la méthode usuelle.
Si l'épanchement est peu abondant, on peut imprimer au
foie des secousses avec la main droite placée en avant. Le
foie, par suite de sa plus grande densité, plonge dans le
liquide; il ne flotte pas, en réalité, *comme un glaçon.* Par cette
palpation saccadée et profonde, on obtiendra une sensation
un peu analogue à celle du choc rotulien, dans le cas d'épanchement de l'articulation du genou. La comparaison avec
le glaçon, qui s'enfonce et revient à la surface, n'est donc pas
exacte (Létienne).

d. *Procédé du piano* (Bertrand). — C'est un procédé mixte
de pression et de palpation, qu'on met en œuvre lorsqu'il
existe un épanchement ascitique moyen. Les deux mains
sont appliquées sur la face antérieure du foie ; les doigts
mis en mouvement, comme ceux du pianiste qui plaque
des accords, font de la pression et de la palpation combinées.

3° Recherche de la résistance de l'arc costal. — A l'état normal, chez l'adulte, l'arc costal, formé par la réunion des septième, huitième, neuvième et dixième cartilages costaux, est mobile, surtout vers son extrémité sternale, et peut être déprimé de ce côté de plusieurs centimètres (2cm,5 d'après Eliot).

En cas d'affection aiguë ou subaiguë du foie ou de la vésicule biliaire, la *résistance costale* subit des modifications importantes, et augmente en raison directe de l'intensité du processus inflammatoire.

Pour apprécier cette résistance, le malade doit être placé horizontalement, tous les muscles dans le relâchement le plus complet, et il doit respirer tranquillement, la bouche ouverte. Le médecin déprimera l'arc costal, sur différents points, avec les extrémités des doigts des deux mains, *au moment de l'expiration* ; il comparera avec le côté sain.

Ce moyen de recherche peut aider au diagnostic topographique de l'affection.

La résistance costale augmente *dans le cas de tumeur* seulement lorsque celle-ci a atteint déjà un fort développement.

4° Sensibilité du foie. — A l'état normal, le foie est insensible. A l'état pathologique, l'hyperesthésie est surtout due à la périhépatite.

Dans les abcès du foie, le malade accuse un *point de côté hépatique*, avec le plus souvent des irradiations du côté de l'épaule (douleur en bretelle, bien indiquée par Bertrand et Fontan). Dans certains cas, il localise avec précision sa douleur.

5° Consistance du foie. — Le foie est de consistance ferme et souple, à l'état normal. A l'état pathologique, il peut être mou, induré, ligneux (foie *ficelé* de la syphilis, foie *marronné* du cancer).

6° Frottements. — Dans certains cas de périhépatite, la main perçoit de véritables frottements, à l'occasion des mouvements du foie.

7° Frémissement hydatique. — Le choc des vésicules

contenues dans un kyste hydatique permet quelquefois de percevoir à la main un frémissement tout à fait caractéristique.

Chauffard a indiqué deux autres signes perçus dans le cas de kyste hydatique de la convexité du foie. En plaçant la main gauche en travers, au-dessous de la pointe de l'omoplate droite, tandis que la main droite percute légèrement et au même niveau la paroi thoracique antérieure, on sent une ondulation vibratoire très nette (*flot transthoracique*).

Ce signe serait également perçu, d'après Helloch, dans certaines pleurésies.

La main gauche étant placée transversalement en avant, au niveau du deuxième ou troisième espace intercostal droit, les doigts de la main droite accrochent le rebord inférieur du foie, et on ébranle, par une série de petites secousses dirigées de bas en haut, la masse hépato-kystique. A chaque secousse, la main gauche perçoit un choc léger (*ballottement sus-hépatique*). Le malade doit être dans le décubitus horizontal.

8° FLUCTUATION. — Un abcès très superficiel donne la sensation de fluctuation (mouvement provoqué d'un liquide).

C. *Palpation de la vésicule biliaire.* — La vésicule biliaire est située entre la ligne mamillaire et la ligne parasternale, le long du bord externe du droit antérieur. Elle est recouverte entièrement par le foie et n'est pas palpable à l'état normal.

Lorsque la vésicule est distendue et qu'il n'existe pas de défense musculaire par suite d'une phlegmasie aiguë, la palpation devient possible et fait naître une douleur vive (*point cystique*). On a sous la main la sensation d'une poche tendue, d'une masse rénitente, fluctuante, souvent mobile. Le *ballottement* dû à la vésicule pathologique est situé sur un point plus externe que celui dû au rein mobile.

La distension de la vésicule peut être considérable. La fosse iliaque droite, et même la gauche, peuvent être remplies en partie par la vésicule biliaire.

Si la vésicule contient des calculs, la palpation peut donner des *bruits de crépitation* (choc des calculs les uns contre les autres). Dans ce cas, la vésicule est souvent rétractée, dure, douloureuse. Elle forme une masse piriforme, rugueuse au toucher.

D. **Percussion du foie.** — Le foie s'élève en dôme sous le diaphragme; il est donc séparé de la paroi par le poumon et le cul-de-sac inférieur de la plèvre. La percussion à ce niveau ne donnera ni le son clair du poumon, ni le son mat du foie, mais un *son submat* (3 ou 4 centimètres au-dessus de la matité).

Les trois quarts du volume du foie se trouvent à droite de la ligne médiane, un quart à gauche.

Limites normales de la matité. — 1° *Bord supérieur.* — Il part de la base de l'appendice xiphoïde (plus à gauche il est situé sous le cœur et n'est pas accessible à la percussion, sur une longueur de 6 centimètres environ) ;

Sur la ligne mamillaire droite, il passe sur la partie inférieure de la sixième côte ;

Sur la ligne axillaire moyenne, il passe **sur le bord inférieur de la septième côte** ;

Sur la ligne scapulaire, il se trouve au niveau de la neuvième côte ;

A côté du rachis, il est situé à la hauteur de la dixième ou onzième vertèbre dorsale.

2° *Bord inférieur.* — Il part d'une région voisine de la pointe du cœur ;

Sur la ligne parasternale *gauche*, il est situé au niveau du huitième cartilage costal gauche ;

Sur la ligne médiane, il passe à égale distance de l'ombilic et de la base de l'appendice xiphoïde ;

Sur la ligne mamillaire *droite, il affleure le rebord costal* ;

Sur les lignes axillaire et scapulaire, il longe la onzième côte ;

A côté du rachis, il répond à l'extrémité rachidienne de la douzième côte (douzième vertèbre dorsale).

Les distances qui séparent, sur les différents points, les

deux limites (inférieure et supérieure) de la matité, sont *très variables* suivant les sujets ; les chiffres qu'on pourrait en donner n'auraient donc aucun intérêt. Il est préférable de ne considérer que les limites anatomiques que nous venons de citer.

Règles de la percussion. — Le plus souvent on percute le foie, le malade étant couché. Si le malade est debout, le bord inférieur se trouve à 1 centimètre environ plus bas, en dehors de toute question de mobilité anormale de l'organe, bien entendu.

Le malade doit avoir les muscles relâchés et respirer superficiellement, afin d'éviter les fortes distensions inspiratoires du poumon.

Une percussion légère est indispensable, surtout si l'on veut déterminer la zone submate dont nous avons parlé.

On percute successivement de haut en bas pour délimiter le bord supérieur de la matité, et de bas en haut pour le bord inférieur. Dans tous les cas, il faut commencer la percussion suffisamment loin de la limite supposée du foie, de façon à obtenir d'abord un son clair en haut (son pulmonal), un son tympanique en bas (intestin) ; par une percussion faite à grandes enjambées, on arrivera rapidement à la zone mate, et l'on aura ainsi restreint le champ des investigations.

Résultats de la percussion. — La courbe de la matité supérieure du foie peut être déterminée par la percussion depuis le sternum jusqu'à la colonne vertébrale (fig. 68) ; la courbe inférieure depuis l'extrême limite gauche (au-dessous du cœur) jusqu'à la région occupée par le rein. La matité rénale se confond avec la matité hépatique (fig. 69).

Mais il faut remarquer que, sur les confins de ces limites supérieure et inférieure, certains états pathologiques des organes avoisinants rendent souvent impossible la percussion du foie. Ainsi, un épanchement pleural abondant, un kyste hydatique sus-hépatique... peuvent empêcher la détermination de la matité supérieure du foie ; une ascite, du météorisme... peuvent empêcher la détermination de la malité inférieure. C'est ainsi que dans la cirrhose atrophique du foie, dont l'ascite est un des principaux symptômes, la percussion en bas est impossible, si l'épanchement ascitique est abondant.

De plus, par suite des poussées qu'il subit, le foie peut être *déplacé* en diverses directions.

Dans tous ces cas, la phonendoscopie peut rendre de très utiles services.

Par contre, ni la phonendoscopie ni la percussion ne peuvent rendre compte du *mouvement de bascule* que peut subir le foie autour de son bord postérieur comme axe, et qui a

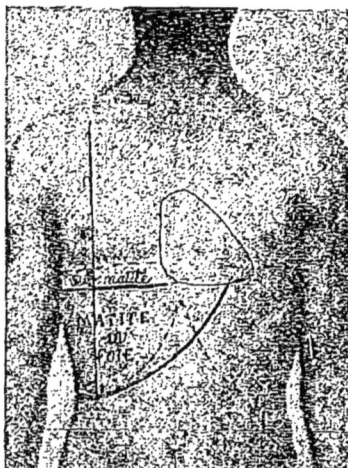

Fig. 68. — Limites de la percussion du foie.

pour résultat de réduire la surface de contact de l'organe avec la paroi thoracique.

La constatation des signes concomitants permettra de supposer ce genre de déplacement. La radioscopie peut, dans ces cas, venir en aide au diagnostic.

Si les difficultés de percussion que nous venons de signaler n'existent pas, il est possible d'apprécier les changements de volume du

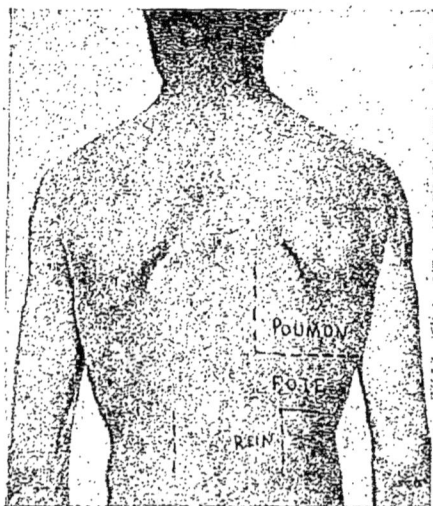

Fig. 69. — Percussion du foie (en arrière).

foie et la chute en masse de tout l'organe (*hépatoptose*).

L'*augmentation de volume* peut atteindre un lobe du foie (tumeur, abcès, kyste isolés) ou l'organe entier (tumeurs et abcès multiples, congestions, cirrhose hypertrophique...).

La *diminution du volume* du foie se rencontre dans la cirrhose atrophique de Laennec, l'atrophie jaune aiguë...

On délimite par la percussion la vésicule biliaire hypertrophiée.

II. — Sémiologie chimique du foie.

L'exploration chimique du foie renseigne le médecin sur la valeur fonctionnelle de l'organe, sur le degré d'insuffisance de la cellule hépatique.

Les indications que l'on peut recueillir par les procédés dont nous allons parler n'ont rien d'absolu. Mais, malgré les causes d'erreur qui toutes ne peuvent être éliminées, ces indications peuvent être très utiles pour le diagnostic.

1º RECHERCHE ET DOSAGE DE L'URÉE DANS L'URINE. — L'urée est fabriquée par le foie. Donc, par le taux de l'urée excrétée, on peut juger de l'état anatomique et fonctionnel de la cellule hépatique.

Il y aura *hyperazoturie* en cas d'un processus congestif : par exemple, *au début* d'un abcès du foie.

L'*hypoazoturie* se rencontre fréquemment. Lorsque le pus est formé (abcès du foie), le taux de l'urée baisse. Dans l'ictère grave, la diminution est rapide. Dans la cirrhose, le cancer, elle se fait lentement.

L'imperméabilité rénale est une cause d'erreur dans ces recherches. Nous indiquerons plus loin la façon d'éliminer cette cause d'erreur.

2º RECHERCHE DE L'ALBUMINE ET DE LA PEPTONE DANS LES URINES. — Dans les maladies hépatiques, on constate de l'albuminurie et de la peptonurie (action du foie sur les albuminoïdes).

L'albuminurie est légère et passagère lorsqu'elle est sous la dépendance d'un trouble fonctionnel du foie. Si le rein est atteint secondairement (néphrite hépatogène fréquente), l'urine contient non seulement de l'albumine, mais des cylindres rénaux.

Lorsque les deux émonctoires principaux de l'économie sont atteints (foie et rein), le pronostic est grave, car d'un moment à l'autre l'ictère grave peut faire son apparition.

3º RECHERCHE DES PIGMENTS BILIAIRES DANS LES URINES. — Dans certains états pathologiques, que nous étudierons à propos de l'ictère, la bile sécrétée par le foie peut passer dans le sang (cholémie), et de là dans les urines (cholurie). La cholémie peut exister seule (Voy. *Examen du sérum sanguin*).

L'*urobilinurie* se rencontre dans un certain nombre de maladies, mais surtout dans les affections du foie.

4º RECHERCHE DES CHLORURES, DE L'INDICAN DANS LES URINES. — Les chlorures sont diminués dans les maladies graves du foie.

En cas d'insuffisance hépatique, et même tout au début d'une affection hépatique, l'indican se rencontre fréquemment dans les urines.

5º ÉPREUVE DE LA GLYCOSURIE ALIMENTAIRE. — Lorsque de la glycose apparaît dans l'urine à l'occasion seulement de l'absorption d'aliments contenant du sucre, on dit qu'il y a glycosurie alimentaire ; c'est un diabète léger et transitoire, qui peut résulter d'une lésion de la cellule hépatique, mais apparaît aussi dans d'autres lésions (affections cérébrales, nécroses, intoxications...), et même chez les sujets sains.

Pour faire l'épreuve de la glycosurie alimentaire, on fait prendre 100 grammes de glycose en une fois, à jeun. Les urines sont recueillies et analysées.

Deux causes d'erreur doivent être éliminées :

1º L'*état défectueux de l'absorption intestinale*. — On peut s'en rendre compte au moyen d'une pilule de $0^{gr},05$ de bleu de méthylène. Cette substance, absorbée au niveau de l'intestin, colore les urines en bleu.

2º L'*imperméabilité rénale*. — On fait une injection sous-cutanée de bleu de méthylène à 1/20, et on observe le moment d'apparition du médicament dans les urines (un quart d'heure ou une demi-heure, lorsque le rein est sain).

De plus, cette élimination peut être troublée par suite d'une lésion hépatique, et au lieu d'être cyclique elle devient polycyclique, c'est-à-dire qu'il y a des à-coups, des intermittences dans la coloration des urines.

6° EXAMEN DES MATIÈRES FÉCALES. — (Voy. chapitre spécial.)

De toutes les recherches que nous venons d'indiquer à propos de la sémiologie chimique du foie, les plus importantes sont celles qui portent sur la quantité d'urée émise en vingt-quatre heures, sur l'urobilinurie, sur la glycosurie alimentaire (*trépied urinaire hépatique*), et sur l'examen des matières fécales.

De l'ictère.

Lorsque la bile passe dans le sang (*cholémie*) et apparaît dans les urines (*cholurie*), on dit qu'il y a *ictère*.

Dans certains cas, le passage dans les urines n'a pas lieu, et l'ictère est dit *acholurique* (Gilbert).

Ce genre d'ictère peut exister en dehors de toute lésion rénale susceptible d'expliquer le non-passage des pigments biliaires dans les urines (Merklen).

Si l'on considère la composition de la bile ainsi répandue dans l'organisme, trois cas peuvent se présenter :

1° La bile a une composition normale ;

2° Elle contient exclusivement ou presque exclusivement des principes anormaux ;

3° Elle contient à la fois des éléments normaux et des éléments anormaux.

Dans le premier cas, nous aurons l'*ictère biliphéique* ou ictère vrai aigu, ou ictère ortho-pigmentaire, sans lésion de la cellule hépatique.

Dans le second cas, nous aurons l'*ictère urobilinique* ou métapigmentaire, avec adultération de la cellule hépatique. Cet ictère est donc plus grave que le précédent.

Dans le troisième cas, nous aurons coexistence des deux cas précédents, l'un ou l'autre pouvant prédominer.

I. *Ictère biliphéique*. — Les éléments normaux de la bile ne sont pas modifiés.

Les principaux éléments de la bile sont les *pigments biliaires* (bilirubine et ses dérivés) et les *acides biliaires* (acide cholique et cholalique qu'on retrouve dans les urines sous forme de taurocholate de soude).

Le malade atteint d'ictère biliphéique a une teinte jaune soufré au début, puis une teinte plus ou moins verdâtre (conjonctives, peau).

On ne peut juger de cette coloration qu'au jour, *et non à la lumière artificielle*.

II. *Ictère urobilinique*. — Gubler qualifiait cet ictère d'*hémaphéique*. Il faisait l'hypothèse suivante : le sang, disait-il, contient de l'*hémaphéine*.

Lorsque le foie fonctionne normalement, l'hémaphéine se transforme en pigments normaux biliaires. Dans les états pathologiques du foie, cette hémaphéine n'est pas transformée, et on peut la déceler dans le sérum sanguin et les urines.

Cette hypothèse de Gubler est complètement abandonnée de nos jours, vu que l'hémaphéine est un produit imaginaire.

Le principe anormal qu'on trouve dans cet ictère est l'*urobiline* et le *pigment rouge brun* ou *chromogène d'urobiline*.

Qu'est-ce donc que l'urobiline? C'est un pigment non ferrugineux dérivé de l'hémoglobine. A l'état normal, on trouve dans les fèces de l'urobiline ou son chromogène, et ce dernier, qui a un pouvoir tinctorial considérable, leur donnerait en partie leur coloration spéciale.

A l'état pathologique, il y a hyperproduction d'urobiline, qui apparaît dans le sang (*urobilinémie*) et dans les urines (*urobilinurie*).

Les auteurs ne sont pas d'accord sur le point de formation de l'urobiline et de son chromogène. D'après une théorie récente, elle se ferait au niveau du rein et non au niveau du foie. Quoi qu'il en soit, ce qu'il importe de retenir, au point de vue pratique, c'est que l'urobilinurie existe, d'une façon transitoire ou permanente, dans un grand nombre de maladies du foie. Les altérations des cellules hépatiques retentissent sur l'organe ou le milieu, quel qu'il soit, au niveau duquel se fait l'hyperproduction pathologique de l'urobiline.

Le malade atteint d'ictère urobilinique a les tempes, les lèvres, le menton d'une coloration jaune sale (topographie *en fer à cheval*). La face est émaciée, les traits sont tirés (*facies hépatique*).

Des causes de l'ictère. — Trois causes peuvent être invoquées pour expliquer l'apparition d'un ictère :

1º L'*hypersécrétion biliaire*, par suite d'adultération de la cellule hépatique ;

2º Un *obstacle* empêchant plus ou moins la bile de s'écouler dans les conduits biliaires (intra et extra-hépatiques) et de là dans l'intestin ;

3º La *destruction hémolytique* des globules sanguins, donnant naissance à de l'urobiline et son chromogène.

Cette destruction est prouvée par l'examen du sang, la recherche de la *fragilité globulaire*, l'*auto-agglutination* des globules rouges... (Voy. *Examen du sang*).

Il n'est pas toujours facile de déterminer la part exacte de ces différentes causes dans la production de certains ictères, et souvent d'ailleurs toutes trois coexistent. C'est qu'en effet l'inflammation des canaux biliaires intra-hépatiques (*angiocholite*) marche le plus souvent de pair avec les adultérations de la cellule hépatique. Et cette inflammation constitue un obstacle *partiel* au cours de la bile ; dans ce cas, il y a ictère, et, malgré cela, les matières fécales restent colorées.

De même, dans l'*ictère catarrhal aigu* l'obstacle peut être partiel par angiocholite, ou absolu si l'inflammation porte sur les canaux extra-hépatiques (le canal cholédoque en particulier).

Dans la *cirrhose hypertrophique biliaire* ou maladie de

Hanot, il y a ictère chronique par adultération de la cellule hépatique, mais il peut exister une décoloration incomplète et plus ou moins persistante des matières fécales (obstacle par angiocholite concomitante).

Enfin, dans tous les cas d'angiocholite ou d'insuffisance de la cellule hépatique, il existe une certaine fragilité globulaire et, par conséquent, de l'hémolyse.

Ceci posé, nous citerons quelques exemples d'ictère dont la cause *principale* est l'hypersécrétion biliaire ; d'autres où la rétention de la bile se produit *surtout* par le fait d'un obstacle ; et d'autres enfin qui résultent principalement d'un processus hémolytique.

A. HYPERSÉCRÉTION BILIAIRE. — Il y a *polycholie*. Certaines fièvres bilieuses des pays chauds ont comme symptômes cardinaux : l'ictère, des vomissements et des selles contenant de la bile en grande quantité.

Les maladies infectieuses frappant le foie *primitivement* ou *secondairement* s'accompagnent fréquemment d'ictère. Et ces ictères primitifs ou secondaires ont été divisés en *ictères graves* (ictère grave primitif, fièvre jaune, fièvre typhoïde, choléra, pneumonie, cirrhoses, tumeurs du foie...), ou *ictères bénins* (ictère émotif par hypersécrétion sous une influence nerveuse ; ictère catarrhal par auto-infection ou infection venue du dehors...). Mais cette division basée sur le pronostic n'a qu'une valeur bien relative, et tel ictère catarrhal qui semble bénin au début peut avoir une issue fatale. « Il en est de l'ictère comme de la pleurésie, a dit Trousseau ; on ne sait jamais comment il se termine. »

B. OBSTACLE AU COURS DE LA BILE. — Tout obstacle (tumeurs, calculs, compression directe ou indirecte, obstruction par inflammation...) portant sur un point quelconque des canaux *extra-hépatiques* (y compris l'ampoule de Vater) amènera l'ictère par rétention et la décoloration des matières fécales. Les matières grasses ne sont plus émulsionnées ni absorbées, il y a *stéarrhée*.

C. HÉMOLYSE (ictère pur). — De nombreuses maladies infectieuses (syphilis, paludisme, pneumonie, endocardites, fièvre typhoïde...) sont des causes d'ictère par infection et par *hémolyse*.

Dans l'hémoglobinurie, à la suite de la résorption de vastes épanchements sanguins (Poncet, de Lyon), on constate de l'ictère hémolytique.

Principaux troubles généraux produits par l'ictère. — Troubles circulatoires. — *Pouls ralenti*. — Les sels biliaires sont des poisons du cœur. D'après une théorie récente, le ralentissement ne serait qu'apparent, il y aurait en réalité un rythme couplé du cœur (Voy. *Examen du pouls*).

Les épistaxis sont fréquentes.

Troubles gastro-intestinaux. — Nous avons parlé de la polycholie. En cas de stéarrhée, l'amaigrissement est rapide parce qu'un élément important de la nutrition (la graisse) n'est pas absorbé.

La bouche est amère, par suite de la présence du tauro-cholate de soude dans la circulation.

Troubles cutanés. — Le *prurit* ne résulte pas forcément de la cholémie, puisqu'il peut y avoir de l'ictère sans prurit. La cause peut être due à un poison engendré ou non détruit par le foie.

Le *xanthélasma* consiste dans des taches jaunâtres localisées aux paupières ou généralisées.

Il correspond pathogéniquement à une augmentation passagère ou permanente de la cholestérine du sérum (Chauffard, A. Grigaut).

Troubles d'intoxication. — Ils s'accompagnent d'hyperthermie. Ils résultent de la résorption, au niveau de l'intestin, des produits de fermentation non détruits par la bile ; et au niveau du foie, de la résorption des sels biliaires. Cette intoxication ne se produit pas tant que le rein fonctionne bien.

Troubles nerveux. — Troubles oculaires (xanthopsie ou vision en jaune, qui est d'ailleurs rare). Délire, insomnie, convulsions, coma dans l'ictère grave.

EXAMEN DE LA RATE

La face externe, convexe de la rate répond aux neuvième, dizième et onzième côtes. Le bord antérieur, mince et tranchant, ne dépasse pas une ligne menée de l'articulation sterno-claviculaire à l'extrémité antérieure de la onzième côte (*ligne sterno-costale*).

La rate normale est donc située en arrière du rebord des fausses côtes, et n'est pas *accessible à la palpation*.

I. **Palpation de la rate déplacée ou hypertrophiée.** — Le malade sera placé en position diagonale droite, indiquée par Schuster, c'est-à-dire dans une position intermédiaire entre le décubitus dorsal et le décubitus latéral droit. Le bras gauche sera relevé et placé derrière la tête.

Le médecin se placera à gauche du malade. Il palpera la rate de bas en haut et d'avant en arrière, avec les deux mains ou avec une seule main agissant par son bord cubital et faisant cuiller.

Effleurement. — Lorsque la rate est très hypertrophiée, sa *friabilité* est souvent très grande. Toute palpation énergique devient dangereuse. Il faut palper l'organe par effleurement. La paume de la main ne bouge pas ; les doigts, par des mouvements de flexion répétés, font une palpation très légère.

La *méthode du piano* (Bertrand) indiquée pour le foie est applicable à la rate.

La palpation donne des notions sur la *forme*, la *consistance*, la *mobilité*, la *sensibilité*, les *déformations* de la rate. On peut sentir des *encoches*, qui existent à l'état normal, sur le bord antéro-supérieur de la rate hypertrophiée.

II. **Percussion.** — Le malade est placé dans la position de Schuster, indiquée plus haut ; le médecin se place à droite. Il percute d'abord entre la ligne axillaire moyenne et la ligne scapulaire, de haut en bas et parallèlement aux côtes.

jusqu'à ce qu'il trouve la matité splénique qui fait suite à la sonorité pulmonaire. *La percussion doit être très légère.*

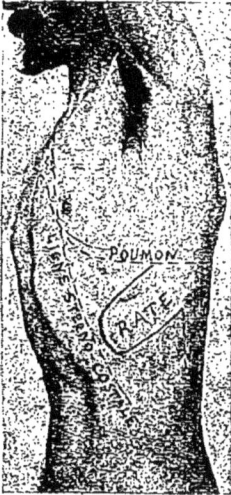

Fig. 70. — Percussion de la rate.

A ce moment le doigt percuté décrit un arc de cercle de 90°, et la percussion se fait d'arrière en avant jusqu'à la rencontre de la sonorité tympanique (estomac, abdomen) (fig. 70).

Cette percussion est souvent difficile et même impossible dans certains cas, par exemple lorsqu'il existe un météorisme prononcé, lorsque les organes voisins lésés ont perdu leur sonorité spéciale. Dans ces cas, la phonendoscopie peut rendre de très utiles services.

L'examen de la rate doit avoir surtout pour but de constater les *déplacements* de l'organe (rate mobile, déplacements par une poussée de voisinage en cas de pleurésie, pneumothorax, météorisme, ascite, tumeurs abdominales...), et les *hypertrophies* (beaucoup de maladies infectieuses, *malaria*, maladies concomitantes du foie, *leucémie*, tumeurs de l'organe...).

EXAMEN DE L'ABDOMEN

(Pour les régions, voy. les notions sur la topographie clinique.)

I. — Inspection.

A. *Inspection médiate*. — *Mensuration*. — Elle se fait au moyen d'un ruban métrique ; elle permet de suivre les progrès d'une ascite. Généralement la mensuration est prise au niveau de l'ombilic (Voy. *Pesage*).

B. *Inspection immédiate*. — Le malade doit être éclairé par la tête du lit. Le médecin se placera au pied du lit ou sur les côtés, suivant les cas.

I. Volume de l'abdomen. — Il est variable avec l'âge et le sexe. Il peut être diminué ou augmenté.

A. *Diminution*. — Le ventre est rétracté dans la méningite, le cancer du pylore, l'inanition.

Dans la colique de plomb, le ventre est *en bateau*.

B. *Augmentation*. — Elle peut être partielle ou générale :

1º L'*augmentation partielle* existe en cas de tumeurs de la paroi, d'une tumeur d'un organe quelconque intra-abdominal (rein, utérus et annexes, péritoine, foie, rate...), d'une occlusion intestinale, de *coprostase*.

2º L'*augmentation est générale* en cas d'obésité, de météorisme (Voy. plus loin). Lorsqu'il y a *œdème* ou infiltration séreuse de la paroi abdominale, le développement de l'abdomen prédomine dans les parties déclives (pesanteur).

L'*ascite* donne à l'abdomen une forme globuleuse (Voy. plus loin).

Le *gros ventre flasque des nourrissons* (Marfan) existe dans le rachitisme, par suite de l'allongement des intestins et des troubles de la circulation sanguine dans les organes abdominaux.

II. Conformation de l'abdomen. — La contracture des muscles (défense de l'organisme) dans les affections d'un organe sous-jacent (appendicite, colique hépatique) change la conformation générale de l'abdomen.

Il en est de même en cas de *ptose* des organes, avec relâchement des parois ; il y a un effondrement du contenu abdominal.

Chez les gros mangeurs et les dilatés de l'estomac, la distension porte sur la partie supérieure de l'abdomen.

Dans la cirrhose hypertrophique biliaire, le foie et la rate hypertrophiés donnent à l'abdomen la forme d'un *cœur de carte à jouer* (pointe tournée en bas).

III. État de la peau. — L'inspection révélera la *tête de Méduse* : par suite de l'imperméabilité plus ou moins grande du foie pathologique, par suite d'une compression ou d'une inflammation de la veine porte (pyléphlébite), et d'une façon générale par suite d'un obstacle à la circulation de la veine porte, le sang de cette veine doit se créer des voies nouvelles pour se rendre à la veine cave inférieure. La pression s'accroît dans toutes les veines abdominales, qui subissent une augmentation de diamètre. Ainsi est constitué un réseau veineux sous-cutané apparent ou tête de Méduse. Ce réseau est surtout formé par les petites veines du ligament suspenseur qui s'anastomosent avec la veine épigastrique, et par l'intermédiaire de celle-ci avec les veines sous-cutanées abdominales. Il est à remarquer que dans quelques veinules le courant sanguin se fait en sens inverse du cours normal.

Sur la peau de l'abdomen, on peut encore constater des *plis* ou *empreintes* (œdème), des *vergetures* (grossesse, ascite...), des *cicatrices*, des *éruptions variées* (taches rosées lenticulaires de la fièvre typhoïde ; taches bleues dues aux poux du pubis...).

IV. Mouvements. — En cas d'étranglement interne, qui produit une contracture des anses intestinales, d'appendicite, de colique hépatique, de péritonite aiguë ou de toute autre maladie dont les douleurs sont accrues par les mouvements, le malade immobilise le plus possible son abdomen.

Il respire superficiellement, et surtout suivant le type costal supérieur.

On notera les *battements épigastriques* (Voy. *Estomac*) et les *battements hépatiques* (Voy. *Foie*).

En cas de grossesse, on pourra constater par l'inspection les *mouvements dus au fœtus*.

V. Examen de l'ombilic. — Il est hernié dans l'ascite abondante ; il est effacé dans l'anasarque, l'œdème.

II. — Palpation de l'abdomen.

Nous citerons comme palpation spéciale le toucher rectal, le toucher vaginal, la palpation des orifices herniaires, la palpation de l'utérus gravide, qui ne sont pas, à proprement parler, du domaine de la sémiologie médicale.

Nous rappellerons cependant l'importance du toucher rectal chez les enfants, en raison de la laxité des attaches du rectum et de l'S iliaque. Par ce procédé (en y apportant toute la douceur voulue), on peut arriver à palper les reins et la face inférieure du foie, et d'une façon générale tous les organes contenus dans la cavité abdominale.

Règles de la palpation. — Le plus souvent le malade est placé dans le décubitus dorsal. Pourtant, dans certains cas, on peut avoir intérêt à faire la palpation dans le décubitus latéral droit ou gauche, dans la position génu-pectorale.

Dans tous les cas, le malade aura les muscles relâchés (Voy. *Palpation du foie*). On aura eu soin de *vider l'intestin* préalablement par un lavement. Il faut aussi que la vessie soit vide, et dans certains cas il est préférable que l'évacuation ne se fasse qu'au moment où le palper doit être pratiqué ; le cathétérisme permet d'obtenir souvent une détente plus complète des muscles de la paroi. L'administration du chloroforme est quelquefois nécessaire, lorsque la douleur est très vive.

Les autres règles sont celles que nous avons exposées à propos de la palpation en général (*Moyens physiques d'exploration*).

La *palpation hydrostatique* de l'abdomen, le malade étant placé dans un bain, est susceptible de donner de très bons résultats.

On commence toujours par une palpation *généralisée* et *superficielle*, qui renseigne d'abord sur l'état de la *sensibilité abdominale*. Plus la douleur est vive, ainsi qu'il arrive dans la péritonite aiguë, et plus les muscles font résistance sous le doigt (défense musculaire). Elle renseigne encore sur la *température* qui peut être augmentée sur toute l'étendue de l'abdomen ou sur une région circonscrite. Elle permet de sentir les *frottements péritonéaux* ; ceux-ci peuvent, dans certains cas, être entendus à distance, sous forme d'un bruit spécial appelé *cri intestinal*.

En cas d'œdème de la paroi, les doigts laissent leur empreinte sur l'abdomen.

La palpation *généralisée* et *profonde* donne des renseignements sur la sensibilité des organes plus ou moins profondément situés, sur la présence des indurations, des tumeurs de toute nature qui peuvent siéger dans l'abdomen. Elle fait reconnaître l'existence des *gargouillements* produits par le déplacement des gaz ; ils sont surtout nombreux, en cas de fièvre typhoïde, dans la fosse iliaque droite, région qui est en même temps sensible à la palpation profonde.

En cas de stagnation de liquides et de gaz au-dessus d'un obstacle (total ou partiel), on peut constater du *clapotage intestinal*, qu'il ne faut pas confondre avec le clapotage gastrique.

Épreuve de la sangle (Glénard ; Sigaud, de Lyon). — Placé derrière le malade, le médecin soulève de ses deux mains, disposées en forme de sangle, la masse abdominale au-dessus du pubis, puis brusquement il retire ses mains pour laisser retomber tout le paquet abdominal.

L'épreuve est *négative* quand le malade n'éprouve ni gêne, ni bien-être, parce que les organes abdominaux sont suffisamment soutenus par les parois et les ligaments suspenseurs.

L'épreuve est *positive au premier temps* s'il existe un soulagement par suite du relèvement de la masse intestinale, combiné ou non au refoulement des parois au-dessus du pubis.

L'épreuve est *positive au deuxième temps* si, aucun soulagement ne se produisant au premier temps, il existe une douleur au deuxième temps, c'est-à-dire au moment où la sangle cesse d'agir.

L'épreuve *positive complète* se compose des deux phases précédentes.

L'épreuve peut être *paradoxale* : sensation douloureuse au premier temps, bien-être au deuxième temps. Ce résultat indique une déformation abdominale ancienne dont l'organisme s'accommode présentement. L'épreuve de la sangle équivaut à un traumatisme. Le port d'une sangle doit être précédé d'un repos prolongé, qui permettra de replacer ensuite les viscères abdominaux dans leur situation statique normale.

Après cette palpation généralisée, on pratique une palpation *localisée* sur les points qui semblent particulièrement douloureux.

En cas d'appendicite, la palpation même superficielle est douloureuse ; il existe de la défense musculaire ; de plus, cette douleur est particulièrement vive au niveau du *point de Mac Burney*, qui est situé à égale distance de l'ombilic et de l'épine iliaque antéro-supérieure droite. Il est à remarquer en outre qu'une fois cette compression du point de Mac Burney effectuée et maintenue, la douleur du reste de l'abdomen diminue ou même disparaît.

Par la palpation localisée, on cherche à déterminer la forme, le volume, la consistance, et par suite la nature probable des tumeurs liquides, solides ou gazeuses ayant pour siège l'intestin, le péritoine, le mésentère et tous les organes contenus dans l'abdomen (utérus et annexes, vessie...). Ces tumeurs sont d'origine très variée : cancer, tuberculose, kystes, occlusion intestinale, coprostase, tuberculisation des ganglions mésentériques et rétro-péritonéaux, induration et empâtement de la péritonite chronique...

En cas d'entéro-colite, de dysenterie chronique et d'enté-

roptose, on peut sentir de véritables cordes résultant d'un
état spasmodique des côlons, et en particulier des côlons
descendant et ascendant (*cordes coliques* de Glénard).

Enfin, par la palpation combinée à la percussion, on
recherche la sensation de flot et le flot lombo-abdominal,
dont nous parlerons au sujet de l'ascite.

III. — Percussion de l'abdomen.

On constate de la submatité ou de la matité en cas d'accumulation de matières liquides ou solides au niveau d'une
anse intestinale, en cas d'abcès ou de tumeur de l'abdomen.

Lorsqu'il y a occlusion intestinale, sans adhérences péritonéales généralisées, les changements de position imprimés
au malade amènent un déplacement de la poche de rétention des matières et par suite de la zone de matité.

A. *Du météorisme.* — Météorisme et tympanite sont
deux termes synonymes. S'il y a peu de gaz dans l'intestin,
on dit généralement qu'il y a météorisme ; s'il y en a beaucoup, on dit qu'il y a tympanite ou pneumatose intestinale.

Dans certains cas rares, il existe des gaz dans le péritoine ;
on dit qu'il y a *tympanite* ou *pneumatose péritonéale.*

En cas de météorisme, l'abdomen a une forme *globuleuse*,
sans déformation de l'ombilic ; la peau est distendue. Le
thorax est élargi à la base dans les cas extrêmes. La palpation donne une sensation de consistance élastique.

La percussion donne une résonance tympanique exagérée,
que le gaz soit dans l'intestin ou le péritoine. Mais, dans
le premier cas, la sonorité est plus prononcée au niveau
du côlon et elle ne masque pas la matité du foie ; dans le
deuxième cas, l'exagération de sonorité est uniforme et plus
générale par suite du refoulement de l'intestin ; la matité
du foie est masquée.

Le météorisme peut être *généralisé* (péritonite, occlusion
intestinale située assez bas, fièvre typhoïde, hystérie...) ;
il n'indique pas forcément des lésions intestinales, il faut
rechercher les autres symptômes.

Le météorisme peut être *partiel*, en particulier dans certaines occlusions.

Lorsque la tension des gaz est très exagérée, il se produit le même phénomène que dans les cas similaires de pneumothorax, d'emphysème : la sonorité est remplacée par de la submatité.

B. *De l'ascite.* — L'ascite est constituée par une collection liquide libre dans l'abdomen. Celui-ci a la forme dite *ventre de batracien.* Ce liquide obéit aux lois de la pesanteur, se portant sur les parties déclives. Par conséquent, la forme du ventre change suivant que le malade est couché ou debout.

La percussion donne un son mat au niveau du liquide, un son tympanique au niveau des anses

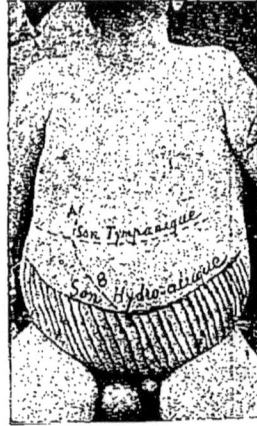

Fig. 71. — Percussion en cas d'ascite.

intestinales et un son hydro-aérique intermédiaire (fig. 71).

Le malade étant placé dans le décubitus dorsal, la matité

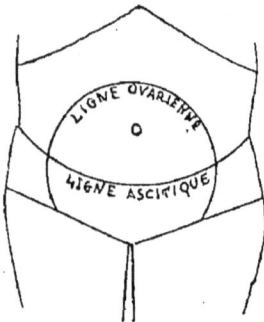

Fig. 72. — Ascite et tumeur ovarienne.

a la forme d'un croissant *à concavité dirigée en haut.* Au contraire, dans le cas d'une *tumeur kystique*, la matité a la forme d'un croissant *à concavité dirigée en bas* (fig. 72).

Dans les positions latérales, la matité se déplace avec le liquide ascitique. Il est bon d'attendre quelques instants, l'agglutination des anses intestinales pouvant retarder ce mouvement de déplacement (ligne AB, fig. 71).

En cas d'ascite très abondante, la zone de sonorité tympanique peut disparaître, par suite de l'éloignement de la paroi de la masse intestinale.

SENSATION DE FLOT. — Par la palpation combinée avec

la percussion, on recherche la sensation de flot dans l'ascite.

Une main est posée à plat sur l'abdomen ; de l'autre, placée à une certaine distance de la première, on donne une chiquenaude, afin de mettre en mouvement une onde liquide, qui vient frapper la main immobile.

Dans les cas douteux, il est bon de faire appuyer, par son bord cubital, la main d'un aide sur l'abdomen et le long de la ligne blanche, pour éviter les mouvements en masse d'un abdomen volumineux et à parois plus ou moins relâchées.

Lorsque la quantité du liquide ascitique est très faible, on peut rechercher la sensation de flot de la façon suivante. La main gauche est posée à plat sur l'abdomen, les doigts étant écartés en éventail. Avec un doigt de la main droite, on percute le médius ou l'index gauche ; la sensation de flot est perçue par le pouce de la main gauche.

Flot lombo-abdominal (Bard). — Une main est placée sur le ventre du malade, celui-ci étant assis ; l'autre main percute à poing fermé et à petits coups la base du thorax en arrière. La main antérieure perçoit une sensation de flot.

Ce signe est très précoce et existe alors même que l'épanchement est très peu abondant.

Cette même sensation existe en cas de tumeur plus ou moins mobile de l'abdomen ; les autres signes serviront à établir le diagnostic différentiel.

IV. — Signes fonctionnels.

A. *Facies*. — Les malades atteints d'une maladie de l'abdomen, en général, ont un masque bien particulier dénommé *facies abdominal*.

Dans la péritonite, l'occlusion intestinale, certains cas d'appendicite avec péritonite septique, le facies est dit *grippé* ou *hippocratique* : figure amaigrie, nez effilé, yeux excavés, regard atone ; une douleur vive est peinte sur la face du malade.

Le facies est d'une *pâleur* extrême et exprime une vive angoisse en cas de coliques néphrétiques ou hépatiques.

B. **Attitude.** — Dans certaines maladies abdominales, le corps est pelotonné, les couvertures étant écartées ou relevées (péritonite aiguë...). Dans la colique de plomb, le malade est couché sur le ventre, les poings crispés sur la région douloureuse ; une pression large diminue la douleur.

Certains malades atteints de péritonite chronique adoptent le décubitus abdominal, prétendant moins souffrir et mieux respirer dans cette position.

C. **Des coliques.** — Les coliques sont des douleurs abdominales revenant par accès et graduellement croissantes. L'intestin est leur siège habituel. Elles sont permanentes ou passagères et débutent brusquement ou lentement.

Pour avoir la valeur sémiologique des douleurs abdominales, il faut s'enquérir de leur nature, du moment de leur apparition, de leur durée, de leur siège. Ces douleurs peuvent être *généralisées* à tout l'abdomen ou *localisées*, avec ou sans *irradiations*.

Nous citerons quelques exemples : dans l'appendicite, avons-nous dit précédemment, la douleur est surtout forte au point de Mac Burney.

Dans la dysenterie, elle siège principalement autour de l'ombilic.

La fièvre typhoïde s'accompagne d'une douleur de la fosse iliaque droite avec gargouillements.

La péritonite aiguë s'accompagne d'une douleur extrêmement vive ; la péritonite chronique est souvent à peu près indolore.

Les névralgies des parois abdominales, suivant le trajet d'un nerf, sont fréquentes dans l'hystérie ; le rhumatisme peut frapper les parois musculaires de l'abdomen.

Le tabes donne des douleurs fulgurantes. .

Nous avons cité plus haut les signes qui accompagnent les coliques de plomb, les coliques hépatiques et néphrétiques.

D. **De la constipation.** — On dit qu'il y a constipation lorsque les matières fécales sont très dures (*scybales*), qu'elles sont évacuées difficilement ou retenues dans l'intestin. Il existe souvent des alternatives de flux diarrhéique et d'expulsion de scybales.

La fréquence des évacuations varie suivant chaque individu ; la constipation est donc un symptôme relatif.

Pour que les matières fécales puissent circuler librement, il faut que le *canal intestinal* soit *libre*, que les parois intestinales aient une *contractilité* et une *sensibilité* normales, que ces matières soient *imprégnées* de *bile* et de *mucus*.

Si ces conditions ne sont pas remplies, la constipation est *possible*. Les causes principales sont donc :

1° OCCLUSION INTESTINALE, qui peut être produite par une disposition pathologique de l'intestin (étranglement, invagination, coudure, hernies étranglées...) ; par des tumeurs de l'intestin ou des organes voisins (celles-ci agissant par compression de voisinage) ; par des calculs biliaires ou intestinaux, des corps étrangers, de la *coprostase*, des vers intestinaux, etc.

Si l'occlusion est complète, la constipation est absolue. De plus, dans ce cas, le malade *ne rend plus aucun gaz* par le rectum (signe important pour le diagnostic).

2° TROUBLES DE CONTRACTILITÉ ET DE SENSIBILITÉ. — Les spasmes ou l'atonie des muscles de l'intestin ou de la paroi se rencontrent chez les hystériques, les vieillards, les aliénés, dans la méningite, la colique de plomb, dans les hernies même non étranglées, etc.

Dans certaines *maladies du cerveau et de la moelle*, dans les maladies adynamiques, dans la convalescence de ces maladies, l'anesthésie de la muqueuse coexiste souvent avec le défaut de contractilité.

La *constipation médicamenteuse* (opium, morphine) a la même origine.

La parésie peut marcher de pair avec l'hyperesthésie générale de l'abdomen. Les malades atteints de péritonite, d'appendicite ne vont pas à la garde-robe, parce qu'ils ont de la parésie intestinale et que le moindre effort est douloureux.

Le shock nerveux qui suit les grandes opérations, le séjour

prolongé au lit produiront également de la constipation.

3º DIMINUTION DE LA BILE ET DU MUCUS. — Chez certains hépatiques, la constipation est fréquente, ainsi que chez les fébricitants chez lesquels le mucus sécrété par l'intestin est peu abondant.

Nous venons de voir que des maladies très diverses peuvent causer de la constipation, mais il importe de retenir que réciproquement la rétention, même partielle, des matières fécales peut être le point de départ d'états morbides variés, pour lesquels l'étiologie rationnelle échappe *a priori*.

Bien souvent des troubles gastriques ou utérins, des états migraineux ou neurasthéniques, des symptômes d'occlusion intestinale, etc., ne relèvent que de la constipation.

Chez les nouveau-nés, la constipation est *très fréquente*. La rétention du méconium et les fermentations consécutives se rencontrent chez 25 p. 100 de ces petits malades (Joukovsky).

Chez les enfants plus âgés, la constipation peut résulter de l'*oubli d'aller à la selle*.

Une fièvre à 39º ou 40º par auto-intoxication, des éruptions diverses peuvent être le résultat d'une constipation plus ou moins opiniâtre.

E. *De la diarrhée.* — Beaucoup d'entérites s'accompagnent de diarrhée, mais entérite et diarrhée ne sont pas deux termes synonymes ; on a trop de tendance à les employer l'un pour l'autre indifféremment (on a même appelé diarrhée de Cochinchine une forme spéciale de dysenterie).

La diarrhée est un trouble *non phlegmasique* de l'intestin (Trousseau, Dieulafoy).

La consistance plus ou moins molle des selles n'est pas un élément suffisant d'appréciation pour permettre de dire qu'il y a diarrhée ; les nouveau-nés, par exemple, ont des selles pâteuses, sans avoir de la diarrhée. Il faut qu'il existe un trouble sécrétoire, un véritable *flux intestinal*.

1º DIARRHÉE NERVEUSE. — Le froid, une émotion vive, certaines maladies comme le tabes, le goitre exophtalmique, sont des causes de diarrhée.

2º DIARRHÉE PAR IRRITATION. — L'ingestion de certains aliments, de certaines boissons, des troubles du foie, du pancréas... produisent ce genre de diarrhée.

3º DIARRHÉE PAR INFECTION. — De très nombreuses maladies s'accompagnent d'infections intestinales et consécutivement de flux diarrhéique, contenant du mucus, du sang, de la bile, des aliments plus ou moins digérés, etc. (dysenterie, fièvre typhoïde, choléra, urémie...).

L'étude de ces diarrhées infectieuses est du domaine de la pathologie interne.

V. — Examen des matières fécales.

Ce que nous venons de dire des signes fonctionnels, diarrhée et constipation, nous montre l'importance de l'examen des matières fécales, non seulement chez les malades atteints d'une affection de l'intestin et des glandes annexes, mais chez presque tous les malades.

De même qu'on doit systématiquement se renseigner sur la fonction urinaire, on doit toujours examiner, au moins *de visu*, les fèces des malades, et autant que possible des fèces fraîches pour éviter des erreurs dues aux décompositions qui se produisent rapidement à l'air libre.

I. EXAMEN MACROSCOPIQUE. — *Nombre et quantité des selles.* — Le *nombre* des selles est important à connaître : il constitue, dans certaines maladies de l'intestin en particulier, un élément du pronostic.

La *quantité* est subordonnée à la nourriture et à la préparation culinaire des aliments (150 à 200 grammes en moyenne par vingt-quatre heures). Elle augmente par suite de troubles de résorption intestinale ou par suite d'insuffisance des sécrétions biliaire et pancréatique (les aliments étant moins assimilables). La présence de mucus, pus, sérum sanguin exsudé ou transsudé, etc., est une cause d'augmentation.

Consistance. — *Forme.* — Le nouveau-né rend du *méconium* qui a la consistance du savon noir (matière poisseuse).

Chez l'adulte normal, les fèces ont une consistance ferme.

Si la bile est absente, les selles sont dures ; si elle est trop abondante, les selles sont liquides et fréquentes. L'absence de suc pancréatique rend les selles molles et graisseuses.

En cas de constipation opiniâtre, les fèces sont dures, ovillées (scybales, coprolithes).

Les produits abondants de fermentation intestinale, certains médicaments donnent des selles molles, pâteuses ou liquides.

Les selles ont une forme rubanée, surtout en cas d'un rétrécissement du rectum.

Couleur. — Aspect. — En cas d'absence de suc biliaire, les selles sont blanches, *argileuses* ; si le suc pancréatique fait défaut, elles sont d'un blanc grisâtre (*stéarrhée graisseuse*).

L'abondance de bile donne une couleur d'un vert noirâtre.

Les enfants ont souvent des selles *vertes*, qui sont dues soit à de la biliverdine (une goutte d'acide nitrique nitreux sur le linge souillé augmente la coloration verte, qui passe ensuite au violet et au rose), soit à des *produits microbiens* (diarrhée verte). Dans ce dernier cas, la réaction précédente n'existe pas, la teinte verte disparaît.

Le *sang* donne aux selles une teinte rouge, s'il provient des parties inférieures de l'intestin (hémorroïdes, dysenterie...), une teinte noire comme du goudron, de la poix (melæna) s'il provient des parties supérieures de l'intestin (ulcérations et cancer de l'estomac, fièvre jaune, ictère grave, fièvre typhoïde...) (Voy. plus loin : *Recherche du sang dans les fèces*).

Certains médicaments colorent les selles : le bismuth, le fer les colorent en noir ; le calomel en brun verdâtre par formation de sulfure de mercure.

Dans la *dysenterie*, si le sang n'existe qu'en petite quantité, la couleur et l'aspect sont extrêmement variables et en rapport avec les autres éléments que contiennent les selles (bile, mucosités, pigments microbiens, bacille pyocyanique...). Elles peuvent être boursouflées par des **gaz** de fermentation.

Dans le typhus abdominal, l'aspect des selles rappelle la *purée de pois.*

Dans le choléra asiatique, l'aspect particulier des selles leur a fait donner le nom de *riziformes* ou *fromentoïdes* (Koch).

Réaction. — La réaction normale est neutre ou légèrement alcaline.

L'acidité peut être due à l'alimentation (excès de graisse, par exemple, et formation d'acides gras). Elle peut résulter d'une diminution de la sécrétion biliaire.

L'absence de sécrétion pancréatique est cause le plus souvent d'une réaction franchement alcaline, par suite de la putréfaction des albuminoïdes incomplètement digérés.

Recherche de l'acidité. — On prend une petite quantité de selles fraîches, qu'on dilue avec de l'eau distillée (même dans le cas d'un prélèvement de selle liquide), afin de bien mélanger toutes les parties, et l'on recherche la réaction au papier de tournesol.

Le dosage peut être fait comme pour le suc gastrique.

On doit éliminer certaines causes d'erreur dues à la présence du sang, du pus qui peuvent diminuer ou neutraliser l'acidité.

Résidus alimentaires. — De nombreux résidus, les uns indigérables, les autres non absorbés par suite d'un trouble d'absorption, peuvent être constatés dans les fèces. On peut en reconnaître quelques-uns sans l'aide du microscope.

La caséine du lait se présente sous forme de flocons blanchâtres. Les résidus de graisse enrobent les matières d'une couche molle analogue à du suif, ou se présentent sous forme de petites gouttelettes. La graisse peut encore surnager comme une couche d'huile.

Recherche de la graisse. — On triture une petite quantité de fèces avec de l'éther, qui dissout les graisses, et l'on trempe dans cet extrait un papier buvard, qui devient translucide comme une tache d'huile.

Autres éléments anormaux. — Les principaux sont :

1º *Mucosités* (Voy. *Examen des urines. Mucus*). — C'est ce que le malade appelle communément de la graisse.

Dans le catarrhe du gros intestin, les matières sont *enrobées* de mucus.

Dans l'inflammation de l'intestin grêle, le mélange est *intime* (aspect de grains de sagou).

Dans l'inflammation du duodénum, les mucosités sont *bilieuses*.

Dans la dysenterie, elles sont *sanguinolentes*.

Les mucosités, mélangées à des épithéliums et autres éléments variés, prennent dans certains cas la forme de *tubes*, l'aspect de *membranes* (entérite pseudo-membraneuse).

2º *Pus* (Voy. *Examen des urines*). — On trouve du *pus* dans les fèces dans un certain nombre de maladies : dans la dysenterie (ulcérations), en cas de kyste suppuré, d'appendicite compliquée...

L'examen microscopique peut être nécessaire.

3º *Sang.* — Il est souvent très utile de déceler la présence de très faibles quantités de sang (diagnostic précoce des ulcérations, du cancer...).

Réaction de Weber. — 1º On met dans un verre une petite quantité de matières fécales (gros comme une noisette). Si ces matières sont dures, on les dilue avec un peu d'eau distillée. On ajoute un tiers de leur volume d'acide acétique glacial ; on triture. On verse 6 à 8 centimètres cubes d'éther qui doit être mêlé aux matières avec précaution, de façon à éviter qu'il ne se forme une émulsion. L'éther surnage et entraîne la substance d'origine hématique, contenue dans les fèces, sous forme d'hématine.

2º On prépare dans un mortier quelques centimètres cubes de teinture de gaïac fraîche (résine de gaïac et alcool absolu).

3º On verse dans un tube à essai 2 ou 3 centimètres cubes de l'éther qui surnage, en évitant d'entraîner en même temps quelques résidus de matières qui pourraient être une cause d'erreur (pus, médicaments, certaines parties végétales des aliments). On ajoute 1 à 2 centimètres cubes de teinture de gaïac et 2 centimètres cubes d'eau oxygénée. On agite le tube, en évitant de le boucher avec la pulpe d'un doigt. Au bout de deux ou trois minutes, une *teinte bleue* apparaît si la réaction est positive. La réaction est passagère, et la teinte disparaît au bout de quelques minutes.

Remarque. — L'apparition d'une teinte verte ou vert bleuâtre n'a aucune valeur.

Le Weber positif doit toujours être accompagné d'un examen microscopique des matières fécales, car la présence de certains parasites, en particulier du trichocéphale (Guiart, Garin), peut être une cause d'erreur dans l'interprétation de la réaction. Celle-ci est en effet positive quand il existe du trichocéphale.

Réaction de Meyer (Voy. *Examen des urines*).

4° *Calculs.* — Ils proviennent du foie, du pancréas, de l'intestin... Pour les recueillir, les fèces doivent être passées à travers un tamis fin, sous un filet d'eau.

5° *Parasites intestinaux.* — L'helminthiase est fréquente chez les enfants, chez les adultes habitant certaines contrées ou exerçant certaines professions (ankylostomiase des mineurs).

L'examen microscopique peut être nécessaire.

II. Examen microscopique. — Depuis de nombreuses années, les médecins et pharmaciens de la marine n'ont cessé de pratiquer des examens microscopiques des selles des dysentériques, provenant surtout des régions tropicales. Normand et Bavay (Saint-Mandrier, 1875), Bonnet, Bertrand et Fontan doivent être cités entre tous pour leurs remarquables travaux.

L'importance de l'étude microscopique a été bien mise en lumière par Bertrand et Fontan en 1885-1886 : « Elle dénonce les selles purulentes et indique par suite les ulcérations intestinales, alors que la couleur des déjections n'est pas sensiblement modifiée. Elle nous fait connaître le parasitisme même ovulaire ou embryonnaire. Par l'abondance des résidus et leur intégrité relative, elle met en évidence la lientérie microscopique et dès lors apprend quels aliments doivent être particulièrement prescrits. Elle trahit sûrement les écarts de régime : des poils de pain, des fibres musculaires striées dans les selles d'un individu qui, depuis *plusieurs jours*, est tenu au régime lacté, sont les signes d'infractions dont bien souvent des malades nous ont fait l'aveu, étonnés de l'assurance avec laquelle nous leur reprochions leur incartade ».

Depuis quelques années seulement, il est fait mention de la nécessité de ces recherches microscopiques, dans les différents ouvrages de coprologie.

Technique. — « Pour relever au microscope tout ce que contient une selle de diarrhéique, il ne faut pas se contenter d'en examiner un seul échantillon.

« Si la selle est fluide, on devra laisser déposer les matières dans une éprouvette à expérience et faire des préparations avec les diverses couches plus ou moins liquides. Les matières solides seront délayées dans de la glycérine. » (Bertrand et Fontan.)

On peut encore faire les prélèvements, après centrifugation, sur le culot réuni au fond du tube ; on peut faire agir sur les échantillons des acides, de l'alcool, de l'éther... en vue de la séparation des résidus. Enfin on peut employer des colorants variés pour caractériser et différencier les diverses particules ou microbes (Voy. *Traité de bactériologie* de Macé).

Porteurs de germes (bacilles dans les fèces). — A la suite d'un certain nombre d'affections microbiennes, les personnes guéries peuvent continuer à héberger dans leur organisme des microbes indifférents pour eux, mais dangereux pour leur entourage; ces personnes sont des *porteurs de germes*.

Dans bien des cas, et en particulier pour la fièvre typhoïde, il importe de dépister ces porteurs de germes. Tout praticien doit donc savoir recueillir les excreta dans les conditions voulues, pour que le bactériologiste puisse faire les recherches nécessaires.

Un des procédés, préconisé par Sacquépée, est celui des *lavages intestinaux*. Il est basé sur ce fait que les germes pathogènes se trouvent surtout dans l'intestin grêle, et très rarement dans le gros intestin. On évacue le gros intestin par deux lavages préparatoires, faits à vingt minutes d'intervalle. Chaque lavage comporte l'injection lente d'un litre d'eau bouillie, refroidie vers 25°. Après un nouveau repos égal au précédent, on injecte un troisième litre d'eau bouillie, et cette fois on recueille le liquide évacué dans trois vases stériles. Dans le dernier vase, on prélève 1 centimètre cube de liquide, suivant les techniques d'asepsie indispensable.

Remarque. — Il existe également des porteurs de germes dont les urines *seules* contiennent des microbes. L'analyse des urines, au point de vue bactériologique, peut donc être indispensable, au même titre que l'examen des fèces.

III. Exploration fonctionnelle de l'intestin et des glandes annexes. — Elle se fait au moyen des repas d'épreuve. Nous ne donnons ici que les grandes lignes de la méthode de coprologie clinique de Gaultier.

Repas d'épreuve (Gaultier). — Pour un adulte, il est ainsi composé :

Viande de bœuf............	60	grammes.
Beurre	20 à 30	—
Pommes de terre..........	100	—
Lait	300 à 500	cent. cubes.

Si la digestion se fait normalement, presque tous les aliments doivent être utilisés.

(La viande doit être à peine cuite ou prise crue en boulettes.)

Pendant le repas, on donne un cachet de *carmin* (0^{gr},30) destiné à colorer les fèces et à délimiter celles qui font partie du repas (couleur rouge ou rose), à l'exclusion des résidus antérieurs.

Les principales recherches après le repas sont les suivantes :

1° *Durée de la traversée digestive*, qui est surtout en rapport avec la motricité intestinale (vingt-six à quarante heures chez l'adulte).

L'allongement peut tenir à un défaut de suc biliaire.

Le raccourcissement dépend d'un défaut de suc pancréatique (avec déchets non assimilables), ou d'un défaut d'absorption intestinale (avec déchets assimilables).

Le système nerveux peut influer sur la durée de traversée, dans l'un ou l'autre sens.

2° *Recherche des fibres musculaires.* — Elles peuvent existe en *grande quantité*, par suite d'une motricité exagérée et telle que leur digestion n'a pas eu le temps de s'achever, ou par suite d'un trouble d'absorption, quelquefois enfin du fait d'une *insuffisance pancréatique.*

3° *Recherche du rapport des substances sèches aux substances fraîches.* — On prélève une *petite* quantité de fèces qu'on pèse dans une capsule, dont on a fait la tare. On chauffe lentement à l'étuve au bain-marie à 96° jusqu'à dessiccation complète ; on fait une nouvelle pesée. Comme contrôle, on répète les différentes phases de la manipulation dont les résultats restent invariables, si la dessiccation est bien achevée.

Les fèces contiennent pour 100 parties : 33 à 39 parties de substances sèches et 67 à 61 d'eau.

Le rapport *augmente* si la sécrétion biliaire est diminuée ou supprimée (selles dures, concrètes).

Le rapport *diminue* (9 p. 100) si l'absorption intestinale est *considérablement diminuée.* De plus, dans ce cas, le poids absolu des fèces est augmenté, et celles-ci contiennent souvent du mucus, du pus, du sang...

Le rapport *diminue* (12 p. 100) si l'insuffisance pancréatique s'ajoute à l'insuffisance biliaire.

(Il faut tenir compte des transsudations séreuses, comme dans le choléra, ou des troubles nerveux divers.)

4° *Utilisation et dédoublement des graisses.* — Le praticien ne peut lui-même procéder à l'analyse quantitative et qualitative des graisses, mais il doit être à même de conclure d'après les résultats fournis par le chimiste.

A l'état normal, 95 p. 100 des graisses ingérées sont retenus par l'organisme. Les 5 p. 100 des graisses excrétées se décomposent ainsi :

24,2 p. 100 de graisses neutres (GN).
38,8   —   d'acides gras (AG).
37   —   de savons (S).

Donc 75 p. 100 (38,8 + 37) des graisses non absorbées sont cependant dédoublés (*stéatolyse*) et par conséquent sont assimilables.

En cas de fonction biliaire supprimée, l'utilisation des graisses est de 37 à 53 p. 100. Les graisses excrétées, soit 47 à 63 p. 100 (*stéarrhée*), se décomposent ainsi :

65 p. 100 de GN.
22 — de AG
12 — de S } 34 p. 100 (*hypostéatolyse*).

En cas de fonction pancréatique supprimée, l'utilisation des graisses (sauf pour une graisse émulsionnée comme celle du lait) n'est plus que de 15 p. 100. Les graisses excrétées, soit 85 p. 100 (stéarrhée), se décomposent ainsi :

80 p. 100 de GN.
10 — de AG
5 — de S } 15 p. 100 (*hypostéatolyse*).

Si les deux sécrétions sont supprimées à la fois, l'utilisation est de 10 p. 100. Les graisses excrétées, soit 90 p. 100, se décomposent ainsi :

90 p. 100 de GN.
9 — de AG
1 — de S } 10 p. 100 (*hypostéatolyse*).

En cas de troubles d'absorption intestinale, les graisses sont inutilisées dans la proportion de 35 à 40 p. 100, mais la stéatolyse est normale.

En résumé, après un repas d'épreuve dont la teneur en graisses est proportionnée à la quantité normale absorbable, la *stéarrhée*, c'est-à-dire la présence globale des graisses dans les fèces, et l'*hypostéatolyse*, c'est-à-dire l'absence de division des graisses fécales, constituent un des syndromes les plus nets de l'insuffisance fonctionnelle des glandes hépatique et pancréatique (Gaultier).

EXAMEN DU PANCRÉAS

EXAMEN PHYSIQUE. — Le pancréas est peu accessible à l'examen physique.

L'examen de cet organe par la palpation profonde se fait entre l'ombilic et l'appendice xiphoïde.

Dans les pancréatites chroniques de la tête et d'origine surtout post-lithiasique, le siège de la douleur est en général situé au niveau de la zone pancréatico-cholédocienne (fig. 73), délimitée par la bissectrice CO de l'angle droit AOB (Chauffard et Rivet).

EXAMEN FONCTIONNEL. — Il peut donner des renseignements plus importants que l'examen physique.

1° *Examen des matières fécales*, précédemment traité.

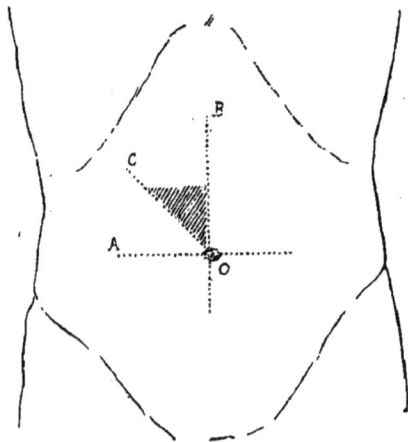

Fig. 73. — Zone pancréatico-cholédocienne.

2° *Procédé de Schmidt.* — D'après les expériences de cet auteur, le suc pancréatique *seul* digère les noyaux des fibres musculaires.

On coupe de la viande de bœuf en petits cubes qui sont inclus dans des sachets de gaze. Après absorption, ces sachets sont facilement retrouvés dans les selles, on les lave, et on recherche au microscope les noyaux cellulaires. Leur présence indique un déficit pancréatique.

3° *Épreuves de Sahli.* — Les capsules de gélatine, suffisamment durcies par le formol, peuvent résister douze heures

à l'action du suc gastrique, tout en étant rapidement digérées
par le suc pancréatique. On place dans ces capsules des
produits tels que le salol, l'iodoforme, qui sont dédoublés
par le suc pancréatique. Si l'acide salicylique, si un iodure
ne sont pas constatés dans les urines, on peut penser que
le suc pancréatique manque dans l'intestin.

Le dédoublement peut être effectué par d'autres sécrétions (bile, sécrétion intestinale, lipases...), mais il est moins
rapide, moins net.

La sécrétion intermittente du suc pancréatique peut
fausser les épreuves. On devra donc répéter les expériences.

L'imperméabilité rénale est une cause d'erreur qu'on
doit éliminer préalablement par l'épreuve du bleu de méthylène (Voy. *Examen des reins*).

4° *Dosage de l'amylase pancréatique contenue dans les fèces.* —
Pour doser une amylase, on met ce ferment en contact avec
de l'empois d'amidon, et l'on détermine, par la liqueur de
Fehling, la quantité de sucre formé. On en déduit le degré
d'activité de l'amylase.

En ce qui concerne le dosage dans les matières fécales, les
causes d'erreur sont nombreuses et difficiles à éviter. Cependant ces recherches, faites par des spécialistes, peuvent
donner d'utiles indications sur la sécrétion pancréatique.

5° *Principaux syndromes pancréatiques.* — Le pancréas
a des rapports étroits avec les plexus sympathiques voisins
(plexus solaire, ganglions semi-lunaires...). Les ganglions
ont eux-mêmes des connexions avec les nerfs pneumogas-
triques et phréniques. Ces rapports anatomiques expliquent
les *douleurs névralgiques angoissantes*, l'état de collapsus,
les vomissements, la tachycardie, le hoquet, etc., qu'on note
dans certaines pancréatites aiguës.

La compression du plexus solaire peut, dans certains
cas, déterminer l'apparition d'une *coloration bronzée* de la
peau.

Le canal cholédoque peut être comprimé par une tumeur
de la tête du pancréas ; il en résulte un *ictère chronique* plus
ou moins prononcé.

Dans certains cas, où le canal côtoie seulement le pancréas (situation anatomique variable), l'ictère fait défaut.

Les *troubles dyspeptiques* sont fréquents. Dans les lésions graves du pancréas, *l'amaigrissement est très rapide.*

Les lésions chroniques peuvent s'accompagner de *diabète.* Ces lésions du pancréas coexistent souvent avec des affections hépatiques.

EXAMEN DE L'APPAREIL GÉNITO-URINAIRE

I. — EXAMEN DES REINS

Anatomie. — Les reins sont situés de chaque côté de la colonne vertébrale ; ils ont une hauteur de 10 à 12 centimètres. Leur extrémité supérieure répond à la douzième vertèbre dorsale, l'inférieure répond au bord supérieur de la troisième vertèbre lombaire. Le rein droit est situé un peu plus bas que le gauche, à cause du foie qu'il touche en haut ; le rein gauche touche la rate à sa partie supérieure.

La distance entre les bords externes des reins et la ligne des apophyses épineuses ne dépasse pas 9 centimètres, d'après Récamier. Cette limite externe, projetée sur la face antérieure du corps, correspond à peu près au bord externe du muscle droit de l'abdomen.

La face antérieure des reins, tapissée par le péritoine, est en grande partie recouverte par les côlons ascendant (à droite) et descendant (à gauche). Donc, en cas de tumeur, le gros intestin, refoulé d'arrière en avant, fera bourrelet devant le rein augmenté de volume.

I. — Inspection de la région rénale.

On examine la région rénale en se plaçant devant le malade, puis en arrière et sur le côté.

Par devant, le malade étant couché, on peut voir une saillie plus ou moins prononcée du côté du flanc ou de la région ombilicale.

Le malade étant debout (examen par côté ou en arrière), on peut constater que la courbure normale de la région est remplacée par une surface bombée (par exemple dans le cas d'abcès périnéphrétique).

L'inspection permet de se rendre compte de l'état de la peau (rougeur, œdème...).

II. — Palpation des reins.

La *palpation bimanuelle* (procédé de Trousseau) est la méthode de choix (fig. 74 et 75).

Le malade étant dans le décubitus dorsal, reposant bien à plat, les jambes *allongées* et molles (Guyon, Récamier), doit se laisser aller, comme s'il dormait. Une main est placée en arrière, dans l'angle costo-musculaire (au niveau du triangle de Jean-Louis Petit). On appuie avec l'extrémité des doigts, tout en laissant la main immobile.

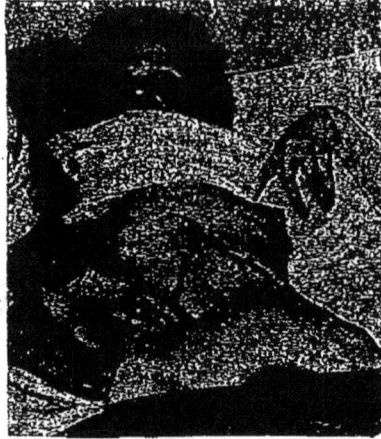

Fig. 74. — Premier temps de la palpation du rein.

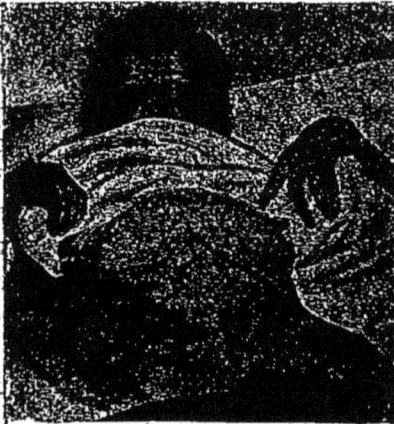

Fig. 75. — Deuxième temps de la palpation du rein.

L'autre main palpe profondément en avant. Les deux mains vont à la rencontre l'une de l'autre. Cette exploration doit se faire *en mesure*, c'est-à-dire suivre exactement les mouvements respiratoires et ne gagner du terrain que pendant l'expiration (Guyon).

La *douleur provoquée*, sa disparition ou sa continuation après un moment de pression, ses *irradiations* seront notées avec soin.

La consistance, la forme, le volume du rein peuvent être appréciés avec une certaine précision par cette palpation bimanuelle. Il en est de même pour le spasme des muscles lombaires, qui accompagne certains cas de phlegmasies aiguës rénales et périrénales, et qui a une valeur diagnostique importante.

Le *rein mobile*, saisi entre les deux mains, peut s'échapper et donner la sensation du noyau de cerise qui fuit entre les doigts (Glénard).

La recherche du *ballottement rénal* (Guyon) par des petites secousses, imprimées par la main placée en arrière, est indispensable pour bien délimiter le rein.

III. — Percussion des reins.

La percussion n'acquiert de l'importance qu'en cas de déplacements ou de tumeurs des reins.

Lorsque le rein est en *ectopie*, l'intestin prend sa place, et la matité rénale est remplacée souvent par de la sonorité tympanique.

Dans toutes les tumeurs du rein on constate un agrandissement de la zone de matité. Toutes ces néoformations sont situées derrière le côlon, et si l'on a eu soin de vider préalablement l'intestin, il existe une bande de sonorité tympanique qui traverse l'aire de la matité.

IV. — Succussion des reins.

De légers coups donnés à poing fermé sur la région rénale sont indolores chez les sujets normaux ; ils sont douloureux dans certaines maladies rénales. On peut ainsi provoquer de la douleur, alors que la palpation bimanuelle et le ballottement sont indolores.

Cette succussion provoque également de la douleur dans les lésions périnéphrétiques ou le lumbago, et le diagnostic n'est pas éclairé dans ces cas par ce moyen de recherche. Au contraire, la succussion des reins n'est pas douloureuse dans les affections des organes avoisinant le rein.

Dans un grand nombre de maladies des reins, l'exploration physique ne donnera aucun résultat, et le diagnostic ne sera possible que par l'*examen des urines*, dont nous parlerons plus loin.

II. — EXAMEN DES VOIES URINAIRES

I. *Uretères*. — Le praticien doit rechercher les *points douloureux uretéraux* : le point *para-ombilical*, qui répond au bassinet ; — le point *iliaque*, au niveau du croisement de l'uretère et des gros vaisseaux iliaques externes ; — le point *vésical*, au niveau où l'uretère devient intravésical. Ce dernier peut être palpé par le rectum chez l'homme, le rectum et le vagin chez la femme.

En éclairant la vessie au moyen de l'*endoscope*, l'embouchure des uretères devient visible ; on peut étudier le *méat uretéral* au point de vue de sa forme, son aspect, sa coloration, son siège. Si l'on a fait une injection de bleu de méthylène au malade, on peut voir sourdre l'urine colorée au niveau des méats uretéraux. Le cathétérisme direct des uretères devient même possible ; on peut ainsi recueillir séparément l'urine de l'un et l'autre rein, et comparer l'état anatomique et fonctionnel du rein supposé malade avec celui du rein supposé sain.

II. *Vessie*. — Lorsqu'elle est très distendue, l'inspection permet de constater une saillie de la région hypogastrique.

La *palpation bimanuelle* est la méthode de choix. L'index d'une main est introduit dans le rectum ou le vagin, l'autre main palpe avec précaution la paroi abdominale (au besoin on administre du chloroforme). Les renseignements qu'on acquiert sont nombreux : état de vacuité ou rétention d'urine, tumeurs...

Par la *cystoscopie*, on arrive à éclairer et à voir la paroi interne de la vessie.

Le cathétérisme, au moyen d'instruments métalliques spéciaux, permet de reconnaître la présence des calculs. Le choc du calcul contre le cathéter donne un son clair, perceptible à distance.

La *percussion* permet, dans certains cas, de constater l'état de réplétion de la vessie, à condition que le sujet ne soit pas trop gras. L'absence de matité n'est pas une preuve de l'état de vacuité de la vessie, car cet organe a pu se développer du côté du petit bassin plutôt que du côté de la paroi abdominale.

III. **Urètre.** — La vue indique l'étroitesse du méat, son imperforation, sa situation anormale (hypospadias...) ; les fistules, l'œdème de l'urètre.

La *palpation immédiate* se fait chez l'homme en promenant le doigt sur l'urètre, ce qui permet de sentir les nodosités, les indurations qui accompagnent souvent les rétrécissements, les petits abcès qui échappent à la vue.

Par le *toucher rectal*, qu'on ne doit jamais négliger de pratiquer, le doigt explore les portions membraneuse et prostatique de l'urètre.

Chez la femme, l'urètre peut être exploré directement par le doigt.

La *palpation médiate* se fait surtout au moyen des bougies à boule ou à olive (commencer par le n° 20 ou 21 de la filière Charrière). Les plus grandes précautions d'asepsie et d'antisepsie doivent être prises. Toute manœuvre tant soit peu violente est toujours dangereuse ; la plus grande légèreté de main possible est indispensable.

III. — EXAMEN DE L'APPAREIL GÉNITAL DE L'HOMME

I. *Scrotum, testicules, cordon.* — Par l'inspection on juge de l'état de la peau du scrotum (rougeur, œdème), du gonflement des bourses (hydrocèle, tumeurs...), de leur flaccidité (varicocèle). Dans le cas d'hydrocèle, la recherche de la *transparence* est nécessaire.

Par la *palpation*, on détaille toutes les parties de l'appareil spermatique (corps du testicule ; corps, tête et queue de l'épididyme ; canal déférent ; veines spermatiques). On se rend compte des inversions ou des cas d'ectopie du testicule, de l'état du canal inguinal,

La sensibilité du testicule est intéressante à connaître.

La palpation renseigne enfin sur la forme, la consistance des tumeurs des organes spermatiques, sur l'existence des hernies acquises ou congénitales.

L'exploration des *ganglions inguinaux* et *lombaires* complète l'examen ci-dessus.

II. *Périnée*. — L'inspection et la palpation minutieuse de cette région sont indispensables (prolongements périnéaux d'abcès urineux...).

III. *Prostate et vésicules séminales*. — L'exploration se fait par le toucher rectal (hypertrophie, bosselures, consistance, tumeurs, abcès...).

IV. — EXAMEN DE L'APPAREIL GÉNITAL DE LA FEMME

Cet examen doit toujours être très complet, mais on doit penser à la possibilité d'une grossesse.

Nous ne ferons qu'indiquer les grandes lignes de cet examen qui relève du domaine de la gynécologie.

1º L'EXAMEN EXTERNE se fait suivant la méthode générale adoptée pour tous les autres appareils.

Les *seins* seront toujours examinés.

Dans la grossesse, la palpation abdominale prend une importance spéciale.

Les mensurations du bassin sont indispensables, dans certains cas.

2º L'EXAMEN INTERNE comprend comme méthode spéciale : le *toucher vaginal* et l'*examen au spéculum*.

Le toucher vaginal peut se combiner avec la palpation abdominale.

Le toucher rectal est toujours utile.

Au moyen de l'*hystéromètre*, on se rend compte des dimensions et de la direction de l'utérus.

3º Les SIGNES FONCTIONNELS (douleur, menstrues, écoulements variés...) doivent être étudiés avec soin.

V. — DE LA MICTION

On étudie la *fréquence* de la miction. Si elle est exagérée, il y a *pollakiurie* (πολλάκις, souvent). Celle-ci peut être diurne ou nocturne, douloureuse ou indolore. Elle peut être causée, chez les névropathes, par une influence nerveuse. On la rencontre dans des maladies générales (diabète, tabes...) ou certaines maladies de l'appareil génito-urinaire (cystite, maladies de la prostate, néoplasies vésicales, tuberculose de la vessie, *mal de Bright*, maladies utérines et ovariennes...).

Elle est un symptôme important de la *lithiase rénale*.

Si l'urine est plus abondante qu'à l'état normal, il y a *polyurie* (Voy. *Examen des urines*).

A. **Rétention d'urine.** — On dit qu'il y a rétention lorsque la vessie ne se vide pas spontanément. Elle peut être *aiguë* et se manifeste en dehors de toute affection urinaire (traumatismes, maladies infectieuses graves, certaines maladies du cerveau et de la moelle, le *tabes*, l'hystérie, les intoxications par l'opium, la belladone...).

La rétention aiguë existe encore après l'accouchement, à la suite d'opérations même éloignées de l'appareil génito-urinaire.

Dans tous ces cas, il s'agit d'une paralysie du corps de la vessie, le besoin d'uriner étant supprimé à cause de la perte de la sensibilité. Lorsque la pression intravésicale devient supérieure à la tonicité du col, l'urine s'échappe involontairement, il y a *incontinence par regorgement*.

La rétention aiguë s'observe également dans un grand nombre de maladies des voies urinaires (cystites, *rétrécissements*, prostatites...).

La rétention *chronique* ou incomplète est mieux dénommée *stagnation urinaire* ; elle est souvent la cause d'infection locale ou générale.

B. **Incontinence d'urine.** — C'est la sortie involontaire de l'urine hors de la *vessie* (et non du canal, ce qui arrive chez les rétrécis après la miction).

L'*incontinence nocturne* est surtout fréquente chez les
enfants et chez les adolescents ; l'attaque nocturne d'*épilepsie* en est une cause fréquente (Trousseau). Dans d'autres
cas, chez les jeunes enfants, la paresse ou l'habitude produisent cette incontinence.

Une autre variété est liée à l'*atonie* du sphincter urétral
ou à l'*irritabilité vésicale.*

L'incontinence d'urine, tout comme la rétention, est
symptomatique de certaines affections générales ou d'une
affection de l'appareil urinaire. Les maladies de la moelle,
le tabes s'accompagnent souvent d'incontinence *vraie*, qu'il
ne faut pas confondre avec l'incontinence par regorgement,
par rétention ; de plus, elle est le plus souvent *inconsciente* ;
le malade ne sent pas qu'il urine, sa muqueuse urétrale est
anesthésiée.

L'incontinence est fréquente chez les prostatiques et se
manifeste surtout la nuit.

C. **Dysurie**. — La miction *difficile* est en même temps
souvent *prolongée* (prostatites, rétrécissements ou maladies
générales, telles que le tabes).

La miction, dans certains cas, est *entrecoupée* et se fait
en deux ou trois temps (prostatites, nervosisme...).

Le *volume*, la *forme*, la *force* du jet sont importants à préciser.

De la douleur dans les maladies des organes génito-urinaires.

Miction douloureuse. — On fait préciser au malade
l'intensité, le siège, les irradiations, le moment d'apparition
de la douleur. La miction peut, en effet, être douloureuse
au début, ou à la fin, ou d'une façon continue.

La douleur terminale peut se produire en dehors des
maladies des voies urinaires (tabes, glycosurie...).

Les *douleurs* naissant sur un point quelconque de l'appareil génito-urinaire seront précisées, suivant les principes
généraux que nous avons exposés à propos de l'examen du
malade. Elles peuvent s'irradier loin de leur point d'origine.

La douleur produite par un rein malade peut même siéger *par sympathie* dans l'autre rein (réflexe réno-rénal de Guyon); un examen complet de l'appareil génito-urinaire est donc toujours indispensable.

VI. — DE LA PERMÉABILITÉ RÉNALE

Elle a pour but de se rendre compte de l'état *fonctionnel* des reins ; elle ne renseigne pas sûrement sur les altérations anatomiques de ces organes, car ces altérations ne s'accompagnent pas nécessairement d'une diminution de la perméabilité.

L'étude de la perméabilité renseignera sur l'état de la fonction de sécrétion externe du rein.

En d'autres termes, *la perméabilité du rein représente sa valeur excrétrice* (Bernard).

Aucune des méthodes employées ne peut, à elle seule, être considérée comme donnant des résultats absolument certains, mais « la concordance des résultats obtenus par l'emploi de différentes méthodes acquiert une véritable valeur pratique » (Albarran).

I. L'*analyse chimique* de l'urine donne de très utiles renseignements sur l'état fonctionnel du rein, lorsque l'on recueille séparément l'urine de l'un et l'autre rein, et qu'un seul rein est malade. Dans ce cas, en effet, l'urine du rein sain sert de témoin et permet d'apprécier les troubles fonctionnels de l'organe malade.

Dans les maladies bilatérales, ce terme de comparaison n'existe pas, et l'augmentation ou la diminution d'une certaine substance dans l'urine peuvent provenir aussi bien d'un trouble fonctionnel du rein que d'un trouble quelconque d'un organe éloigné (foie, système nerveux, troubles de nutrition...).

II. *Densimétrie.* —Le taux des substances dissoutes dans l'urine est en rapport avec le degré de la perméabilité rénale.

. Mais les changements de densité peuvent dépendre de

troubles indépendants des fonctions rénales, et en particulier de la production exagérée de produits excrémentitiels au niveau d'autres organes.

III. *Toxicité urinaire.* — L'urine normale est toxique ; un kilogramme d'animal est intoxiqué par 45 centimètres cubes d'urine, d'après Bouchard (de 30 à 60 pour les différents auteurs). Ces 45 centimètres cubes représentent une *urotoxie.*

Lorsque la perméabilité rénale diminue, les poisons de l'organisme ne sont plus éliminés en aussi forte proportion, et les urines deviennent *hypotoxiques.*

Dans certaines néphrites, et avant l'apparition de toute urémie, les urines ont une toxicité très diminuée ; une urotoxie ne suffit plus à tuer un kilogramme d'animal.

Mais il faut remarquer que la variation de toxicité des urines est facteur de la toxicité du sang, lequel est épuré par le rein ; donc cette variation n'est pas seulement dépendante de l'état fonctionnel de l'organe. D'où la nécessité de rechercher à la fois la toxicité des urines et du sang (sérum du sang).

Les opérations sont longues et minutieuses, peu faciles à exécuter, par conséquent de peu d'utilité pour le clinicien. Nous ne les décrirons donc pas.

IV. *Cryoscopie* (κρύος, froid). — Cette méthode est basée sur ce fait que l'abaissement du point de congélation des solutions est proportionnel à leur concentration moléculaire.

Or, les urines ont une concentration moléculaire qui varie d'après la quantité totale des substances dissoutes. (Point de congélation normal, — 1,35. Les variations observées ont oscillé entre — 0,59 et — 2,24.)

La perméabilité rénale a été étudiée d'après ce procédé, mais les résultats sont peu démonstratifs et ne sont pas supérieurs aux précédents.

V. *Épreuve du bleu de méthylène* (Achard et Castaigne). — Cette épreuve a pour but de rechercher la perméabilité *expérimentale* du rein, au moyen d'une substance étrangère introduite dans l'organisme.

La substance recommandée par Achard est le bleu de méthylène pur, en solution à 1 gramme pour 20, que l'on injecte à la dose de 1 centimètre cube dans le tissu musculaire de la fesse.

La vessie a été vidée préalablement, et à partir du moment de l'injection les urines sont recueillies de demi-heure en demi-heure, jusqu'à ce que les urines soient teintées en bleu. A partir de ce moment, il suffit de recueillir les urines, toutes les heures, dans des vases séparés.

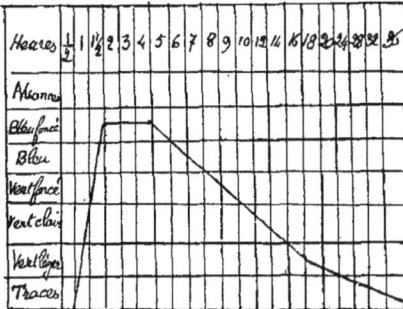

Fig. 76. — Courbe d'élimination du bleu de méthylène.

Au début et à la fin, quand la teinte des urines n'est pas encore très nette, l'examen de la prise doit se faire dans un tube à essai que l'on regarde en profondeur (Hutin).

Si l'urine contient surtout du *chromogène* incolore, on peut accentuer la teinte, en la chauffant avec de l'acide acétique.

On fera la courbe d'élimination sur un tableau et l'on appréciera le début, la fin, le maximum et le rythme de l'élimination. A l'état normal, la courbe est celle reproduite ci-dessus (fig. 76) :

Début................... 12 heures après l'injection.
Fin..................... 36 heures   —   —
Maximum 3   —   —   —
Rythme................. Continu, cyclique.

La courbe s'élève rapidement, se maintient en plateau et s'abaisse rapidement.

Dans les *néphrites hydropigènes*, caractérisées par un trouble considérable de la sécrétion hydrochlorurée, le bleu de méthylène est éliminé plus rapidement que chez les sujets sains.

Dans les *néphrites urémigènes*, caractérisées par un trouble de l'excrétion uréique, dans les *néphrites mixtes* où les deux troubles d'excrétion se trouvent associés, l'ascension est lente, le plateau est peu net, la descente traînante, le rythme polycyclique ou intermittent.

L'intermittence dans l'élimination serait surtout due, d'après Chauffard et Cavasse, à un trouble fonctionnel du foie.

Remarque. — Si, au lieu du bleu, on donne 20 grammes d'urée, la courbe est sensiblement la même.

VI. **Glycosurie phlorizique** (Achard et Delamare). — Après s'être assuré que l'urine du malade ne contient pas de sucre, on fait une injection sous-cutanée de 1 centimètre cube d'une solution de phlorizine à 1 p. 200, soit 5 milligrammes de phlorizine (glycoside de l'écorce de racine de pommier).

Chez un sujet sain, le sucre apparaît dans les urines une demi-heure après l'injection, et la glycosurie dure de deux à quatre heures (1 à 2 grammes de sucre éliminé).

Les troubles pathologiques de cette glycosurie portent sur la quantité qui est diminuée (hypoglycosurie), sur le début qui est retardé, sur la durée qui est abrégée ou prolongée. Cette *irrégularité de l'épreuve phlorizique* indique, dans la majorité des cas, une lésion rénale avec insuffisance d'élimination.

En cas d'hypoglycosurie, la quantité de sucre éliminé n'est pas en rapport avec le degré des altérations du rein.

EXAMEN DES URINES

L'examen des urines est fertile en renseignements sur l'état des organes ; il aide au diagnostic ou le complète. Mais l'analyse détaillée des urines est du domaine de la chimie biologique. Les traités spéciaux indiquent les différentes méthodes de recherches, qui nécessitent parfois des appareils de précision et des réactifs nombreux.

Le clinicien ne saurait supplanter le chimiste, mais il doit connaître un certain nombre de procédés d'analyse, faciles à exécuter au lit même du malade.

Nous n'indiquerons que ces méthodes simples, mais dans tous les cas nous exposerons, en une revue rapide, les conclusions basées sur l'analyse des urines, que cette analyse soit l'œuvre du clinicien ou du spécialiste.

VARIATIONS PHYSIOLOGIQUES DES URINES. — Les éléments normaux de l'urine sont variables suivant l'âge, le sexe, le poids du corps, l'alimentation, le travail musculaire...

L'enfant sain urine en proportion plus que l'adulte, et il excrète plus d'urée.

Le phénomène contraire se produit chez le vieillard.

La femme élimine moins de produits que l'homme.

L'alimentation, l'*ingestion des boissons* ont une grande influence sur les excreta. Il en est de même de l'activité physique ou intellectuelle.

Il existe également des variations physiologiques individuelles, ce qui a fait dire à Vieillard qu'il n'y a pas de type fixe et absolu d'urine normale.

I. — Caractères généraux des urines.

Les variations, pour être considérées comme pathologiques, doivent donc être importantes et persistantes.

1º VOLUME. — On doit recueillir *toutes* les urines émises

dans les vingt-quatre heures dans un bocal gradué. La quantité moyenne émise par un adulte est de 1 400 centimètres cubes, dans des conditions normales d'existence et d'alimentation (chez la femme, 1 100 centimètres cubes).

Il est indispensable de connaître la quantité d'urine des vingt-quatre heures, et de faire porter l'analyse sur un échantillon, prélevé sur l'ensemble, car la composition varie suivant les moments de la journée. On pourra ainsi connaître les résultats pour les vingt-quatre heures.

Supposons que l'urine d'un malade contienne 20 grammes de glycose par litre, si la quantité des urines des vingt-quatre heures est de 5 500 centimètres cubes, nous dirons que la quantité *totale* de glycose est de $\dfrac{20 \times 5\,500}{1\,000} = 110$ grammes (en vingt-quatre heures).

Il peut être intéressant de connaître le volume de l'urine de jour et de l'urine de nuit. A l'état normal, l'urine est émise plus abondamment le jour que la nuit (rapport de 67 à 33). A l'état pathologique, la polyurie nocturne est fréquente, ce qui peut avoir de l'importance pour le pronostic.

Lorsque le volume est augmenté, on dit qu'il y a *polyurie*. *Intermittente*, elle s'observe chez les nerveux ou en cas d'hydronéphrose intermittente. *Continue*, elle est un des principaux symptômes du diabète sucré, et a donné son nom au diabète insipide ou *polyurie essentielle* (traumatismes cérébraux...).

La polyurie se rencontre également dans le mal de Bright ou dans les lésions des voies urinaires inférieures (stagnation urinaire amenant de la pollakiurie et de la polyurie fonctionnelle).

Lorsqu'un individu rend une petite quantité d'urine, il y a *oligurie* ; s'il n'en rend pas du tout, il y a *anurie*, qu'il faut différencier de la rétention d'urine (état de vacuité dans le premier cas, de rétention dans le second, de la vessie).

2º Aspect. — L'urine normale est limpide à l'émission.

Elle peut mousser avec facilité, ce qui est souvent dû à l'albumine.

3° ODEUR. — L'urine prend une odeur ammoniacale sous l'influence de diverses fermentations.

L'urine des diabétiques peut, comme l'haleine, prendre une odeur rappelant celle du chloroforme, parce qu'elle renferme de l'acide diacétique (coma imminent).

Certains médicaments donnent à l'urine une odeur spéciale (essence de térébenthine : odeur de violette).

4° COULEUR. — Elle varie avec le degré de concentration. La présence de produits anormaux (sang, bile, médicaments...) lui donne des teintes variables.

5° DENSITÉ. — Elle est fonction du volume et de la quantité des matières dissoutes. A l'état normal, elle est d'environ 1 018.

En multipliant par 2,33 les deux derniers chiffres de la densité, on obtient *approximativement* la quantité des corps solides dissous en grammes et par litre.

(Voy. *Étude de la perméabilité rénale*.)

6° RÉACTION. — L'urine normale est *acide*, et cette acidité est due principalement au phosphate acide de soude.

La réaction doit être cherchée (papier de tournesol ou à la phtaléine) au moment de l'émission. Dans certains cas, en effet, l'urine fermente rapidement, surtout dans les couches supérieures du bocal où on la recueille, alors que les couches inférieures sont encore acides.

Pratiquement, on ne peut toujours (surtout en été) doser l'acidité sur l'ensemble des urines des vingt-quatre heures ; pour bien faire, il faudrait répéter cette recherche sur plusieurs échantillons et faire une moyenne.

Le principe du dosage de l'acidité est celui dont nous avons parlé au sujet du suc gastrique. Les chimistes ne sont pas d'accord sur l'unité qui doit servir à apprécier l'acidité urinaire ; on l'exprime le plus souvent en acide oxalique (1^{gr},32 par litre à l'état normal) ou en acide sulfurique (1^{gr},029).

A une urine plus acide que la normale correspond un

sérum du sang moins alcalin que la normale et réciproquement.

Joulie a fait des recherches intéressantes sur l'acidité, mais ses conclusions thérapeutiques semblent tant soit peu exclusives. D'après lui, 75 p. 100 des sujets examinés sont des hypoacides, justiciables de l'administration de l'acide phosphorique et du phosphate de soude, médication qui n'est pas sans inconvénient lorsqu'elle est prolongée.

Le degré d'acidité varie avec l'alimentation. A l'état pathologique, elle augmente dans les affections fébriles, le rhumatisme, la *goutte...* ; elle diminue dans les maladies d'estomac s'accompagnant d'hypochlorhydrie.

L'urine peut être alcaline, à l'émission, dans le cas de stagnation urinaire. Le plus souvent, cette alcalinité est due à la présence de carbonate d'ammoniaque (dédoublement de l'urée par une action bactérienne). Une baguette en verre, trempée dans de l'acide chlorhydrique et promenée au-dessus du bocal d'urine, se couvre de vapeurs blanches.

II. — Des principaux éléments normaux de l'urine.

A. *Urée.* — La dose normale émise par vingt-quatre heures est de 18 à 20 grammes par litre, avec une alimentation mixte et des exercices modérés.

L'urée est le dernier terme de la transformation des matières albuminoïdes.

L'*hyperazoturie* persistante indique une dénutrition exagérée (diabète azoturique, diabète sucré, goutte, états chroniques graves tels que la tuberculose...).

L'*hypoazoturie*, que nous avons signalée dans les affections du foie, se rencontre encore dans les états cachectiques, les cardiopathies et gastropathies.

Certaines substances ou médicaments ont une action très nette sur la production de l'urée ; les uns l'augmentent (ferrugineux, chlorures alcalins), les autres la diminuent (thé, café, alcool...) ; ces dernières substances sont appelées des aliments d'épargne.

a. Dosage de l'urée. — Il est basé sur la décomposition de ce corps en azote et en acide carbonique, sous l'influence des hypobromites. L'acide carbonique est absorbé par l'excès d'alcali du réactif, et l'on note seulement le volume de l'azote dégagé :

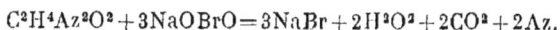

$$C^2H^4Az^2O^2 + 3NaOBrO = 3NaBr + 2H^2O^2 + 2CO^2 + 2Az.$$

Par le calcul, on établit que :

1 gramme d'urée dégage 370 centimètres cubes d'azote.

Par conséquent, si dans 1 litre d'eau nous mettons en dissolution $2^{gr},70$ d'urée, et si nous prélevons 1 centimètre cube de ce liquide, ce centimètre cube contiendra :

$$\frac{2^{gr},70}{1000} = 0^{gr},0027 \text{ d'urée.}$$

Or,

1 gramme d'urée dégage 370 centimètres cubes d'azote.

Donc,

$0^{gr},0027$ d'urée dégage $370 \times 0,0027 = 0^{cc},999$ de Az.

Nous pouvons conclure que, lorsqu'une urine contient $2^{gr},70$ d'urée par litre, et qu'on prend 1 centimètre cube de cette urine sur lequel on fait agir la solution d'hypobromite de soude, le dégagement de Az est de $0^{cc},999$ ou, en chiffre rond, de 1 centimètre cube.

Lorsque l'urine contient x grammes par litre d'urée, et que 1 centimètre cube de cette urine soumis à la même réaction dégage y centimètres cubes de Az, nous pouvons écrire :

$$x = y \times 2^{gr},7.$$

Mais toute la quantité d'urée n'est pas décomposée, même en *sucrant l'urine* (procédé de Méhu), et pour tenir compte de cette cause d'erreur nous écrivons :

$$x = y \times 2,5.$$

Conclusion. — Pour doser l'urée, on prend 1 centimètre cube de l'urine examinée et l'on multiplie par 2,5 le nombre

de centimètres cubes de Az dégagé. On a ainsi le résultat
en grammes pour *un litre* d'urine.

b. MANIPULATION. — Dans un tube gradué, on verse une
certaine quantité du réactif suivant (10 centimètres cubes
environ) :

Lessive des savonniers (D=1,33).   50 grammes.
Brome ....   7 cent. cubes.
Eau distillée..................   140 grammes.

Au-dessus, on verse *le long de la paroi* une petite quantité d'eau distillée (2 centimètres cubes environ), qui est
destinée à faire matelas et à empêcher le contact immédiat
de l'urine avec le réactif, avant qu'on ait le temps de boucher
le tube.

A ce moment, on fait une *première lecture* qui indique
le nombre de centimètres cubes du liquide ainsi disposé
dans le tube (soit 12 centimètres cubes, par exemple).

Avec une pipette graduée, on verse le long de la paroi
1 centimètre cube d'urine, et l'on bouche hermétiquement
et le plus rapidement possible avec le pouce. La quantité
totale du liquide est devenue :

$$12 + 1 = 13 \text{ centimètres cubes.}$$

On agite par des mouvements de renversement du poignet jusqu'à ce qu'il ne se dégage plus aucune bulle. On
plonge le tube quelques instants dans de l'eau froide, la
réaction ayant élevé la température du liquide.

On renverse alors le tube dans un vase rempli d'eau, on
lâche le pouce, et on enfonce le tube jusqu'à ce qu'on obtienne
l'égalité des niveaux entre l'eau du vase et le liquide du
tube.

L'azote qui était sous pression chasse une partie du
liquide du tube, et il est évident que le nombre des centimètres cubes de liquide ainsi chassé est égal à celui des centimètres cubes de Az dégagé.

On replace le pouce, on retire le tube et on le remet

dans la position verticale, l'ouverture en haut. On lâche
le pouce et on fait à ce moment la *deuxième lecture.*

Supposons que le liquide n'occupe plus que 5 centimètres
cubes dans le tube. Il y a donc eu un dégagement de Az
égal à :

$$13 - 5 = 8 \text{ centimètres cubes.}$$

L'urine analysée contient par conséquent :

$$8 \times 2^{gr},5 = 20 \text{ grammes d'urée par litre.}$$

c. MÉTHODE SIMPLIFIÉE. — Au lieu de se servir d'une
pipette graduée au centimètre cube, on peut avoir un petit
tube en verre exactement calibré et contenant 1 centimètre
cube d'urine. On laisse glisser le long de la paroi (tube légèrement incliné) ce petit tube rempli d'urine (enlever au
papier buvard le ménisque qui dépasse). Avant qu'il soit
arrivé au contact du réactif, on a le temps d'obturer le
grand tube ; le matelas d'eau devient ainsi inutile.

On fera la lecture avant l'introduction du petit tube ;
celui-ci tombera dans la cuve à eau, et, par suite de son
absence au moment de la deuxième lecture, il n'y aura
aucune cause d'erreur surajoutée.

Enfin, on peut encore avoir à sa disposition un petit
tube calibré à $1^{cc},35$ (au moyen du mercure dont la densité
est de 13,5). Dans ce cas, en faisant un calcul semblable à
celui indiqué précédemment, on trouve qu'il suffit de multiplier par 2 le nombre des centimètres cubes de Az dégagé
(opération plus rapide pouvant se faire de tête).

B. *Chlorures.* — Le chlore se trouve dans l'urine
presque entièrement à l'état de chlorure de sodium. A l'état
normal, l'élimination est de 10 à 15 grammes par jour,
quantité équivalente au taux des chlorures absorbés et
contenus dans les aliments.

Si les chlorures éliminés sont inférieurs aux chlorures
absorbés, il y a *rétention chlorurée.* Celle-ci peut se produire
dans de nombreux états pathologiques. Dans la *pneumonie,*
la rétention est très accentuée, puis une décharge se produit
au moment de la défervescence. Dans l'*asystolie,* la réten-

tion est due à l'insuffisance de la circulation. Dans les *néphrites*, elle est due pour une grande part à l'imperméabilité rénale.

La quantité des chlorures est encore diminuée dans les maladies graves du foie (Voy. *Examen du foie*).

La rétention détermine souvent l'hydratation des tissus (*œdèmes*) révélée par l'augmentation du poids du corps.

Les substances retenues attirent dans les tissus l'eau nécessaire pour maintenir leur dilution à un taux voisin de celui du sang. » (Achard.)

Mais l'œdème n'accompagne pas toujours la rétention ; il peut y avoir *rétention chlorurée sèche.*

Le degré de la rétention chlorurée peut être apprécié par l'*épreuve de la chlorurie alimentaire* (Achard), car les pesées du corps indiquent seulement, en cas d'œdème, les variations de la rétention. On fait absorber au malade 10 grammes de chlorure de sodium, ou l'on calcule la quantité de sel absorbé avec les aliments. On dose les chlorures dans les urines, et la différence du sel ingéré et du sel excrété indique le degré de rétention.

Cette expérience doit être conduite avec prudence et ne pas être répétée trop de jours consécutifs.

Le *dosage* des chlorures se fait facilement au moyen d'une solution titrée de nitrate d'argent.

C. **Phosphates**. -- L'urine contient des phosphates alcalins solubles (phosphate de potasse et phosphate acide de soude), et des phosphates *insolubles* (phosphate de chaux et de magnésie), *sauf en milieu acide.*

Sous l'influence de la fermentation ammoniacale, le phosphate acide de soude se transforme en phosphate double de soude et d'ammoniaque.

A l'état normal, les urines des vingt-quatre heures contiennent 3^{gr},20 de phosphates.

Leur quantité est *augmentée* dans les lésions cérébrales, la neurasthénie, après les crises d'épilepsie, dans le rhumatisme, l'ostéomalacie, la *tuberculose au début*, le *diabète phosphaturique*...

Il y a *hypophosphatie* dans les maladies infectieuses (pneumonie, fièvre typhoïde, scarlatine, malaria, anémie, cancer...).

La proportion relative des phosphates alcalins et des phosphates terreux (1 à 3) pourrait être inversée dans les attaques d'hystérie, d'après certains auteurs. Cette conclusion ne paraît pas justifiée.

Le *dosage* des phosphates nécessite des manipulations assez complexes.

D. *Sulfates.* — Trois grammes sont éliminés par jour. Leur variation pathologique est peu connue. Ils diminuent chez les rachitiques, les arthritiques, les rhumatisants, les goutteux... (dosage complexe).

E. *Acide urique.* — La quantité éliminée en vingt-quatre heures est de $0^{gr},50$ environ.

Cet acide est peu soluble à froid (1 p. 18 000) ; il est beaucoup plus soluble dans l'eau bouillante (1 p. 1500). Donc, dans une urine peu abondante, mais dans laquelle la proportion d'acide urique reste la même, cet acide se déposera au moment du refroidissement, et en même temps il fixera la matière colorante de l'urine. Par l'ébullition, le précipité se redissoudra.

L'acide urique peut exister à l'état d'urate ; ce que nous disons de l'acide est applicable aux urates.

Recherche qualitative de l'acide urique et des urates. — Une parcelle du sédiment est chauffée dans une capsule avec quelques gouttes d'acide azotique concentré. On évapore à sec et on ajoute quelques gouttes d'ammoniaque. Il se forme une coloration rouge pourpre (*réaction de la murexide*). L'acide urique s'est décomposé en urée et en alloxane, et il s'est formé un iso-alloxanate d'ammoniaque (de couleur pourpre).

Le *dosage* de l'acide urique est du domaine de la chimie.

La teneur de l'urine en acide urique est particulièrement intéressante dans la goutte et la leucémie. L'excès d'acide urique est typique dans la maladie goutteuse.

L'augmentation se rencontre aussi dans la splénomégalie,

la pneumonie, la fièvre typhoïde (*urines fébriles*), à la suite des crises convulsives d'origine hystérique.

Le surmenage physique et intellectuel, le changement de régime produisent une augmentation passagère des urates.

F. **Indican**. — L'indican existe dans l'urine normale, mais en petite quantité. Il se produit par oxydation de l'indol. Celui-ci provient lui-même de la décomposition des albuminoïdes. Cette décomposition a lieu le plus souvent dans l'intestin, et résulte de fermentations intestinales anormales (constipation opiniâtre, fièvre typhoïde, gastro-entérites...). Elle peut aussi résulter d'une destruction des éléments cellulaires au niveau d'un foyer de suppuration (abcès, empyème, péritonite purulente...), ou d'une destruction plus généralisée au niveau des tissus et due à un trouble quelconque dans les échanges organiques.

De ce qui précède, il résulte que l'indicanurie est très fréquente, et le praticien attache en général peu d'importance à sa constatation.

Cependant, comme l'a fait remarquer Slovtzov, la recherche méthodique de l'indican peut être utile au diagnostic.

Dans le cas d'un trouble des échanges organiques, l'indicanurie est peu accentuée ; son élimination, étudiée *heure par heure*, reste uniforme. L'administration d'un alcalin diminue quelquefois l'indicanurie ; c'est lorsque la décomposition des albuminoïdes dans les tissus est sous la dépendance d'une intoxication acide (oxalurie, diathèse urique...).

Dans le cas de fermentations intestinales prépondérantes, l'indicanurie est plus forte que précédemment. Elle atteint son maximum au moment de la digestion intestinale (quatre à cinq heures après le repas). Le régime lacté, le sous-nitrate de bismuth... diminuent cette indicanurie ; les alcalins l'augmentent par suite de la neutralisation relative du suc gastrique, dont l'acidité entrave les fermentations intestinales et par suite la formation de l'indol.

Carles (de Bordeaux) a en effet signalé la proportion élevée d'indican en cas d'hypo ou d'anachlorhydrie (cancer de l'estomac), et sa disparition dans l'hyperchlorhydrie.

Dans le cas d'une suppuration, l'indicanurie est très élevée, avec maximum d'élimination vers le soir, au moment de l'ascension thermométrique. L'alimentation, les alcalins n'ont aucune influence sur les quantités d'indican excrétées.

RECHERCHE DE L'INDICAN. — On peut employer le procédé suivant. On met dans un tube quantités égales d'urine et d'acide chlorhydrique, on ajoute quelques gouttes d'eau oxygénée ou d'une solution concentrée de chlorure de chaux fraîchement préparée, et une petite quantité de chloroforme.

On mélange par plusieurs renversements du tube, celui-ci étant obturé au moyen du pouce, et on laisse reposer. Le chloroforme s'empare de l'indican et se dépose au fond du tube en prenant une teinte bleue plus ou moins foncée.

Si l'urine contient de l'albumine, celle-ci doit être éliminée préalablement par l'ébullition et la filtration.

III. — Des principaux éléments pathologiques de l'urine.

A. *Albumines et albuminoïdes*. — Les albumines qui intéressent le clinicien sont la *sérine* et la *globuline* ; l'albuminoïde qu'on recherche surtout est la *peptone*.

L'urine doit être préalablement filtrée, si elle contient des particules solides en suspension ou des matières épithéliales.

1º RECHERCHE DES ALBUMINES. — a. *Procédé de la chaleur et de l'acide acétique*. — (Nous supposons l'urine faiblement acide, mais non alcaline ; si elle était alcaline, il faudrait l'acidifier au préalable. Il faut donc rechercher tout d'abord la réaction de l'urine au papier de tournesol.)

On remplit à moitié d'urine un tube à essai, on ajoute *une* goutte d'acide acétique dilué (1 d'acide pour 9 d'eau). Si, à ce moment, il se forme un précipité, c'est que l'urine contient de la *mucine* ; on filtre.

On saisit le tube par sa partie inférieure et on chauffe la partie supérieure de l'urine jusqu'à la première ébullition.

Si un précipité se forme, ce précipité ne peut être que de l'albumine.

Remarque. — Il est *essentiel* de ne pas ajouter un excès d'acide acétique, car il existe des albumines *acéto-solubles*. On peut obvier à cette acéto-solubilité par l'addition d'un demi-centimètre cube de solution saturée de chlorure de sodium à un volume de 5 centimètres cubes d'urine.

Ce procédé est rendu plus sensible, au cas où il y a peu d'albumine, si on ajoute à l'urine 5 p. 100 de chlorure de sodium.

Potain a fait remarquer que ce procédé simple et précis de la recherche de l'albumine peut être mis à exécution dans presque toutes les circonstances : dans une cuiller en fer on met l'urine, on y ajoute un peu de sel et *une* goutte de vinaigre (au moyen d'un bois d'allumette) ; on chauffe en allumant un tampon imbibé d'eau-de-vie.

Ce procédé permet de déceler des *traces* d'albumine.

b. *Méthode de Heller.* — Elle consiste à verser lentement de l'urine à la surface d'acide nitrique nitreux placé dans un verre.

Il se forme un anneau blanc d'albumine dont nous parlerons plus loin, à propos de la recherche des pigments biliaires.

Ce procédé comporte des causes d'erreur et il n'est pas moins simple que le précédent.

c. De *nombreux réactifs* (Tanret, Esbach, acide trichloracétique...) précipitent l'albumine, mais nous ne voyons aucune utilité à s'en servir, au moins pour le clinicien.

2° DOSAGE DE L'ALBUMINE. — Cliniquement on fait ce dosage par la *méthode d'Esbach*. Le tube d'Esbach porte deux lettres : U (à sa partie moyenne ; urine) et R (réactif ; à sa partie supérieure) et des divisions de 1 à 7 correspondant aux quantités d'albumine en grammes.

On remplit d'urine jusqu'à U, puis jusqu'à R on ajoute le *réactif picro-citrique* :

Acide picrique.................	1 gramme.
Acide citrique.................	2 grammes.
Eau distillée..................	100 cent. cubes.

On bouche avec le pouce et on retourne le tube, sans secousses, une dizaine de fois. On place le bouchon et on laisse reposer le tube, dans la position verticale, pendant vingt-quatre heures.

Le précipité est évalué en grammes au moyen de la graduation.

Si l'urine contient beaucoup d'albumine, il faut l'étendre d'eau dans une proportion connue, de façon que le coagulum ne dépasse pas l'échelle des divisions.

Le résultat de cette méthode est très approximatif, et ne peut être comparé à celui de la pesée du coagulum lavé et séché à 100°.

3° SÉPARATION DES DIVERSES ALBUMINES. — a. *Sérine.* — C'est l'albumine *normale*, c'est-à-dire celle qu'on rencontre le plus souvent dans les urines albumineuses.

Les procédés ci-dessus décrits s'appliquent à cette sorte d'albumine.

b. *Globuline.* — Veut-on savoir si l'urine contient de la globuline en même temps que de la sérine, le procédé le plus simple consiste à aciduler l'urine par l'acide acétique, et à ajouter un volume égal d'une *solution saturée de sulfate de magnésie.* On agite et on laisse reposer, dans un endroit frais, pendant vingt-quatre heures. Le coagulum s'étale à la surface ou flotte dans le liquide.

4° RECHERCHE DES PEPTONES (ALBUMINOÏDES). — La *réaction du biuret* les caractérise.

Après avoir coagulé l'albumine par la chaleur et filtré l'urine, on met dans un tube une petite quantité d'urine qu'on additionne de quatre ou cinq gouttes de *liqueur de Fehling* (qui contient un sel de cuivre et l'alcali nécessaire à la réaction).

L'urine contenant des peptones prend une belle coloration violette.

SIGNIFICATION SÉMIOLOGIQUE DE L'ALBUMINURIE ET DE LA PEPTONURIE. — Lorsqu'un liquide étranger (sang, pus, sperme...) est mêlé à l'urine, il est évident que l'on constate la présence de l'albumine. Il faut d'abord écarter ces *albu-*

minuries accidentelles, en reconnaître l'origine ; et, comme nous le verrons, le microscope est très utile dans ces différents cas.

Il existe des albuminuries dites *physiologiques*, se produisant après des exercices violents, des repas copieux, un bain froid, etc. Elles ne se produisent pas chez tous les individus, et la plupart semblent liées à des modifications de la tension sanguine, sous les influences ci-dessus mentionnées (Senator).

On décrit des albuminuries *cycliques* et *orthostatiques* (albuminuries *a minima*). Elles semblent dues à des lésions de néphrite légère (*débilité rénale* de Castaigne résultant du passage dans le sang du fœtus d'humeurs *néphrotoxiques* provenant d'une mère atteinte d'une maladie rénale) (Castaigne et Rathery). Ces altérations peuvent être superficielles et compatibles avec la vie ; mais, à l'occasion des moindres poussées toxiques ou infectieuses, le rein présente des réactions lésionnelles. Ces albuminuries peuvent s'aggraver par conséquent et se compliquer d'accidents graves (rétinite par exemple).

Certains *médicaments* causent de l'albuminurie (antipyrine, chloral, salol...).

L'albumine apparaît, à titre de complication, dans de nombreux *états infectieux* graves ou chroniques.

Enfin, elle est le plus souvent symptomatique d'une maladie constituée du rein, du *mal de Bright*, ou d'une *cardiopathie*. Ces deux maladies se compliquent souvent l'une l'autre, et l'albuminurie est alors d'origine complexe.

La PEPTONURIE apparaît dans les maladies où il y a destruction des globules blancs du sang (affections suppuratives des os, pneumonie, rhumatisme aigu...). Elle peut être due à ce que les peptones ne se transforment plus en albumine assimilable, au niveau de la muqueuse digestive altérée (cancer de l'estomac, dysenterie, tuberculose de l'intestin...).

Elle peut être d'origine nerveuse (méningo-encéphalite).

B. *Glycose*. — 1º RECHERCHE DE LA GLYCOSE. — Le moyen le plus simple consiste à se servir de la *liqueur de Fehling* qui est ainsi composée :

On a d'une part une solution de :

Sulfate de cuivre.................. 34^{gr},64
Eau distillée...................... 200 grammes.

D'autre part, on fait dissoudre :

Sel de Seignette (tartrate de potasse et soude)............. 173 grammes.
Lessive de soude pure (D=1,33). 500 à 600   —

On verse ce dernier mélange dans la solution de sulfate
de cuivre, et on complète à 1 000 centimètres cubes avec de
l'eau distillée (à conserver à l'abri de la lumière).

Manipulation. — On verse dans un tube une petite quantité de liqueur de Fehling, qu'on chauffe à ébullition pour
s'assurer qu'il ne se produit aucun changement de coloration, que la liqueur reste bleue (bon état de conservation).

On ajoute une quantité d'urine qui n'a jamais besoin d'être
supérieure à celle de la liqueur. On chauffe de nouveau à
ébullition.

Si l'urine contient une notable quantité de sucre, la teinte
bleue passe au *rouge-brique* par formation d'un oxydule
cuivreux.

(En langage courant, on emploie souvent le nom de sucre
au lieu de dire glycose, mais il faut savoir que la saccharose
ou sucre ne réduit pas la liqueur cupro-potassique.)

Quand il ne se produit aucune réduction de la liqueur,
on peut affirmer que l'urine ne contient pas de glycose, mais
la réciproque n'est pas vraie.

En effet, la glycose n'est pas la seule substance capable
de réduire la liqueur de Fehling. Un excès d'urée et d'acide
urique, de phosphates, de matières colorantes, etc., peut
produire la réduction.

Il est possible d'éviter cette cause d'erreur en *déféquant*
les urines préalablement. Pour cela, on ajoute à l'urine
1/10 de son volume d'acétate basique de plomb. On filtre
une première fois. On agite avec un excès de carbonate de
soude (sec et pur), et on filtre une deuxième fois.

L'essai à la liqueur de Fehling sera fait sur l'urine ainsi déféquée.

Une autre cause d'erreur existe de ce fait qu'un certain nombre de médicaments réduisent la liqueur (chloroforme, chloral, antipyrine, salol, sulfonal...).

L'examen au *saccharimètre*, après défécation, sera le seul moyen de déceler la présence du sucre dans les cas que nous venons d'énumérer.

En résumé : 1º si la liqueur de Fehling n'est pas réduite, il n'y a pas de sucre ; 2º si elle est réduite, le saccharimètre seul permet d'affirmer la présence de la glycose.

2º Le DOSAGE DU SUCRE se fait au moyen de la liqueur de Fehling *titrée* ou par le saccharimètre (consulter les ouvrages spéciaux).

SIGNIFICATION SÉMIOLOGIQUE DE LA GLYCOSURIE. — La glycose ou sucre de raisin n'apparaît dans les urines qu'à l'état pathologique.

La glycosurie peut être *passagère* (Voy. *Examen du foie*). On peut se demander si cette glycosurie alimentaire ne constitue pas un diabète latent.

Dans la goutte, l'obésité, le tabes, les lésions bulbaires, on constate souvent ce genre de glycosurie.

La glycosurie *permanente* est symptomatique du diabète sucré (diabète gras, arthritique ; diabète maigre, pancréatique).

Le dosage du sucre, chez les diabétiques, est loin de donner des indications sur le pronostic. La diminution ou même la disparition du sucre coïncide souvent avec des complications graves (coma diabétique).

Au lieu de la glycose, on peut rencontrer dans les urines de la *lévulose*, qui dévie à gauche la lumière polarisée et réduit la liqueur cupro-potassique (diabète lévulosurique).

C. *Bile.* — A l'état normal, l'urine ne contient pas de bile. Si elle en renferme, elle a une teinte assez caractéristique (jaune foncé).

Les recherches porteront sur les pigments biliaires et les acides biliaires, puis le pigment anormal, l'urobiline.

1° PIGMENTS BILIAIRES (bilirubine et ses dérivés). — Ils seront recherchés par :

a. La *réaction de Gmelin,* qui consiste à faire couler lentement de l'acide nitrique nitreux sur de l'urine. Il se produit une série d'anneaux colorés, qui sont, de haut en bas, vert, bleu, violet, rouge, jaune. *Le vert seul est caractéristique.*

b. *Réaction de Maréchal.* — Par addition d'eau iodée (1 p. 13), il se produit une coloration vert-émeraude.

La solution d'iode à 1 p. 100 donne une réaction beaucoup plus sensible (Rosin).

Si les pigments sont en très faible proportion, il faut les dissoudre dans le chloroforme et traiter celui-ci, après décantation, par l'acide azotique.

c. *Spectroscope.* — Par le spectroscope à main de Hayem, qui est d'un usage facile en clinique, on reconnaît les pigments biliaires. Ils éteignent toute la partie droite du spectre.

2° ACIDES BILIAIRES (taurocholate de soude).

a. *Réaction de Hay.* — On saupoudre la surface de l'urine, fraîchement émise, filtrée et non recouverte de poussière, avec un peu de *fleur de soufre* finement pulvérisée. Ce soufre tombe presque aussitôt au fond du verre, si l'urine contient des acides biliaires, qui diminuent la tension superficielle de l'urine.

Après cinq minutes, la précipitation n'a plus aucune valeur.

Cette méthode comporte des causes d'erreur, par suite de la présence de certains médicaments dans les urines.

b. *Réaction de Pettenkofer.* — On ajoute à l'urine quelques gouttes de sirop de sucre. On dépose quelques gouttes de cette urine ictérique sucrée sur du papier à filtrer. On laisse sécher. Puis on laisse tomber, à l'aide d'une baguette de verre, sur le papier, une goutte d'acide sulfurique concentré ; il apparaît une couleur *rouge carmin,* qui tourne au violet pourpre.

3° UROBILINE. — Ce pigment anormal se recherche au moyen :

a. *Du spectroscope.* — On observe dans le vert une bande

d'absorption, dont l'intensité varie avec la proportion de l'urobiline.

Pour rendre visible le *chromogène d'urobiline* au spectroscope, il faut l'oxyder par de l'eau iodée (iode, 0^{gr},50 ; iodure de potassium, 12 grammes ; eau, 100 grammes). La bande ci-dessus apparaît.

Lorsque l'urine contient à la fois de l'urobiline et des pigments biliaires, ces derniers donnent également une bande d'absorption dans le vert. Il faut alors employer le procédé de Hayem :

Dans un tube étroit on met de l'urine ; on verse goutte à goutte de l'eau acétifiée, qui ne se mélange pas avec l'urine. L'urobiline diffuse plus vite que les pigments, et si l'on examine au spectroscope la partie où se fait l'union des deux liquides, on constate la bande d'absorption du pigment anormal.

b. *Réaction de Gerhardt.* — L'urine est agitée avec du chloroforme qu'on décante ; on l'additionne d'eau iodée, puis on l'agite avec une lessive potassique diluée. L'urobiline donne à cette lessive une coloration jaune allant jusqu'au brun jaunâtre et une fluorescence d'un vert superbe (dichroïsme).

Valeur sémiologique de la bile (Voy. *Examen du foie : Ictère*).

Dans la *fièvre typhoïde*, l'urobiline apparaît le plus souvent au commencement ou au milieu du troisième septénaire ; elle persiste après l'apyrexie. En cas de rechute, l'urobilinurie diminue ou disparaît pour réapparaître avec la chute de la température. L'importance de l'élimination ne semble pas liée à la bénignité ou la gravité de la maladie (Abelmann).

Dans la *pneumonie*, l'urobiline existe dans les urines dès le début de la maladie, et disparaît rapidement au moment de la crise terminale.

D. *Acide diacétique. Acétone.* — L'acide diacétique est un produit d'oxydation de l'acide β-oxybutyrique ; en perdant de l'acide carbonique, l'acide diacétique donne naissance à l'acétone.

L'acide diacétique se recherche par la *réaction de Gerhardt*. Dans un tube à essai à demi plein d'urine, on verse une goutte de solution concentrée de perchlorure de fer ; il se produit une coloration rouge-rubis ou rouge brunâtre. Souvent il se fait en même temps un précipité d'une teinte violet rouge.

En cas d'urine normale, on obtient une coloration jaune ou une très légère coloration rougeâtre tenant à la présence d'une très petite quantité d'acide diacétique.

L'acétone se recherche par la *réaction de Lieben*. Dans un tube à essai on met 3 parties d'urine, 1 partie de lessive de *soude*, quelques gouttes de solution iodo-iodurée concentrée. Il se forme un précipité blanc jaunâtre d'iodoforme, à odeur caractéristique.

A l'état normal, l'urine contient une petite quantité d'acétone, et cette même réaction se produit, mais *très faiblement*. La réaction n'est donc positive que si elle est très prononcée.

La recherche des corps acétoniques ne doit pas être négligée dans le diabète ; leur constatation permet de prévoir les terribles complications de la maladie (coma diabétique).

Lorsque l'urine contient en même temps de l'ammoniaque et de l'acide diacétique (diabète grave, phtisie au stade terminal, cancer...), si on y ajoute une solution de formol à 5 p. 100, il se produit, après vingt-quatre ou quarante-huit heures, une coloration verte fluorescente (*réaction de Strzyzowski*).

IV. — De l'action de l'acide azotique sur l'urine
(aperçu d'ensemble).

Nous avons parlé de la réaction de Heller pour la recherche de l'albumine, de celle de Gmelin pour les pigments biliaires; nous allons maintenant donner un aperçu d'ensemble des différents cas qui peuvent se présenter lorsqu'on fait agir de l'acide azotique sur l'urine.

L'urine *limpide* occupant le fond du verre, on verse doucement de l'acide nitrique nitreux au moyen d'un tube effilé. L'acide tombe au fond du verre, et l'on attend quelques minutes.

(En cas où le malade suit un traitement résineux, **il faut avoir soin de traiter l'urine par l'acide acétique et la filtrer préalablement.**)

1º ALBUMINE. — L'anneau d'albumine est situé à l'union des deux liquides.

Si l'urine albumineuse contient en même temps un excès d'urée, l'acide décompose cette urée, et les gaz azote et acide carbonique ainsi produits s'échappent sous forme de bulles, qui soulèvent le voile d'albumine à sa partie supérieure.

2º BILE (pigments biliaires). — L'anneau vert caractéristique est situé au-dessous du disque d'albumine. L'*urobiline* et le *pigment rouge brun* se manifestent par un anneau de couleur *acajou foncé*.

3º URÉE. — En cas d'excès d'urée, celle-ci n'est pas toute décomposée : une partie est précipitée au fond du verre sous forme de petits cristaux d'aspect grenu, cristallin.

4º ACIDE URIQUE. — L'anneau, formé de petits cristaux, est situé à 1 ou 2 centimètres au-dessus de l'anneau d'albumine, par conséquent au-dessus de la surface de séparation des deux liquides (urine et acide nitrique).

En chauffant le récipient à +50º, cet anneau disparaît.

V. — Diazo-réaction d'Ehrlich.

On prépare deux solutions *fraichement préparées* :

Solution nº 1.

Acide sulfanilique	$0^{gr},50$
Acide chlorhydrique pur ..	5 grammes.
Eau distillée...........	Q. S. p. 100 cent. cubes.

Solution nº 2.

Nitrite de soude	$0^{gr},05$
Eau distillée	10 cent. cubes.

On met dans un verre 5 centimètres cubes d'urine, on ajoute 5 centimètres cubes de la solution nº 1, puis 3 gouttes de la solution nº 2, et enfin 20 gouttes d'ammoniaque.

On agite le mélange, et, si la réaction est positive, le liquide prend une coloration rouge-sang, et *la mousse une coloration rosée.*

Dans la *fièvre typhoïde,* la diazo-réaction est très souvent positive, mais nullement pathognomonique, puisqu'elle existe dans la tuberculose aiguë, la pneumonie, certaines maladies éruptives. Elle n'a par conséquent qu'une valeur relative pour le diagnostic.

Sa valeur pronostique dans la tuberculose serait plus considérable ; une diazo-réaction positive prouverait la gravité de l'affection.

(C'est un élément de la série des corps aromatiques qui donne naissance à cette réaction.)

VI. — Des rapports urologiques.

Actuellement on attache, à juste titre, une grande importance aux rapports entre eux des éléments qui constituent normalement la sécrétion urinaire ; ce sont les *rapports urologiques.* Ils donnent des indications sur la *qualité* de l'excrétion.

Une analyse très complète de l'urine est nécessaire et ne peut être faite par conséquent par le clinicien.

D'ailleurs, il faut bien remarquer que ces rapports ne sont qu'un appoint pour l'étude du malade, et qu'ils ne doivent pas faire négliger la *valeur absolue* de chaque résultat.

Nous ne citerons que les principaux rapports urologiques :

1º RAPPORT DE L'URÉE A L'AZOTE TOTAL OU RAPPORT AZOTURIQUE. — Plus la nutrition est bonne, plus l'azote s'élimine sous forme d'urée.

A l'état normal, ce rapport est de 86 à 88 p. 100.

Il augmente dans le diabète sucré.

Il diminue dans la tuberculose, la neurasthénie, l'épilepsie (au moment des crises), et sous l'influence de l'antipyrine (75 p. 100).

2º RAPPORT DE L'URÉE A L'ACIDE URIQUE. — Il est de 2,25 p. 100 à l'état normal. Il s'accroît dans toutes les affections hépatiques, l'ictère, la goutte, l'arthritisme.

3º RAPPORT DES MATIÈRES MINÉRALES AU RÉSIDU FIXE OU COEFFICIENT DE DÉMINÉRALISATION. — Il est de 30 p. 100. Sa variation permet, dans certains cas, d'étayer un diagnostic précoce de tuberculose.

VII. — Recherche de quelques médicaments dans l'urine.

Dans certains cas, il peut être utile de rechercher les médicaments qui s'éliminent par le rein.

Nous en citerons quelques-uns :

1º ALCALOÏDES. — On se sert du *réactif de Tanret* :

Iodure de potassium..........	5ᵍʳ,187
Bichlorure de mercure........	2ᵍʳ,11
Acide acétique cristallisé......	31 cent. cubes.
Eau .... Q. S. p. 100	—

Il précipite les alcaloïdes, et le précipité disparaît par la chaleur ou par addition d'alcool.

Ce réactif précipite aussi l'albumine, mais la confusion n'est pas possible, car le disque albumineux persiste et s'accentue même par la chaleur.

2º ANTIPYRINE. — Les urines donnent une coloration *rouge-groseille* par l'addition de perchlorure de fer dilué.

3º ACIDE SALICYLIQUE. — SALICYLATES. — Coloration *violette* par le perchlorure de fer dilué.

Souvent, les phosphates précipitent *sous forme de phosphates de fer* et masquent la teinte.

Il faut, dans ce cas, isoler l'acide salicylique. Pour cela, on ajoute 4 gouttes d'acide chlorhydrique à 50 centimètres cubes d'urine, et l'on remue doucement avec 10 centimètres cubes d'éther. Après repos, on décante et on verse l'éther à la surface d'un verre plein d'eau et contenant une *petite* quantité de perchlorure de fer. L'éther s'évapore et des stries violettes apparaissent sur les bords du verre.

Cette réaction peut se confondre avec la réaction de Gerhardt (acide diacétique). On peut les distinguer en faisant préalablement bouillir l'urine; l'acide diacétique étant volatil, la réaction ne se produit plus.

4° IODURES. — On ajoute à l'urine quelques gouttes d'acide nitrique nitreux, puis du chloroforme, qui prend une teinte *rose* après agitation.

On peut encore ajouter de l'acide nitrique et quelques fragments de *pain azyme*. La formation d'iodure d'amidon donne à ces fragments une teinte *bleue* très nette.

5° BROMURES. — Même technique que pour les iodures. Le chloroforme prend une teinte *jaune* très manifeste.

Dans cette recherche des iodures et des bromures, on peut avec avantage remplacer l'acide nitrique par quelques gouttes d'*eau chlorée* et quelques gouttes d'*acide chlorhydrique*.

VIII. — Recherche des sédiments organisés.

1° MUCUS. — Le mucus est précipité à froid par l'acide acétique et dissous par l'ammoniaque.

2° PUS. — On le reconnaît par la recherche chimique suivante (réaction de Donné) : dans le verre à pied qui contient l'urine purulente, on ajoute peu à peu de l'ammoniaque en battant fortement avec un agitateur. Le pus forme une masse filante, gélatineuse.

On reconnaît encore le pus par l'examen microscopique (Voy. plus loin).

Nous avons déjà dit que les urines purulentes étaient forcément albumineuses (albumine du pus ou pyine). L'existence du pus établie, il faut en rechercher l'origine au point de vue sémiologique. Son aspect épais, grisâtre ou verdâtre plaide en faveur de l'hypothèse d'une lésion rénale.

3° SANG. — a. *Procédé de Heller*. — Trois volumes d'urine sont mélangés à 1 volume de lessive de soude. On chauffe : le liquide prend une coloration *vert-bouteille*. Puis les phosphates terreux se précipitent, s'ils existent en quantité suffisante, et ils ont une coloration brun de rouille.

b. *Procédé d'Almen et Schonbein*. — Si l'on verse sur de l'urine normale un mélange à parties égales de teinture de gaïac et d'essence de térébenthine ozonisée (essence vieille), il se produit un dépôt de résine à la surface de séparation des liquides.

Lorsqu'il y a du sang dans l'urine, il se forme un anneau *bleu-indigo* au-dessus de la couche de résine.

c. *Réaction de Meyer*. — Dans 100 grammes d'eau distillée chauffée, on dissout 20 grammes de soude caustique ; on ajoute 2 grammes de phénolphtaléine, puis 10 grammes de poudre de zinc pulvérisé. On a ainsi une solution incolore, qui devient rouge en présence d'une oxydase.

Pour faire cette réaction, on prend 5 centimètres cubes d'urine, on ajoute 2 centimètres cubes du réactif précédent et 5 gouttes d'eau oxygénée. On agite le tube, sans le fermer avec le doigt (afin d'éviter le contact de la sueur), et au bout de quelques instants on obtient la teinte caractéristique.

Cette réaction est d'une extrême sensibilité. Son utilité est incontestable, car de très faibles quantités de sang révèlent un état congestif des reins.

d. *Spectroscope* (fig. 77). — Deux bandes noires se forment

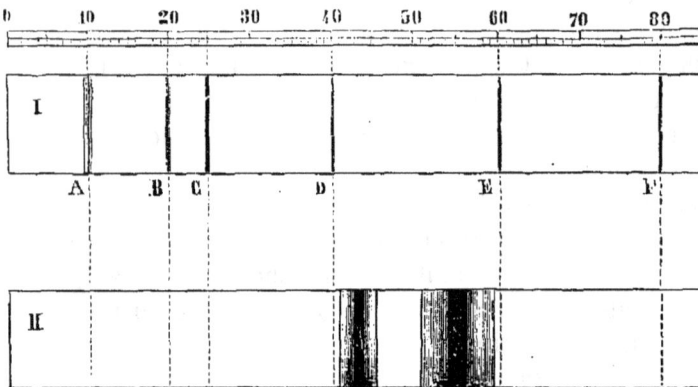

Fig. 77. — Spectre de l'hémoglobine.

dans le spectre : une dans le jaune, l'autre dans le vert. C'est le spectre d'absorption de l'hémoglobine oxygénée de Hoppe-Seyler.

Si on ajoute quelques gouttes de sulfhydrate d'ammoniaque (agent réducteur), qui transforme l'hémoglobine en oxyhémoglobine, le spectre se modifie : les deux bandes précédentes s'élargissent et se réunissent pour ne plus former qu'une seule bande.

e. *Microscope.* — (Voy. plus loin.)

La valeur sémiologique de la présence du sang dans les urines est subordonnée au moment de l'apparition du sang pendant la miction (faire uriner le malade dans plusieurs verres pour une même miction), à l'étude de tout l'appareil urinaire et à l'examen complet du malade.

La coloration que le sang donne à l'urine peut, dans certains cas, mettre sur la voie de son origine probable. Dans la lithiase, la tuberculose rénale, l'urine a une coloration rosée, peu intense en général. Dans le cancer du rein, l'urine est noire comme de l'encre, et contient parfois des caillots allongés, moulés sur l'uretère.

4° CYLINDRES. — (Voy. *Recherches microscopiques.*)

IX. — Recherche des sédiments cristallins.

Lorsqu'une urine laisse déposer des cristaux, on peut les étudier au moyen du microscope.

Certains ont des formes caractéristiques.

Nous ne ferons que citer les principaux cristaux *minéraux* ou *organiques.* Les premiers peuvent être formés par de l'oxalate de chaux, du phosphate ammoniaco-magnésien, du phosphate double de chaux et de magnésie, des carbonates.

Les seconds peuvent être formés par de l'acide urique ou des urates, de l'acide hippurique, de l'indigo, de la cholestérine, etc.

Au point de vue sémiologique, ils n'ont d'importance que s'ils sont très abondants et persistants.

Calculs. — Ils sont rarement constitués par une substance unique. Ils contiennent, en général, de l'eau, du mucus, de l'albumine, des pigments et acides biliaires, des matières extractives, des sels solubles.

Leur étude est du domaine de la chimie.

X. — Recherches microscopiques sur les urines.

Technique générale. — On recueille l'urine dans un verre soigneusement nettoyé pour éviter la présence des corps étrangers. On la laisse reposer et on examine une partie du dépôt après décantation.

Il peut y avoir intérêt, dans certains cas, à centrifuger l'urine, de façon à avoir un dépôt plus aggloméré.

De longs *filaments* peuvent exister dans l'urine ; ils proviennent de l'urètre et persistent longtemps à la suite d'une blennorragie.

Le microscope permet de reconnaître l'origine des *cellules épithéliales* ; elles peuvent provenir de toute l'étendue de l'appareil urinaire.

I. *Cylindres urinaires.* — Ce sont des agglomérations d'éléments ou des coagulations de composition variable

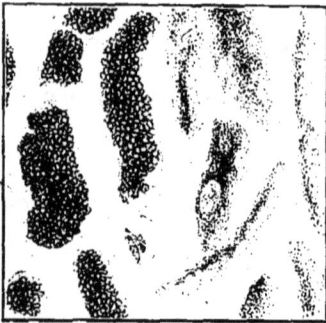

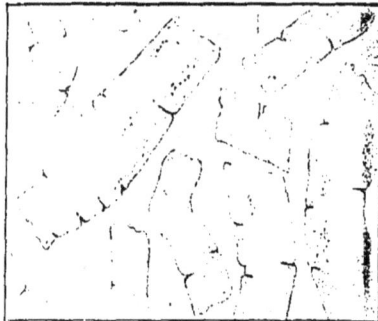

Fig. 78. — Cylindres granuleux.   Fig. 79. — Cylindres cireux.

ayant tous une forme plus ou moins cylindrique, parce qu'ils ont pris naissance dans les tubes urinifères. Leur présence dans l'urine prouve qu'il existe un trouble grave dans le fonctionnement du filtre rénal.

Les plus importants sont :

a. Les *cylindres granuleux* (fig. 78), qui sont courts, à bords nets et franchement cylindriques. Les granulations très fines, très réfringentes qu'ils contiennent proviennent des cellules mêmes des tubuli contorti en état de cytolyse protoplasmique (Castaigne et Rathery).

   b. Les *cylindres cireux* (fig. 79) sont volumineux, très réfringents et se colorent facilement.

   c. Les *cylindres hyalins* (fig. 80) sont formés par de l'albu-

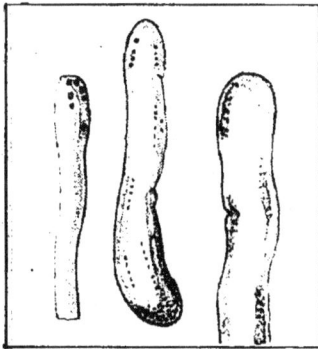

Fig. 80. — Cylindres hyalins.

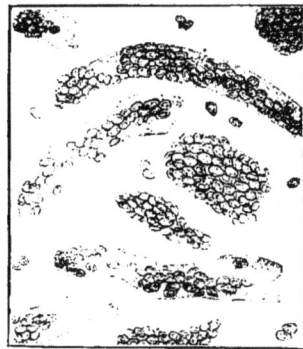

Fig. 81. — Cylindres hématiques.

mine coagulée du sérum sanguin. Ils se terminent en doigt de gant, et sont en connexion étroite avec les lésions du glo-

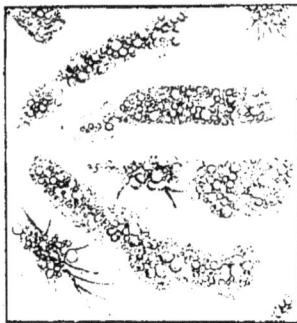

Fig. 82. — Cylindres graisseux.

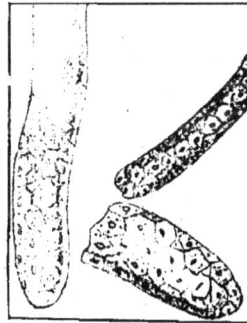

Fig. 83. — Cylindres épithéliaux.

mérule (Lecorché et Talamon). Leur recherche microscopique est facilitée par une coloration au moyen de la solution de Gram ; l'iode leur donne en effet une teinte jaune.

   d. Les *cylindres hématiques* (fig. 81) contiennent des

globules rouges ; ils indiquent de la congestion rénale et prouvent l'origine intrarénale d'une hématurie.

e. Les *cylindres graisseux ou granulo-graisseux* (fig. 82) indiquent une dégénérescence graisseuse des reins.

f. Les *cylindres épithéliaux* (fig. 83) sont formés de cellules épithéliales, disposées en mosaïque, et réunies par une substance homogène ou finement granuleuse. Ces cylindres proviennent de la partie inférieure des tubes urinifères et sont l'indice d'une lésion desquamative de ces parties.

Ils contiennent souvent des granulations graisseuses.

II. **Globules de pus.** — Les globules de pus ou leucocytes (fig. 84) sont aplatis, circulaires ou plus ou moins déformés d'un blanc grisâtre, plus gros que les globules rouges (8 à 9 μ).

Ils ont des granulations et ont un ou plusieurs noyaux.

Les déformations des globules blancs, après centrifugation, sont surtout accentuées en cas de tuberculose rénale, quelles que soient la *réaction* et la concentration des urines. Ces globules ont une forme allongée, crénelée, polyédrique...

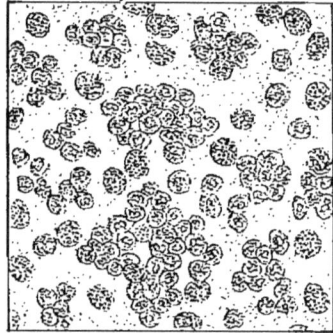

Fig. 84. — Globules de pus.

En cas d'urine fortement ammoniacale, les globules peuvent être désagrégés et se présenter sous forme d'une matière granuleuse amorphe.

III. **Hématies.** — Disques biconcaves à contour circulaire. Leur diamètre est de 5 à 6 μ. Ils ne se réunissent pas en piles.

Dans une urine ammoniacale, ils subissent des déformations multiples et peuvent être décolorés.

IV. **Recherche des gonocoques dans l'urine.** — On étale sur une lame une petite quantité du dépôt de l'urine centrifugée. On sèche ; on fixe par l'alcool-éther. Puis on colore au violet de gentiane, bleu phéniqué (fig. 85).

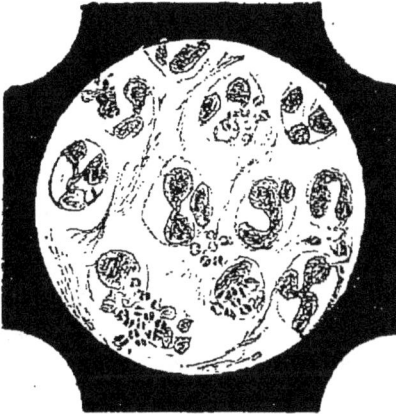

Fig. 85. — Gonocoque.

Les gonocoques ont la forme d'un grain de café; ils se groupent par amas, mais jamais en chaînettes.

Après l'emploi du Gram les gonocoques sont décolorés.

V. Recherche des spermatozoïdes dans l'urine. — On centrifuge l'urine. Une partie du dépôt est étalée sur une lame. On laisse sécher, on fixe à l'alcool-éther, on colore à l'éosine ou au bleu de méthylène.

Le spermatozoïde est faciement reconnu à sa forme spéciale (fig. 86).

L'examen direct du dépôt, sans coloration, peut également suffire à déceler les spermatozoïdes.

VI. Étude expérimentale de l'inoculation au cobaye. — En cas de tuberculose rénale, la recherche du bacille de Koch dans les urines donne le plus souvent un résultat

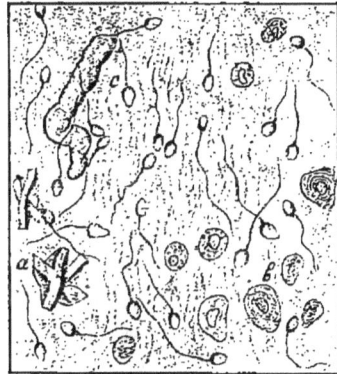

Fig. 86. — Spermatozoïdes.

négatif. Mais le cobaye constitue un véritable réactif de la tuberculose expérimentale. On recueille, avec les précautions voulues d'asepsie, les urines qu'on centrifuge et dont le culot est injecté, en quantité plus ou moins forte suivant les cas, sous la peau du ventre ou, mieux, sous le péritoine d'un cobaye. En cas de tuberculose, l'épreuve est décisive.

EXAMEN DU SYSTÈME NERVEUX

I. — EXAMEN DES FONCTIONS PSYCHIQUES

Dans cet examen, l'interrogatoire de l'entourage prend le plus souvent une importance spéciale.

Une enquête approfondie est nécessaire, dans certains cas, au sujet des antécédents héréditaires (ascendants, descendants, collatéraux). La question de terrain est capitale, car un système cérébro-spinal héréditairement affaibli sera lésé sous l'influence d'une cause minime.

On étudiera les antécédents somatiques et psychologiques personnels du malade, depuis l'enfance jusqu'au moment de l'apparition des troubles psychiques, et l'on précisera les conditions au milieu desquelles ces troubles sont apparus.

Les infirmiers, les gardes-malades pourront donner d'utiles renseignements sur le sommeil, la façon de manger, les actes, les propos, etc., du malade.

L'examen de tous les organes et de toutes les fonctions ne sera jamais négligé.

Nous exposerons brièvement les principaux symptômes qu'on doit rechercher, au sujet des fonctions psychiques, renvoyant pour les détails aux traités de pathologie mentale.

A. *État psychique*. — On doit noter les changements de *caractère* et d'*humeur*. Certains malades deviennent personnels et égoïstes, rapportant tout à eux, négligeant les personnes de leur famille, les prenant souvent en aversion ou leur témoignant une tendresse exagérée.

Le malade a parfois un mélange d'*euphorie*, d'optimisme, en ce qui concerne son état général, et de *geignarderie* pour un petit symptôme insignifiant (douleur légère, constipation...). Dans la cérébrosclérose, ces états psychiques sont fréquents (Grasset).

Le *sens moral* est souvent perverti, et les *perversions génitales* sont fréquentes dès le début de la paralysie générale en particulier (onanisme, exhibitionisme...).

Cette maladie débute souvent par une *suractivité* physique et intellectuelle extraordinaire.

Les *impulsifs*, les *obsédés* accomplissent des actes bizarres ou qui confinent à la folie. Certains ont l'obsession du nombre (arithmomanie) et comptent tout ce qu'ils voient, par exemple les fenêtres des maisons d'une rue ; d'autres répètent tout ce qu'ils entendent (écholalie) ; d'autres prononcent des paroles grossières (coprolalie) qui détonnent avec leur éducation.

L'obsession peut aller jusqu'à la *phobie* qui est une crainte puérile et sans fondement, telle la peur de traverser une place publique (agoraphobie), de mourir de soif (sitiophobie), d'être enfermé (claustrophobie).

B. ***Délire***. — Le délire est le résultat d'un affaiblissement ou d'une perversion des facultés intellectuelles et morales.

Chez l'homme qui délire, les sensations ne sont pas en rapport avec les objets extérieurs ; les idées, les jugements, les déterminations sont indépendants de sa volonté (Esquirol).

1º DÉLIRE NON VÉSANIQUE. — Le délire est d'intensité très variable. Le malade est tranquille et marmotte des paroles inintelligibles (*subdelirium*) ; c'est le délire par épuisement nerveux.

Le malade peut être agité, incohérent, violent dans ses actes et ses paroles. Il tente de se lever, de se sauver pour fuir des ennemis imaginaires ; c'est le délire par excitation cérébrale. Il se rencontre dans un grand nombre de maladies infectieuses (fièvre typhoïde, fièvres éruptives, pneumonie...), d'affections chroniques (maladie de cœur, asystolie) ; dans les intoxications par l'alcool, l'absinthe (*delirium tremens*), le plomb ; dans les auto-intoxications (urémie).

Dans certains empoisonnements (opium, belladone), le délire peut être furieux ou tranquille.

2º Délire vésanique. — L'aliéné peut avoir du délire à *forme maniaque* (exaltation), à *forme mélancolique* (dépression). Lorsque ces deux formes se succèdent, on est en présence de la *folie circulaire*.

Le délire des sensations comprend : les *hallucinations* qui résultent d'une perception sans objet ; et les *illusions* dans lesquelles l'excitation est perçue d'une façon inexacte (bruit de sifflet pris pour des paroles articulées, par exemple).

Les *délires de l'intelligence* sont très nombreux : idées de grandeur, de richesse, de persécution, de négation, de mysticisme, d'hypocondrie, d'érotisme, de suicide, etc.

C. **Troubles de la mémoire**. — A ses débuts, l'*amnésie* porte le plus souvent sur les faits récents.

Aphasie. — Quand un malade a perdu la mémoire des signes nécessaires pour l'expression de sa pensée par la parole, l'écriture, les gestes, on donne à cet état le nom d'aphasie (Debove et Achard).

Il existe deux sortes d'aphasie : l'aphasie *motrice* dans laquelle le malade a perdu la faculté de se servir des signes en question, et l'aphasie *sensorielle* dans laquelle il a perdu la faculté de comprendre ces signes.

1º *Aphasie motrice*. — Elle comprend l'aphasie *motrice vocale* (syndrome de Broca) et l'*agraphie*.

Dans le premier cas, le malade comprend ce qu'on lui dit, mais il ne peut répondre ou ne répond que par onomatopées (eh! ah!), ou en se servant toujours du même mot (juron ou mot grossier le plus souvent).

Lorsque le malade sait plusieurs langues, il peut perdre l'usage d'une ou de toutes ces langues, et celle qui reste la dernière et revient la première est la plus usuelle (Pitres).

Dans l'*aphasie hystérique*, le malade ne peut rendre aucun son même inarticulé, mais il écrit très facilement ce qu'il veut dire et il existe d'ailleurs des stigmates de la maladie.

Dans le second cas (agraphie), le malade ne sait plus écrire ou il ne trace que des signes illisibles. Il continue à lire l'écriture et à la comprendre.

Remarque. — L'*amimie motrice*, perte de la faculté d'exécuter des gestes, l'*amusie motrice* (perte de la faculté de chanter, de jouer d'un instrument, etc.) se rattachent à l'aphasie motrice.

2° *Aphasie sensorielle.* — Elle comprend la *surdité verbale* (aphasie de Wernicke) et la *cécité verbale* ou *alexie*. Dans le premier cas, le malade peut parler et parle quelquefois mal ou trop (paraphasie, jargonaphasie) ; il entend ce qu'on lui dit, mais les mots n'ont plus pour lui aucune signification. Il est dans la situation de l'individu qui ignore la langue étrangère dans laquelle on lui parle.

Dans le deuxième cas, le malade peut parler et comprend ce qu'on lui dit. Il voit les caractères écrits, mais il ne les comprend pas : pour lui, c'est de l'hébreu.

La surdité verbale et la cécité verbale existent rarement à l'état pur ; elles sont le plus souvent combinées.

Remarque. — L'*amimie réceptive* (perte de la compréhension des gestes des autres), l'*amusie sensorielle* (les sons ne sont plus distingués, la lecture musicale est devenue impossible) se rattachent à l'aphasie sensorielle.

Si, dans ces différents cas d'aphasie que nous venons d'énumérer, les choses ne sont pas poussées à l'extrême, on dira qu'il y a *paraphasie, paragraphie...*

EXAMEN SÉMIOLOGIQUE DE L'APHASIQUE. — Comme point

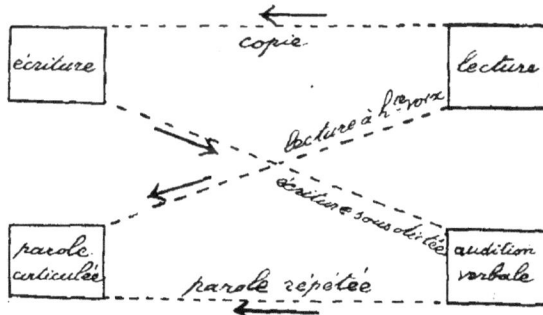

Fig. 87. — Schéma des centres du langage.

de repère, on peut se servir d'un schéma (fig. 87), dans lequel sont représentés les quatre centres (réels ou hypothétiques) préposés aux quatre fonctions primordiales du langage, avec leurs relations entre eux et les fonctions correspondantes à ces relations.

Dans les différents cas, il est facile d'instituer des épreuves simples et variées. Certaines sont classiques ; celle des trois papiers de Pierre Marie est la suivante : « des trois papiers placés sur la table, donnez-moi le plus grand ; chiffonnez le moyen et jetez-le à terre ; mettez le plus petit dans votre poche ». Cette épreuve permet de dépister des formes atténuées de surdité verbale.

Certaines précautions sont parfois nécessaires. Il ne faut pas que le malade puisse deviner aux mouvements des lèvres les ordres qu'il ne peut interpréter par le sens de l'ouïe ; on doit donc se cacher la bouche en parlant, dans certains cas.

Il est de toute évidence que les tares organiques (acuité visuelle insuffisante, faiblesse de l'ouïe, paralysie de la main qui doit écrire ou des muscles de la phonation, etc.) doivent être préalablement dépistées. Certaines épreuves doivent être proportionnées au degré d'instruction des malades (écriture, lecture...).

Dans tous les cas, les aphasiques sont des malades chez qui la fatigue cérébrale survient rapidement, et dont l'attention est très instable ; il est donc indispensable de faire des examens rapides, non prolongés, sauf à les répéter après un intervalle de repos suffisant.

LOCALISATIONS DES DIFFÉRENTS CAS D'APHASIE (fig. 88). — *Aphasie motrice :* pied de la troisième circonvolution frontale du côté *gauche* (circonvolution de Broca).

Agraphie : pied de la deuxième circonvolution frontale gauche. Cette localisation semble certaine, d'après un cas d'agraphie *pure* avec autopsie (néoplasme) relaté par Gordinier.

Surdité verbale : partie moyenne des première et deuxième temporales.

Cécité verbale : lobule du pli courbe.

Les **localisations** que nous venons de citer sont situées à *gauche* pour les droitiers et à *droite* pour les gauchers.

Remarque. — Ces idées classiques sur les différentes formes d'aphasie et les localisations ont été battues en brèche, depuis quelques années, par le professeur Pierre Marie. Pour cet auteur, l'aphasie serait une ; et le fait dominant

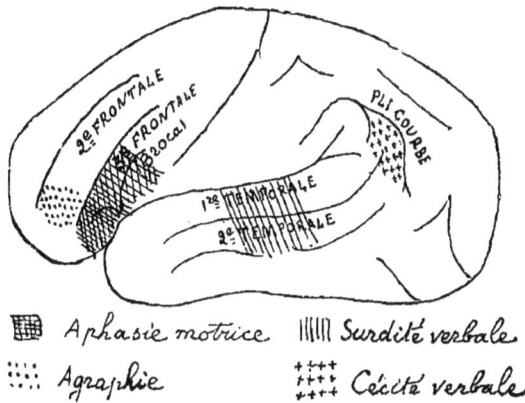

Fig. 88. — Aphasie.

serait, chez tout aphasique, un certain degré de déchéance intellectuelle. L'aphasie résulterait de lésions de la zone de Wernicke (gyrus supramarginalis, pli courbe, pieds des deux premières temporales).

L'aphasie de Broca serait une combinaison d'*anarthrie pure* (troubles complexes dans l'articulation des mots, dus à une lésion de la zone lenticulaire) et d'aphasie (lésion de la zone de Wernicke).

Les lésions du pied de la troisième frontale gauche seraient des lésions surajoutées, n'intéressant pas directement la formation du syndrome de Broca.

DÉDOUBLEMENT DE LA MÉMOIRE. — Un nouvel individu naît du jour au lendemain, après une crise d'hystérie, par exemple ; l'homme ancien n'existe plus, mais il peut reparaître après une nouvelle crise (*dédoublement de la personnalité*).

AGNOSIES. — APRAXIES. — Ces syndromes caractérisent une déchéance intellectuelle, un déficit dans le stock des choses apprises par des procédés didactiques (P. Marie) ;

et les troubles de la mémoire y sont toujours prédominants.

Pour apprécier ce déficit, il est évident que le praticien doit être renseigné préalablement sur la valeur intellectuelle, sur la culture du sujet examiné.

L'*agnosie* (α, privatif ; γιγνώςκω, je connais) est la perte de la reconnaissance des objets ; les troubles de la vue et du toucher sont au premier plan, en général. L'agnosique ne peut plus interpréter, par l'intermédiaire de ses sens, les notions plus ou moins exactes qu'il reçoit sur le monde extérieur.

L'*apraxie* (α, privatif ; πράττειν, faire) est à peu près l'équivalent pour les mouvements des membres de ce qu'est l'aphasie pour les mouvements de la parole. Un apraxique tient une fourchette à la main, sait à quoi elle est destinée, mais ne peut accomplir l'acte approprié.

Il ne peut faire un geste commandé : geste de menacer, d'envoyer un baiser, marcher, s'asseoir, croiser les bras, claquer des mains, etc.

L'apraxie marche souvent de pair avec des phénomènes de paralysie ; mais elle peut être pure, et dans ce cas il n'existe aucune manifestation parétique.

S'il persiste certains mouvements appropriés au but à atteindre, on dit du malade qu'il est *dyspractique*.

P. Marie est d'avis que l'apraxie et l'agnosie sont deux syndromes concomitants.

D. **Du coma** (κοιμάω, je dors). — On constate l'abolition de toutes les facultés intellectuelles, un assoupissement plus ou moins profond, une perception vague des excitations périphériques, lorsque le malade est plongé dans le coma.

Dans certains cas, le malade prononce des mots incohérents (*coma vigil*).

Les réflexes sont conservés.

L'*apoplexie* est un coma qui survient brusquement, et elle résulte le plus habituellement d'une lésion brusque des centres cérébraux (hémorragie, ramollissement) ou elle peut survenir dans le cours de certaines affections (sclérose en plaques, paralysie générale, urémie, etc.).

Le coma succède d'une façon constante, mais avec une intensité et une durée variables, aux *attaques d'épilepsie, d'hystérie*.

Les maladies infectieuses (adynamiques), les lésions du cœur et du poumon, les cachexies (à une période avancée) s'accompagnent fréquemment de coma.

Le *diabète* se termine par le coma.

Le coma peut survenir dans les intoxications par l'alcool (alcoolisme aigu), par le plomb, l'oxyde de carbone, le chloroforme, l'opium, etc.

E. Du sommeil. — L'*insomnie* peut être passagère (surmenage, émotions, excitation cérébrale).

Dans les maladies de l'encéphale (syphilis, tumeurs, méningites...) elle est complète et de longue durée.

L'insomnie existe *dès le début* des maladies infectieuses (*fièvre typhoïde*, pneumonie, fièvres éruptives...), dans les maladies du cœur et les maladies des voies respiratoires, dans l'intoxication par l'alcool...

Quand le malade s'endort, il est en proie souvent à des rêves angoissants, terrifiants.

Chez les enfants et surtout en cas de troubles gastro-intestinaux et auto-infections consécutives, le sommeil est troublé par des terreurs.

Comme principaux *sommeils pathologiques*, nous citerons : la tendance invincible au sommeil ou *narcolepsie* (Ballet), si fréquente dans le diabète.

L'exagération du sommeil est caractéristique de la *maladie du sommeil* (affection tropicale causée par des trypanosomes).

Le *sommeil hypnotique* des hystériques peut se présenter sous différents aspects (léthargie, catalepsie, somnambulisme).

II. — EXAMEN DE LA MOTILITÉ

Nous traiterons successivement de l'examen sémiologique du muscle, des troubles de nutrition, des troubles de contractilité et des troubles de coordination.

A. — EXAMEN SÉMIOLOGIQUE DU MUSCLE

1º *Examen physique.* — a. Inspection immédiate. — Il est nécessaire de faire l'éducation de l'œil par l'examen des formes normales du corps.

A l'état pathologique, par comparaison avec le côté opposé ou avec un individu sain de même corpulence, on peut se rendre compte de l'atrophie ou de l'hypertrophie des muscles.

Certaines attitudes vicieuses, certains états de contracture sont visibles à la première inspection (griffe cubitale).

b. Inspection médiate (mensuration). — Elle se fera au moyen du ruban métrique et par comparaison d'un côté à l'autre.

c. Palpation. — Elle rend compte de la consistance du muscle. Les muscles symétriques doivent être palpés en même temps. La contractilité du muscle peut être appréciée en ordonnant certains mouvements au malade, et au besoin en leur opposant de la résistance.

d. Percussion. — Par de légères chiquenaudes, on fait naître, dans certains cas, des *tremblements fibrillaires* qui se rencontrent au début de l'atrophie.

e. Examen par biopsie. — On prélève une parcelle de muscle qu'on soumet à un examen microscopique.

f. Examen électrique. — Il donne des renseignements très importants dont nous parlerons plus tard.

2º *Examen fonctionnel.* — a. Dynamomètre. — Cet instrument ne peut être employé que pour un petit nombre de muscles. On peut apprécier approximativement par la palpation (Voy. ci-dessus) l'état fonctionnel des muscles.

b. Exécution d'un *mouvement actif* déterminé. Pour mieux se rendre compte de la vitesse de la contraction, on fait exécuter un mouvement, au *commandement.*

c. On fait exécuter avec lenteur et sans brusquerie des *mouvements passifs,* en ayant soin de tenir compte de l'état des articulations.

d. On ordonne un mouvement complexe, *coordonné* : mettre rapidement un doigt sur le bout du nez, faire boutonner le gilet, croiser les jambes, ouvrir la bouche et fermer les yeux simultanément, faire un demi-tour rapide pendant la marche, etc.

La *marche* elle-même est importante à étudier ; nous y consacrerons plus loin quelques lignes.

e. Étude des mouvements en miroir et des mouvements associés. — La main gauche, non éduquée, reflète du premier coup, en miroir, l'acte compliqué ou non qui est exécuté par la main droite (écriture surtout). Il existe donc une éducation inconsciente du membre supérieur gauche.

Chez l'homme sain, l'exécution d'un mouvement tant soit peu complexe nécessite des mouvements associés, développés par l'éducation (contractions musculaires en vue de la fixation de certaines parties du squelette) et le relâchement de certains groupes musculaires.

L'étude des mouvements associés donne des renseignements importants qui permettent de distinguer une hémiplégie organique d'une hémiplégie fonctionnelle ou simulée.

En cas d'hémiplégie organique, les phénomènes suivants se produisent. Un malade allongé horizontalement, les bras croisés, ne peut s'asseoir sans que la cuisse paralysée se fléchisse sur le bassin et que le talon se détache du plan du lit (Babinski).

S'il peut soulever isolément le membre paralysé, il ne peut soulever simultanément les deux membres. La contraction des muscles sacro-lombaires (mouvements associés) du côté

sain suffit pour permettre l'exécution du premier mouvement ; elle est insuffisante pour permettre l'exécution du
deuxième mouvement (Grasset et Gaussel).

Si, plaçant les mains sous les talons du malade, on ordonne
à celui-ci de soulever le membre paralysé, on sent une pression à la main du côté sain. Ce signe constitue le *phénomène
de l'opposition* décrit par Hoover.

Le malade est étendu, les jambes fortement écartées; on
tient la jambe saine, de façon que le malade ne puisse exécuter l'ordre reçu, et qui consiste à porter cette jambe au contact de la jambe paralysée. On voit cette dernière se rapprocher de la jambe saine (*adduction associée*). Un phénomène
de même ordre se produit pour l'écartement des jambes
(Raïmiste).

Ces explorations sur les mouvements associés peuvent
être variées ; les résultats ne sont pas toujours constants,
n'ont pas une valeur absolue, mais la réunion de plusieurs
d'entre eux a une grande valeur.

En cas d'hémiplégie fonctionnelle ou simulée, les diverses
constatations précédentes ne peuvent être faites.

f. ÉTUDE DE L'ÉCRITURE ET DE LA PAROLE. — Le paralytique général a une écriture tremblée, en zigzags, que l'on
comparera, si c'est possible, avec un modèle d'écriture antérieur aux premiers troubles nerveux.

La *parole* est plus ou moins rapide (sensée ou insensée).
Les troubles de l'articulation des mots constituent la *dysarthrie*, c'est-à-dire la difficulté dans l'exécution des mouvements nécessaires à la prononciation des mots.

On se rend compte de la faculté d'articulation d'un sujet
en l'écoutant parler ou lire à haute voix, en le faisant répéter
des mots d'une certaine longueur : artilleur d'artillerie,
école polytechnique...

Dans un certain nombre de maladies, la dysarthrie a un
cachet spécial. Dans la *paralysie générale*, il existe un *achop-
pement* caractéristique, qui se traduit par des faux pas,
surtout lorsque le mot est un peu long. Dans la *sclérose en
plaques*, la parole est *scandée* (scansion des vers latins et grecs).

Si les mouvements musculaires sont incoordonnés (*maladie de Friedreich...*), le malade parle comme s'il tenait un corps étranger dans la bouche ; il a le parler de la « pomme de terre chaude » (Stewart).

La dysarthrie peut être intermittente et précéder, assez longtemps à l'avance, le ramollissement cérébral.

Le *bégaiement* est un défaut d'articulation, dû à un trouble fonctionnel de l'écorce cérébrale. (Nous avons parlé de l'aphasie à propos des troubles de la mémoire.)

g. Étude de la marche. — L'examen sémiologique de la marche se fait par la vue. On note si un seul membre est atteint, si les pieds traînent sur le sol (démarche *helcopode* : ἕλκειν, traîner), si le membre décrit un demi-cercle (démarche *hélicopode* : ἕλικος, mouvement circulaire), et si le pied frappe le sol de la *pointe* ou du *talon*.

On se rend compte si le malade suit une ligne droite ou une ligne oblique en divers sens.

On prescrit au malade de faire quelques pas les yeux fermés, de faire le demi-tour au commandement.

L'impossibilité d'exécuter ces différents mouvements constitue le *signe de Romberg* et prouve qu'il existe de l'incoordination motrice.

L'examen de la marche se fait encore par la méthode graphique ; la plus simple est la méthode des *empreintes*. Le malade marche sur une bande de papier, large au moins de 50 centimètres, sur laquelle on a tracé une ligne directrice médiane. Les plantes des pieds du malade sont noircies au noir de fumée.

Nous citerons les principaux types de marche qu'on peut rencontrer dans les affections nerveuses.

1° *Marche spasmodique.* — Exemple : paraplégie avec contracture des membres inférieurs.

Les pieds se détachent difficilement du sol, s'entre-croisent ; les genoux frottent ; le malade marche sur la pointe des pieds en se balançant à droite et à gauche (démarche du gallinacé).

Dans la maladie de Parkinson, la démarche est spasmodique, mais de plus le malade semble courir après son centre de gravité (démarche sautillante).

2° *Marche en fauchant.* — Par suite de la contracture prononcée d'une jambe en extension, celle-ci est projetée en avant par un mouvement de hanche et décrit un véritable mouvement de circumduction autour de la jambe normale (démarche hémiplégique).

Chez l'*ataxique*, on constate le fauchage. De plus, le malade ramène le membre ainsi projeté par un mouvement brusque en sens contraire ; les mouvements n'étant pas pondérés, coordonnés, le malade dépasse le but, et le pied frappe le sol du talon.

3° *Marche en steppant.* — La démarche du malade rappelle l'allure du cheval qui steppe (Charcot). Chez les individus atteints de paralysie toxique (*pseudo-tabétiques*) de névrite périphérique, de paraplégie flasque, il existe de l'abolition des mouvements d'extension dorsale des orteils et du pied ; le malade y supplée par une flexion très prononcée au niveau des articulations de la hanche et du genou, il steppe, et la pointe du pied tombante vient frapper le sol la première.

Dans la station, les malades piétinent (équilibre du vélocipédiste de Grasset).

L'hémiplégique a aussi le pied ballant, mais la flexion très défectueuse des articulations de tout le membre ne lui permet pas d'y suppléer par le steppage.

4° *Marche à petits pas.* — Chez l'hémiplégique guéri ou presque guéri de son hémiplégie, mais chez qui existe une grande déchéance des centres psychiques, chez les gâteux, les déments, dans le cas de *cérébrosclérose lacunaire*, le mécanisme concret et automatique de la marche est troublé profondément. Ces malades marchent à petits pas, et peuvent d'ailleurs aller vite. A chaque pas, le pied porté en avant ne dépasse guère l'autre pied que de la moitié de sa longueur.

Cette démarche n'est pas une démarche due à des phénomènes paralytiques.

5° *Marche ébrieuse.* — Le malade avance en titubant, comme un homme ivre, les bras écartés et faisant balancier.

Cette démarche existe surtout dans les lésions du cervelet.

Dans la sclérose en plaques, on constate le *type cérébello-spasmodique* ; les pieds frappent le sol du talon, les pas sont inégaux, irréguliers, leur direction contradictoire.

6° *Astasie.—Abasie.* — Dans l'astasie, la station debout est impossible ; dans l'abasie, la marche est impossible, parce que le malade a perdu la notion des mouvements nécessaires pour accomplir ces actes complexes et non par suite de troubles de l'appareil musculaire qui est *intact*.

Le malade est dans le cas d'un enfant qui ne sait pas marcher. Ces troubles relèvent surtout de l'hystérie.

7° *Marche de flanc* (chez les hémiplégiques). — En cas d'hémiplégie spasmodique d'origine organique, d'intensité légère, la marche de flanc s'accomplit du côté malade d'une façon normale. Dans la marche du côté sain, au contraire, le malade traîne la jambe paralysée au moment où celle-ci se rapproche de la jambe saine, et cela par suite de l'allongement relatif de la jambe malade. Dans l'hémiplégie organique très prononcée, les phénomènes inverses sont constatés, par suite de la paralysie prédominante des abducteurs sur les adducteurs.

Dans les hémiplégies fonctionnelles (hystérie), la marche de flanc est troublée également des deux côtés.

B. — TROUBLES DE NUTRITION DES MUSCLES

1° Hypertrophie des muscles.

Elle ne se rencontre que dans la *maladie de Thomsen*, dans laquelle les muscles, quoique volumineux, hésitent au moment de la contraction ; la mise en train est pénible.

Dans la paralysie *pseudo-hypertrophique* de Duchenne, la consistance du muscle *paraît* augmentée, comme dans la maladie de Thomsen, mais la contractilité n'existe pas. Quoique bien musclé, le malade est un impotent.

2° Atrophie des muscles.

La fibre musculaire est diminuée de volume. Le volume

total du muscle est en général très diminué ; toutefois, dans la maladie de Duchenne précédemment citée, il y a hypertrophie apparente par développement du tissu interstitiel. Dans ce cas, l'examen par biopsie est très utile.

En cas d'atrophie, le malade sera interrogé d'une façon très particulière sur son hérédité, sur le mode de début, l'évolution rapide ou lente de l'atrophie. Les contractions fibrillaires, les réactions électriques sont importantes à connaître. Toutes ces questions sont indispensables pour différencier entre elles les variétés d'atrophie.

Atrophie et paralysie marchent le plus souvent de pair. Les réactions électriques permettent généralement de départager les symptômes.

Variétés d'atrophies. — Nous adopterons la classification topographique de Debove et Achard et citerons les principaux cas que l'on peut rencontrer.

I. *Atrophies localisées*. — A. A un muscle. — Elle résulte le plus souvent d'une lésion locale.

Si elle marque le début d'une atrophie généralisée, sa marche est rapide, envahissante.

B. A un groupe musculaire. — 1º *Hémiatrophie de la face*. — Maladie héréditaire, particulière surtout à la femme.

2º *Atrophie totale de la face*. — Elle donne le *facies myopathique* et s'accompagne d'une atrophie débutante du trapèze et du deltoïde dans la maladie appelée myopathie facio-scapulo-humérale (type Landouzy-Dejerine).

Un diagnostic différentiel doit être fait avec la lèpre et la diplégie faciale.

3º *Atrophie des membres*. — a. L'atrophie double des régions scapulo-humérales (envahissante) est la myopathie de forme juvénile d'Erb.

L'atrophie unilatérale de cette région existe dans la paralysie du plexus brachial (type supérieur) et dans le *saturnisme*.

b. L'*atrophie des petits muscles de la main* (main en griffe) est unilatérale dans le saturnisme, symétrique dans l'*atrophie musculaire* (Aran-Duchenne).

Elle existe encore dans quelques autres maladies (syringomyélie, lèpre, sclérose latérale amyotrophique).

c. *Atrophie unilatérale de tout le membre supérieur.* — Chez l'enfant, elle existe surtout en cas de paralysie obstétricale, où elle constitue la paralysie infantile.

Chez l'adulte, elle est tributaire d'une lésion du plexus brachial ou d'une névrite saturnine.

d. *Atrophie du tronc ou des lombes* (myopathie type Leyden-Mœbius).

e. *Atrophie symétrique des membres inférieurs* (avec pied équin). — Chez l'enfant, c'est le type Charcot-Marie, maladie héréditaire à évolution lente.

Chez l'adulte, elle résulte d'une névrite (alcoolisme, saturnisme).

L'atrophie unilatérale est la similaire du membre supérieur (même interprétation).

II. **Atrophies généralisées.** — Si la marche est *rapide*, le diagnostic devra être fait entre une polynévrite, une myélite diffuse et une poliomyélite antérieure aiguë.

Si la marche est *lente* et *progressive*, il y a lieu de distinguer entre une *myélopathie* et une *myopathie* :

PRINCIPAUX SYMPTÔMES.	MYÉLOPATHIE.	MYOPATHIE.
Hérédité similaire..............	Absence.	Présence.
Envahissement	Tous les muscles sont atteints.	Certains muscles sont épargnés.
Pseudo-hypertrophie...........	Absence.	Possibilité.
Contractions fibrillaires........	Existence.	Absence.
Contractilité musculaire........	Exagérée (au début).	Diminuée.
Réactions électriques (réaction de dégénérescence)............	Existence.	Absence.

III. **Atrophies secondaires.** — Toutes les maladies du système nerveux (myélites, hémiplégie, tabes, sclérose en plaques...) peuvent s'accompagner d'atrophies secondaires. Le diagnostic s'appuie sur la recherche de tous les signes.

RÉSUMÉ. — Il ressort de l'exposé sommaire que nous venons de faire que les atrophies *unilatérales* résultent presque toujours d'une névrite infectieuse ou toxique (saturnisme en particulier), ou d'une paralysie infantile.

Les atrophies musculaires *localisées* et *symétriques* sont des myopathies de différents types, suivant les régions primitivement envahies.

Les atrophies *généralisées* sont causées par une maladie de la moelle épinière primitive (myélopathie) ou par une maladie primitive du muscle (myopathie).

Les atrophies *secondaires* succèdent à des maladies nerveuses nombreuses.

C. — TROUBLES DE LA CONTRACTILITÉ MUSCULAIRE

Suivant que la contractilité est diminuée ou abolie, on dit qu'il y a *parésie* ou *paralysie*.

Lorsqu'il existe des troubles de la contractilité des muscles aux excitations volontaires, mécaniques ou électriques, on dit qu'il existe de la *réaction myotonique*. La réaction myotonique héréditaire ou acquise est surtout fréquente dans les myopathies et en particulier la maladie de Thomsen.

Sémiologie de la paralysie et de la parésie.

Un membre paralysé et soulevé retombe comme une masse inerte (ce qui n'a pas lieu dans le coma). Dans la parésie, les mouvements sont pénibles et de peu d'étendue. Un malade soulève un bras parésié, mais ne peut le mettre sur sa tête.

On doit rechercher les signes que nous avons étudiés au sujet de l'examen physique et fonctionnel des muscles.

On doit se rappeler que les attitudes sont commandées par la prédominance des muscles sains antagonistes sur les muscles paralysés.

On recherche le degré d'*excitabilité mécanique* des muscles paralysés ou parésiés : à l'état normal, lorsqu'on frappe assez fortement une masse musculaire, il se produit une saillie locale, qui disparaît assez vite. A l'état pathologique, deux cas peuvent se présenter : 1° cette saillie apparaît avec un choc très faible ; 2° elle apparaît lentement et persiste très longtemps. L'excitabilité est donc augmentée, et à l'*examen électrique* on trouve la *réaction de dégénérescence*. C'est donc un moyen simple de se renseigner sur l'existence de la RD.

Variétés de paralysies. — Nous adopterons la même classification topographique que pour les atrophies.

Nous ferons remarquer, une fois pour toutes, que l'*hystérie* peut provoquer toutes formes de paralysies. Nous ne citerons donc pas cette maladie à chaque variété de paralysies.

I. *Paralysies isolées.* — Exemple : paralysie du radial, du facial. Les causes à incriminer sont un traumatisme, le froid, causes qui peuvent être simplement occasionnelles et provocatrices d'une infection latente.

II. *Monoplégie.* — C'est la paralysie d'un membre (brachiale ou crurale).

Elle résulte soit d'une lésion du cerveau (lésion alterne), soit d'une lésion de la moelle.

Elle peut encore être d'origine périphérique ou fonctionnelle.

Exemple : une hémorragie cérébrale localisée peut être cause d'une monoplégie alterne, laquelle s'accompagne le plus souvent d'épilepsie jacksonienne.

III. *Hémiplégie.* — C'est la paralysie d'une moitié du corps. Chez l'enfant, elle résulte en général d'une méningite tuberculeuse.

Chez l'adulte, la *syphilis* en est surtout la cause. L'*embolie* par lésion cardiaque, une *tumeur* peuvent provoquer une hémiplégie (dans ce dernier cas existe en même temps de l'épilepsie jacksonienne).

Chez le vieillard, l'*ictus hémorragique*, les lésions de *cérébrosclérose* (Grasset), le *ramollissement* sont les causes les plus fréquentes de l'hémiplégie.

Lorsque la moitié droite du corps est **paralysée** et que **la lésion cérébrale** (à gauche, par conséquent) siège au niveau de la circonvolution de Broca, on constate en même temps de l'aphasie.

Dans l'*hémiplégie hystérique*, les réflexes ne sont pas modifiés.

Enfin l'hémiplégie est une complication d'états morbides assez nombreux (tabes, sclérose en plaques, *maladies infectieuses*, intoxications diverses, par le plomb en particulier...).

IV. **Paraplégie.** — C'est l'impotence partielle ou totale des membres supérieurs seuls ou des membres inférieurs seuls (cas de beaucoup le plus fréquent) ou des quatre membres (paraplégie cervicale).

Elle est *flasque* ou *spasmodique*. Dans ce dernier cas, on constate en même temps de l'exagération des réflexes et des contractures.

La paraplégie *cervicale* est fréquente dans le mal de Pott (mal sous-occipital).

La paraplégie *spinale* indique une lésion de la moelle (syndrome de Brown-Séquard), ou elle se montre dans les maladies aiguës, le tabes, les intoxications.

La paraplégie par intoxication (alcool, plomb, oxyde de carbone, etc.) est flasque.

V. **Paralysies associées.** — Les cas les plus fréquents sont : 1º le syndrome de *Gubler-Millard*, paralysie de la face d'un côté et hémiplégie du corps du côté opposé (lésion de la partie inférieure de la protubérance) ; 2º la paralysie de la face et du nerf moteur oculaire externe d'un côté avec hémiplégie du corps de l'autre côté (lésion de la partie moyenne de la protubérance) ; 3º syndrome de *Weber*, paralysie des muscles innervés par le moteur oculaire commun d'un côté, avec hémiplégie de l'autre côté. L'œil est porté en dehors par l'action tonique du droit externe (lésion de la partie supérieure de la protubérance).

VI. **Paralysies généralisées.** — Elles peuvent résulter d'une hémiplégie double (très rare) ou d'une *polynévrite*. Dans ce dernier cas, entre autres signes, les sphincters fonctionnent normalement et la guérison lente est la règle.

Contractures.

La contracture est un état pathologique du muscle, caractérisé par sa raideur involontaire et *durable* (Blocq).

L'hystérie peut causer des contractures de modalités très diverses.

On fera le diagnostic de contracture par l'examen méthodique des muscles.

Les *réflexes* en particulier sont importants à connaître ; ils sont toujours *très exagérés*.

Sous le chloroforme, ou après l'application de la bande d'Esmarch pendant quinze minutes, la contracture disparaît ; elle diminue sous l'influence du sommeil.

Les attitudes sont souvent caractéristiques, par suite de la prédominance d'action de certains groupes musculaires.

Un sujet est en état de *diathèse de contracture* (Charcot) lorsque la cause la plus légère détermine la contracture.

Variétés de contractures. — Un seul muscle peut être contracturé : trismus de la mâchoire inférieure. Un groupe musculaire est atteint à la suite de la coxalgie, de la tarsalgie.

Contracture à forme *monoplégique* : tumeur cérébrale, méningite.

Contracture à forme *hémiplégique* : ramollissement, hémorragie cérébrale.

Contracture à forme *généralisée* : sclérose latérale amyotrophique, tétanos, intoxication par la strychnine.

Signe de Kernig. — Dans le décubitus dorsal, le malade peut mettre les jambes en extension sur les cuisses. Une fois assis sur le bord du lit, les jambes se fléchissent en contracture sur les cuisses et ne peuvent être étendues.

Le signe de Kernig existe dans un certain nombre de maladies et en particulier dans la *méningite cérébro-spinale*.

Il peut n'exister que d'un côté dans le cas d'une lésion cérébrale en foyer.

Tremblements.

Le tremblement a une valeur sémiologique importante.

Il est caractérisé par des oscillations involontaires, plus ou moins rapides et étendues, qui enlèvent de leur précision aux mouvements volontaires.

Le nombre des oscillations varie de 6 à 12 par seconde. A la simple inspection, on reconnaît un tremblement accentué. S'il est faible, il faut le rechercher avec attention. Au membre supérieur, on le rend plus apparent en faisant prendre au malade l'*attitude du serment*, les doigts écartés, ou en ordonnant au malade de porter à sa bouche un verre rempli d'eau. L'écriture révèle certains tremblements. En touchant la main d'un sujet atteint de goitre exophtalmique, ou en lui plaçant les mains sur les épaules, on peut reconnaître des vibrations non perceptibles par la vue.

Au moyen d'appareils enregistreurs, il est possible d'obtenir le graphique du tremblement.

On divise les tremblements en deux groupes, suivant qu'ils existent *au repos* et disparaissent à l'occasion des mouvements volontaires (maladie de Parkinson : le malade *roule une boulette*), ou qu'ils ne se produisent qu'à l'occasion d'un mouvement (tremblement *intentionnel* de la sclérose en plaques).

Le cas mixte existe : c'est le tremblement *rémittent intentionnel* qui existe au repos, mais s'exagère par le mouvement (intoxications : alcool, plomb, mercure, tabac...).

En dehors des tremblements que nous venons de citer, on en constate encore dans l'hystérie, la paralysie générale (tremblement de la langue et des lèvres), l'hémiplégie, la maladie de Friedreich (la main *plane* avant de saisir un objet), les maladies du cervelet, les infections, telle la fièvre typhoïde, etc.

Dans certaines affections du pédoncule cérébral, on peut constater de l'*hémi-tremblement*.

Le tremblement est dit *essentiel* lorsqu'il constitue toute la maladie : tremblement sénile, tremblement héréditaire.

NYSTAGMUS. — C'est un tremblement rythmique, involontaire des globes oculaires, généralement bilatéral et symétrique. Le plus souvent, les oscillations sont horizontales, et n'existent que dans le cas où les globes oculaires sont portés dans la position latérale extrême.

Le nystagmus existe dans des maladies organiques variées (sclérose en plaques, ataxie de Friedreich, lésions cérébelleuses...). Chez les mineurs, le nystagmus, généralement vertical, s'accompagne d'un spasme du releveur de la paupière.

Le nystagmus peut avoir une origine *auriculaire* (Voy. *Vertige*).

Chez un individu normal, un mouvement de rotation rapide (siège rotatif) détermine, au moment de l'arrêt, un nystagmus transitoire, horizontal, dont la phase rapide d'oscillation se fait vers le côté opposé au sens de la rotation subie.

Convulsions. Spasmes.

Les convulsions sont des mouvements musculaires brusques et involontaires.

On réserve généralement le nom de *spasmes* aux convulsions localisées : sterno-mastoïdien, releveur de la paupière (blépharo-spasme).

Les convulsions sont dites *toniques* en cas de secousses régulières, limitées ; elles sont dites *cloniques* en cas de secousses irrégulières, illimitées.

Ces deux formes se succèdent dans l'épilepsie, par exemple.

Convulsions chez l'enfant. — En dehors des maladies graves (méningites pneumococcique, tuberculeuse,... *méningite liée à une otite*), l'enfant peut avoir des convulsions de causes bénignes (vers intestinaux, troubles digestifs, évolution dentaire, simple émotion...).

On a dit justement que la convulsion est pour l'enfant ce que le délire est pour l'adulte.

Convulsions chez l'adulte. — 1º GÉNÉRALISÉES : états infectieux aigus ou chroniques, intoxications (alcool, médicaments...),*éclampsie*,urémie, *encéphalopathie saturnine*...

L'*hystérie* et l'*épilepsie* sont des maladies convulsives entre toutes.

2° PARTIELLES. — La modalité la plus importante est l'*épilepsie bravais-jacksonienne*, de forme généralement hémiplégique, débutant le plus souvent par un bras et s'étendant à la face, à la jambe.

Le malade ne perd pas connaissance, il assiste à son accès et en conserve le souvenir, ce qui n'a pas lieu chez l'épileptique vrai.

Cette épilepsie partielle peut être causée par un traumatisme (ancien ou récent), la *syphilis*, la tuberculose, les tumeurs cérébrales en général. Elle a parfois la valeur d'un syndrome de localisation.

Mouvements choréiques.

Ce sont des mouvements *involontaires*, *incohérents*, cessant pendant le sommeil et dont le malade a parfaitement conscience.

Les gesticulations des choréiques s'accentuent au moment de l'exécution d'un mouvement ordonné.

La démarche est sautillante.

La chorée peut être unilatérale (*hémichorée*) ; elle est quelquefois héréditaire (chorée de Huntington).

La chorée classique a été décrite en détail par Sydenham.

Mouvements athétosiques.

Ce sont, comme les précédents, des mouvements irréguliers, arythmiques, mais plus lents et accompagnés d'une certaine raideur. On les a comparés aux mouvements de poulpe ou à ceux des danseuses javanaises (mouvements alternatifs de flexion et d'extension).

De plus, ils ne cessent pas, mais s'atténuent pendant le sommeil.

Ils sont surtout fréquents aux membres supérieurs et inférieurs. Lorsqu'ils ne frappent qu'un côté, il y a *hémiathétose*, à la suite d'une hémiplégie ancienne, par exemple.

L'athétose double est fréquente dans la cérébrosclérose.

Tics.

Ce sont des mouvements convulsifs, mais ils sont *coordonnés*.

Un de leurs caractères les plus nets est leur diminution ou leur disparition momentanée, sous l'influence de la volonté.

La *maladie des tics convulsifs* (Gilles de la Tourette) s'accompagne fréquemment d'*écholalie* et de *coprolalie*.

Ces deux phénomènes résultent de la localisation du processus aux organes de la phonation.

Le tiqueur est un dégénéré mental.

Les tics sont fréquents dans l'hystérie.

Localisés à la face, ils peuvent résulter d'une névralgie faciale (tic douloureux de la face).

D. — TROUBLES DE LA COORDINATION MOTRICE

Ataxie. — C'est l'incertitude dans l'exécution des mouvements. Nous avons étudié précédemment la façon de les mettre en évidence.

Elle se produit dans le *tabes dorsal*, la sclérose en plaques, l'ataxie héréditaire, la polynévrite, etc.

Elle peut être limitée à un côté du corps, *hémiataxie* à la suite d'une hémiplégie.

Astasie-abasie (Voy. *Étude de la marche*). — C'est une ataxie par défaut de coordination automatique (Jaccoud) ; c'est un véritable tic ambulatoire.

E. — TROUBLES DE L'ÉQUILIBRE

Le sens de l'équilibre est réalisé par un acte musculaire dépendant des centres cérébraux et spinaux, sous l'influence première du cervelet. Cette fonction n'est pas native, mais innée (comme les fonctions sexuelles). Le cervelet reçoit des excitations variées de nos sens, mais celles provenant des canaux semi-circulaires ont une part prépondérante dans le maintien de l'équilibre.

On doit rechercher l'état de l'*équilibre statique*, le malade étant au repos, et l'état de l'*équilibre cinétique*, le malade étant en mouvement (Voy. *Étude de la marche*).

VERTIGE. — Le vertige résulte d'un trouble de l'équilibre.

C'est une sensation illusoire, en vertu de laquelle il semble au sujet qu'il se déplace lui-même, ou que les objets environnants se déplacent (Achard).

C'est un trouble subjectif, qui devient à son tour le point de départ de troubles objectifs (démarche ébrieuse, chute...), et qui s'accompagne de troubles visuels, auditifs, laryngés, psychiques, etc.

Le vertige peut être constaté dans de nombreux cas pathologiques (affections du système nerveux : tumeurs cérébrales, lésions du cervelet, névroses, affections cardiaques, anémies, intoxications, artériosclérose...).

Le *vertige auriculaire* mérite une mention spéciale. Il accompagne les lésions labyrinthiques. Ce vertige peut être déterminé par l'*épreuve de Barany*, dans le cas où le nerf vestibulaire est sain : si on irrigue le conduit auditif (gauche, par exemple) avec de l'eau froide, le vertige ainsi provoqué s'accompagne de secousses nystagmiformes de l'œil vers la droite. Si on se sert d'eau chaude, le nystagmus se fait vers la gauche. Le chaud attire, le froid repousse l'œil atteint de nystagmus.

Le *vertige de Ménière* constitue un syndrome spécial, dont l'élément principal est un excès de tension du liquide labyrinthique.

Chez les neurasthéniques dyspeptiques, le *vertigo a stomacho læso* de Trousseau est parfois constaté.

Le *vertige paralysant* de Gerlier ou kubisagari (Japon, lac Léman) semble dû à un germe infectieux se développant principalement dans le fumier fermenté.

SYNDROME CÉRÉBELLEUX. — Le malade a une attitude spéciale ; il écarte les jambes, le bassin est projeté en avant, les épaules sont en retrait. Il rétablit son équilibre constamment instable par une série de petits déplacements des pieds.

Cette *asynergie* fait que le malade ne peut incliner le tronc en arrière sans tomber, par suite de l'absence de coordination des mouvements de flexion compensatrice des genoux. Dans la marche, la partie supérieure du corps est en retard sur les membres inférieurs. Dans le décubitus dorsal, le malade ne peut s'asseoir les bras croisés.

Pour mieux mettre en évidence cette asynergie, on peut encore faire exécuter au sujet un *exercice* à la Babinski : pose du genou sur une chaise, élévation du pied à la hauteur de la main du médecin, flexion combinée de la cuisse et du bassin, flexion combinée de la jambe et de la cuisse, etc.

On recherche la *diadococinésie* de Babinski, ou faculté d'accomplir facilement certains mouvements rapides et alternatifs, tels ceux de pronation et de supination. Dans le syndrome cérébelleux, ces mouvements sont souvent lents, incertains (dys ou adiadococinésie).

Les membres d'un côté du corps (lésion unilatérale) sont parfois d'une fixité anormale, lorsqu'ils sont tenus en l'air, le malade étant couché sur le dos. Ce phénomène, qui simule certaines formes de catalepsie, constitue la *catalepsie cérébelleuse* ou prolongation de l'équilibre volitionnel statique.

III. — EXAMEN DES RÉFLEXES

L'étude de la motilité doit être toujours complétée par l'examen des réflexes.

A. *Réflexes tendineux*. — Le segment de membre sur lequel on recherche le réflexe doit être dans le relâchement le plus complet possible ; et pour atteindre ce but il est nécessaire de détourner l'attention du malade, par exemple par la *manœuvre de Jendrassik* (lorsqu'on recherche le réflexe rotulien) qui consiste à faire faire au malade une traction l'une sur l'autre des mains accrochées.

Pour les tendons volumineux, on frappe avec le bord cubital de la main; pour les autres, on percute légèrement avec un doigt ou plusieurs doigts recourbés en crochet.

1º RÉFLEXE ROTULIEN. — La figure 89 (p. 306) représente une des meilleures positions à donner au membre inférieur pour la recherche de ce réflexe.

On peut encore faire asseoir le malade sur le bord du lit, les jambes ballantes à l'extérieur ; ou le malade assis sur un siège, les jambes formant avec la cuisse un angle obtus, le pied étant à terre.

2º RÉFLEXE ACHILLÉEN. — Le malade est placé à genoux sur un siège ou le bord du lit, les pieds pendants.

Clonus du pied. — Ce phénomène du pied, que l'on peut joindre à la description des réflexes, est provoqué par une flexion passive, un peu brusque, imprimée au pied. Il consiste en une série de mouvements de flexion et d'extension du pied, qui peuvent persister pendant un temps relativement long ; c'est donc une épilepsie spinale parfaite, une *trépidation épileptoïde*.

Une ébauche de clonus, des deux côtés, et d'ordre physiologique, peut exister chez des sujets à réflexes exagérés et qui résistent volontairement au mouvement de flexion.

3º RÉFLEXE RADIAL. — On place le coude du sujet exa-

miné en flexion à angle droit, et on soutient sa main en demi-
supination. Le sujet ne doit faire aucun effort. Avec un mar-

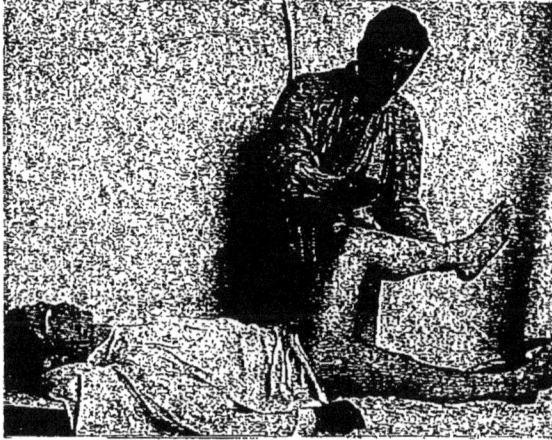

Fig. 89. — Réflexe du genou.

teau à percuteur en caoutchouc, on frappe légèrement l'extrémité inférieure du radius.

On constate un mouvement de flexion de l'avant-bras sur
le bras par contraction du long supinateur. .

Lorsque ce réflexe est fort, on peut constater de plus,
chez certains individus, un mouvement de flexion des
doigts.

Si ce mouvement de flexion se produit seul, il y a là un fait
pathologique, qui résulte en général d'une lésion de la moelle
au niveau du cinquième segment cervical. Cette anomalie
du réflexe du radius a été décrite par Babinski, qui lui a donné
le nom d'*inversion du réflexe du radius*.

4° Le réflexe tendineux cubital, les réflexes du tendon
tricipital au-dessus de l'olécrâne, du masséter, ont beaucoup
moins d'importance que les précédents.

TROUBLES DES RÉFLEXES. — a. *Exagération*. — La dégénérescence du faisceau pyramidal, par lésion centrale ou
spinale, entraîne *le plus souvent* l'exagération des réflexes
tendineux avec contracture concomitante. L'action *fréna-*

trice de ce faisceau peut encore être supprimée par la fatigue, dans la neurasthénie...

Une lésion de la moelle siégeant au-dessus des centres lombaires, et déterminant une simple irritation des nerfs périphériques, s'accompagne d'exagération du réflexe rotulien (myélites transverses, compression de la moelle).

Cette même excitabilité normale sur le trajet de l'arc réflexe existe dans les polynévrites (au début), le tétanos, la méningite...

L'exagération des réflexes se produit encore dans le cas d'*insuffisance antitoxique* de l'organisme. C'est un bon signe sémiologique qu'on retrouve, aux membres supérieurs ou inférieurs, dans le mal de Bright se compliquant d'urémie précoce.

Si l'exagération est très prononcée, par une excitation continue on obtient une succession ininterrompue de secousses réflexes rapides (clonus du pied, phénomène de la rotule).

En ce qui concerne en particulier le réflexe rotulien, il importe de savoir que l'intensité de ce réflexe est très variable suivant les individus, que l'exagération peut être *bilatérale* (cas le plus fréquent) ou *unilatérale* comme dans le syndrome de Brown-Séquard.

Dans la sclérose en plaques, la sclérose latérale amyotrophique,... l'exagération du réflexe rotulien est facile à constater.

b. *Diminution ou abolition.* — Elles résultent le plus souvent d'une interruption sur un point quelconque de l'arc réflexe.

L'abolition existe encore dans certaines intoxications et dans le coma profond.

L'abolition du réflexe du genou constitue le *signe de Westphal* ; on le constate dans le *tabes*, la poliomyélite antérieure, la névrite crurale, les lésions *récentes* de la moelle, le pseudo-tabes (intoxications variées, le *diabète*, le béribéri, etc.).

L'*épuisement* rapide du réflexe existe souvent dans le

tabes au début, la percussion répétée du tendon ne produisant plus aucune secousse.

B. *Réflexes cutanés et muqueux*. — On les provoque au moyen de chatouillements, d'excitations superficielles.

1° Réflexe plantaire. — L'excitation de la plante du pied, plus ou moins forte suivant les sujets, provoque normalement une flexion des orteils et en particulier du gros orteil (chez quelques sujets, ce réflexe n'existe pas).

En 1896, Babinski a fait une étude très intéressante de ce *phénomène des orteils*. Il a montré qu'au cas où le faisceau pyramidal était lésé l'extension remplaçait la flexion.

On constate encore cette extension chez le nouveau-né, à l'état normal, parce qu'à cette époque de l'existence le faisceau pyramidal est incomplètement développé.

Le phénomène des orteils permet, presque à coup sûr, de distinguer une paralysie organique et une paralysie hystérique.

Dans les lésions en foyer, le phénomène des orteils peut ne se produire que d'un côté.

Quelquefois le signe de Babinski se produit *en éventail*, c'est-à-dire que les orteils s'écartent les uns des autres. L'interprétation du phénomène reste la même.

Le signe de Babinski existe chez quelques sujets sains.

2° Réflexe bulbo-caverneux. — Un doigt placé en arrière du scrotum presse contre le bulbe de l'urètre ; en même temps on pique ou on pince le dos du gland ; il se produit un tressaillement brusque au niveau du bulbe urétral.

La perte de ce réflexe est notée dans les lésions siégeant au niveau des troisième et quatrième segments sacrés ou au niveau de la queue de cheval. Dans ces lésions, la recherche des réflexes des membres inférieurs ne peut être d'aucune utilité.

3° Réflexe crémastérien. — Une excitation de la face interne de la cuisse amène une contraction du crémaster, qui soulève le testicule. Il est à rechercher des deux côtés, car chaque moitié du muscle se contracte séparément.

4⁰ Réflexe abdominal (inférieur et supérieur). — On le provoque en rayant la peau du ventre.

Il peut subir des modifications par suite de lésions locales (fièvre typhoïde, appendicite, gastro-entérite aiguë...).

5⁰ Réflexe pharyngien. — Mouvement de régurgitation par attouchement du pharynx avec le doigt, le manche d'une cuiller.

6⁰ Réflexe conjonctival. — L'excitation de la conjonctive détermine une contraction réflexe des paupières.

Troubles des réflexes cutanés et muqueux. — La voie de ces réflexes est peu connue. La diminution ou l'abolition de ces réflexes est fréquente dans les polynévrites, qu'il y ait ou non paralysie et atrophie musculaire, dans certaines intoxications (alcool, strychnine, tétanos...).

Les maladies de la moelle exagèrent ou diminuent les réflexes en question, et il n'y a pas toujours concordance avec l'exagération ou la diminution des réflexes tendineux. Ainsi, dans le tabes, les premiers sont conservés, tandis que les seconds sont abolis.

Dans les lésions graves du cerveau, dans certaines maladies mentales (mélancolie), dans l'*hystérie*, les réflexes superficiels sont abolis le plus souvent.

Enfin, en cas de contracture et exagération des réflexes tendineux se produisant dans les lésions anciennes du cerveau, les réflexes superficiels sont également augmentés.

C. *Réflexes sphinctériens*. — Les troubles vésicaux et rectaux marchent de pair le plus souvent.

Les fonctions des réservoirs sont sous la dépendance de deux centres :

1⁰ Un centre ano-vésical, situé chez l'homme au niveau du point d'émergence des troisième et quatrième nerfs sacrés (Kirchhoff) ;

2⁰ Un centre cérébral, dont la localisation est mal connue, mais dont l'existence n'est pas douteuse, car la *volonté* et l'attention interviennent dans les phénomènes de la miction et de la défécation.

(Certains auteurs admettent, au-dessus du centre anospinal, un *centre urétral*, préposé au fonctionnement du sphincter de la vessie.)

Il existe par conséquent deux arcs réflexes : un *arc à court trajet*, qui aboutit au centre ano-vésical, et un *arc à long trajet*, qui aboutit au cerveau.

Et ces deux arcs sont solidaires l'un de l'autre ; le premier ne peut longtemps fonctionner sans le secours du cerveau.

Par conséquent, toute lésion portant sur un point quelconque de l'arc à grand trajet retentira sur le centre ano-vésical.

Dans certaines lésions de l'encéphale (méningite, hémorragie...), dans des maladies infectieuses (fièvre typhoïde...) retentissant sur le cerveau, dans un grand nombre d'affections médullaires, on constate soit de la *rétention* (le plus souvent inconsciente), soit de l'*incontinence* des réservoirs, suivant que la paralysie frappe les muscles qui servent à l'évacuation de ces réservoirs ou les sphincters qui s'opposent à l'issue de leur contenu.

Dans le cas d'incontinence, si l'arc à grand trajet est lésé dans sa voie centripète en même temps que dans sa voie centrifuge, cette incontinence sera *inconsciente*. Si, au contraire, la voie centripète est indemne, le malade aura conscience du besoin ressenti, mais il ne pourra s'y opposer, sous peine de souiller ses vêtements, par suite de la lésion de la voie centrifuge ; il y aura incontinence *consciente*. Dans ce dernier cas, on dit qu'il y a *parésie* des sphincters.

Lorsque l'arc à court trajet est atteint par suite d'une lésion du centre ano-vésical, ce sont les muscles qui servent à vider les réservoirs qui sont atteints les premiers. Il y aura de la *rétention*. Lorsque la pression sera trop forte, il se produira de l'*incontinence par regorgement*.

D'ailleurs, l'incontinence vraie (pour la vessie en particulier), avec issue goutte à goutte de l'urine, ne tarde pas à se produire par suite de la paralysie du sphincter vésical.

D. **Réflexes pupillaires**. — Les principaux réflexes de la pupille sont :

1º Le RÉFLEXE LUMINEUX. — A l'état normal, lorsqu'on

projette subitement un faisceau lumineux sur l'œil, il se produit un rétrécissement pupillaire.

Il faut faire la recherche pour chaque œil séparément, afin d'éviter le réflexe consensuel.

2° Le RÉFLEXE ACCOMMODATEUR ou réflexe de convergence. — On fait regarder au malade un objet rapproché, les yeux convergent pour la fixation de l'objet et l'iris se contracte, déterminant le rétrécissement de la pupille.

Le réflexe lumineux peut être paresseux ou aboli, quand l'arc réflexe est interrompu au niveau des tubercules quadrijumeaux (coma, épilepsie, lésions du nerf optique...), ou par suite d'une lésion des fibres collatérales réflexes (*tabes*, paralysie générale).

Alors que le réflexe lumineux n'existe plus, le réflexe accommodateur est le plus souvent conservé (*signe d'Argyll Robertson*). Et cette dissociation est un symptôme important du tabes et de la paralysie générale.

On peut l'observer dans quelques autres maladies (syringomyélie, pseudo-tabes, tumeurs cérébrales...).

Le signe d'Argyll Robertson se produit souvent mieux après l'obscuration (malade placé dans une chambre noire). Le pourpre rétinien se régénère dans l'obscurité, et semble nécessaire à la production du réflexe.

3° RÉFLEXE CILIO-SPINAL. — Si l'on pince ou pique le côté du cou, il se produit une dilatation de la pupille de ce côté. On peut encore provoquer ce réflexe de dilatation pupillaire par l'instillation de quelques gouttes de solution de cocaïne dans l'œil, alcaloïde qui irrite le sympathique cervical. Le réflexe ne se produit pas en cas de paralysie du sympathique cervical. D'autres phénomènes accompagnent cette paralysie (Voy. *Examen de la vue*).

IV. — ÉLECTRO-DIAGNOSTIC

A. *Courants faradiques*. — On se sert de courants d'induction alternatifs, obtenus au moyen des appareils volta-faradiques (type bobine de Ruhmkorff).

En vue de graduer les courants, l'appareil à chariot de Dubois-Reymond est un de ceux qui donnent le meilleur résultat. L'éloignement ou le rapprochement de la bobine induite de la bobine inductrice permet de diminuer ou d'augmenter les courants.

L'éloignement des bobines se lit sur une règle fixée à l'appareil.

(On doit employer toujours le même appareil dans les explorations répétées.)

B. *Courants galvaniques*. — Les courants continus sont fournis par des piles ou des accumulateurs. Ils sont facilement mesurés en intensité au moyen des galvanomètres gradués (milliampères).

ACCESSOIRES DES APPAREILS ÉLECTRIQUES ET MÉTHODE GÉNÉRALE D'EXAMEN. — a. *Interrupteurs-inverseurs*. — Pour ouvrir et fermer le courant ou en renverser le sens, c'est-à-dire changer la polarité des électrodes appliquées sur le corps, on se sert d'appareils appelés interrupteurs-inverseurs (Mergier, Bergonié).

b. *Électrodes*. — Dans l'exploration par la méthode *monopolaire*, la plus employée, on se sert : 1º d'une *électrode indifférente* (appliquée sur un point indifférent du corps : sternum, nuque, lombes, cuisse...), qui est formée d'une large plaque d'étain malléable recouverte d'une peau de daim. Celle-ci est imbibée d'eau salée ; 2º d'une *électrode différente* ou exploratrice, qui est de forme olivaire et de dimensions variables, mais toujours d'assez faible volume (électrode normale de Stintzing). Cette électrode est appliquée sur le muscle ou le nerf soumis à l'exploration.

Cette application ne doit pas se faire sur un point quelconque du muscle ou du nerf. Il faut la placer sur des points déterminés où l'excitabilité de ces organes est la plus développée. Ces *points d'élection* correspondent pour les nerfs aux points où ils sont les plus superficiellement placés ou le plus accessibles.

Pour les muscles, ils correspondent à des points déterminés, dits *points moteurs*. Ceux-ci siègent aux points où les nerfs pénètrent de la surface dans le muscle ou sont situés très superficiellement. Erb a figuré sur des tableaux ces différents points moteurs.

Il est indispensable de bien rechercher ces points moteurs, car, dans les applications du courant galvanique, il peut se produire au voisinage immédiat de certains points moteurs une inversion polaire pouvant induire en erreur.

La méthode *bipolaire* consiste à appliquer sur un muscle, qui ne réagit pas d'une façon assez nette à l'exploration monopolaire, deux électrodes de même dimension.

Examen de la contractilité électrique.

1° *Par les courants faradiques*. — A l'état normal, et avec une intensité suffisante, le courant appliqué sur un nerf moteur produit une contraction en masse de tous les muscles innervés par ce nerf ; appliqué directement sur le muscle, il détermine une contraction brusque et brève de ce muscle.

Remarque. — Il ne faut pas faire entrer en ligne de compte les secousses par *diffusion* des muscles de voisinage.

On explore d'abord le côté sain, on fait passer un courant de l'intensité la plus faible possible qu'on augmente jusqu'à la production d'une contraction au moment de la fermeture. On lit la distance des bobines sur la règle graduée.

On compare avec le côté malade ou, si la paralysie est double, on fait des comparaisons avec un sujet sain.

Exemple. — Supposons un malade atteint de paralysie radiale à droite. On examine d'abord le côté gauche ; on place l'électrode active au point moteur du nerf radial. On augmente progressivement l'intensité du courant par le rapprochement des bobines, jusqu'à ce qu'il se produise une légère secousse des muscles supinato-extenseurs. On lit à ce moment la division du chariot (six divisions par exemple). On refait la même expérience du côté droit ; on constate qu'avec un engainement de huit, neuf, dix divisions (intensité de plus en plus forte), et que même avec l'engainement complet, les muscles ne réagissent pas. Le nerf radial droit est donc *inexcitable au courant faradique*.

Si l'on fait des recherches semblables sur chacun des muscles innervés par le radial, et si les résultats sont identiques, on dira que l'on constate de l'*abolition de l'excitabilité faradique* des muscles dans le territoire du nerf radial droit.

2° **Par les courants galvaniques.** — L'examen est plus complexe que précédemment, car il faut considérer ce qui se passe avec l'un et l'autre pôle, à l'ouverture et à la fermeture du courant (pendant le passage, il n'existe aucune contraction).

A. Pour les nerfs. — Avec le *pôle négatif* (N) placé à l'électrode active, on constate une secousse *à la fermeture* (FS), avec un courant de 3 milliampères environ, et rien à l'ouverture du courant.

Si nous prenons le *pôle positif* (P) comme pôle actif, avec le même courant on ne constate aucune contraction ni à la fermeture ni à l'ouverture.

On peut donc écrire en abréviation :

	Pôle négatif.		Pôle positif.	
1re expérience (3mm ampères).	Fermeture	Ouverture.	Fermeture.	Ouverture.
	NFS.	»	»	»

Si l'on augmente la force du courant jusqu'à 5 ou 6 milliampères, on constate toujours NFS. De plus, il se produit une contraction à la fermeture au pôle positif, mais moins forte que la précédente. On ne constate rien de plus :

1re expérience	NFS	»	»	»
2e —	NFS	»	PFS	».
(5mm ampères.)				

Si l'on porte le courant à 12 milliampères, on constate toujours NFS et PFS, et de plus une secousse à l'ouverture (OS) du pôle positif, moins forte que NFS :

1re expérience..............	NFS	»	»	»
2e — ·..............	N̄F̄S̄	»	PFS	»
3e —	NFS	»	P̄F̄S̄	P̄ŌS̄
(12mm ampères.)				

Enfin, si l'intensité atteint 20 milliampères, aux contractions précédentes, qui sont de plus en plus fortes [à tel point que NFS devient souvent une contraction *tétanique* (Te)], s'ajoute une quatrième contraction à l'ouverture du pôle négatif.

Il en résulte le tableau d'ensemble suivant, dans lequel nous avons souligné le phénomène nouveau pour chaque expérience :

1° 3mm ampères........	NFS	»	»	»
2° 5mm —	N̄F̄S̄	»	PFS	»
3° 12mm	NFS	»	P̄F̄S̄	POS
4° 20mm	NFTe	N̄ŌS̄	PFS	P̄F̄S̄ P̄ŌS̄

En résumé, quel que soit le pôle, la secousse de fermeture se produit avant celle d'ouverture ; de plus, les secousses du pôle positif (fermeture ou ouverture) sont encadrées par celle du pôle négatif, comme date d'apparition :

$$NFS > PFS > POS > NOS.$$

C'est la loi de Pfluger.

Cette loi peut être inscrite sur un graphique (fig. 90).

Remarque. — Dans cette figure, les intensités du courant notées au moment de l'apparition des secousses diffèrent un peu des chiffres choisis dans les exemples précédents.

B. POUR LES MUSCLES. — Le résultat est sensiblement le même. Les secousses d'ouverture POS et NOS sont difficiles à produire.

Il est *très important* de savoir qu'à l'état normal toutes les contractions produites par les courants galvaniques sont *rapides comme l'éclair.*

Exemple. — Faisons avec les courants galvaniques l'examen du cas supposé précédemment (courants faradiques).
Si on place l'électrode négative sur le point moteur du

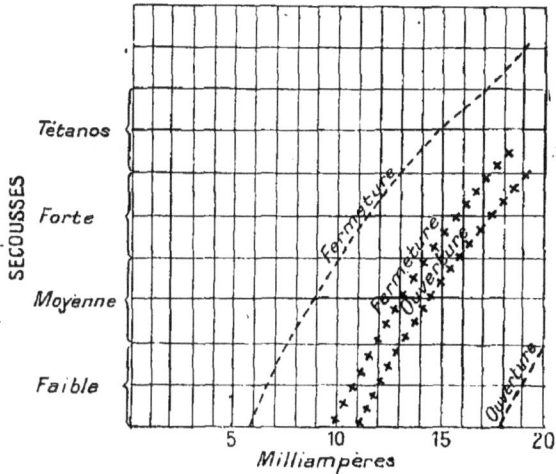

Fig. 90. — Graphique de la loi des secousses.

nerf radial gauche (toujours par la méthode monopolaire),
on obtient une secousse de fermeture des muscles innervés
par le radial, avec un courant de 3 milliampères. Du côté
malade, on n'obtient aucune secousse.

L'examen de chacun des muscles donne du côté sain :
une secousse de fermeture au pôle négatif (NFS) avec un
courant de 3 milliampères et PFS avec 5 milliampères
(se servir d'un inverseur). On a donc NFS > PFS, formule
normale qui dispense des recherches sur les secousses à
l'ouverture du courant. On constate de plus que la contraction est *brève, instantanée.*

Du côté malade, on obtient NFS seulement avec 8 milliampères, et au contraire PFS avec 5 milliampères. On a donc
PFS > NFS. De plus, la secousse est *traînante.*

La conclusion sera ainsi énoncée : diminution de l'excitabilité galvanique des muscles ; anomalie de l'ordre des
secousses ; *ralentissement de la secousse.*

Interprétation des résultats constatés
(nerfs et muscles).

I. — COURANTS FARADIQUES

1º *Modifications quantitatives*. — A. Augmentation
de l'excitabilité. — L'exagération des réflexes, les contractures sont des symptômes souvent connexes de cette
augmentation de l'excitabilité faradique. Celle-ci est constatée dans les paralysies cérébrales et spinales récentes, le
tabes *au début*, les crampes professionnelles, la neurasthénie
médullaire, etc.

B. Diminution de l'excitabilité. — Elle constitue
la *réaction de Duchenne*, qui est un des éléments de la réaction
de dégénérescence partielle $\left(\dfrac{RD}{2}\right)$. Cette diminution existe
dans les paralysies cérébrales anciennes, le tabes *ancien*,
la sclérose en plaques, les myélopathies, les myopathies primitives, les *névrites périphériques*, etc.

Lorsqu'un muscle est en état de *contraction fonctionnelle*,
il semble qu'il y ait diminution de l'excitabilité; c'est que
les secousses provoquées par le courant sont moins appréciables de ce côté.

C. Abolition de l'excitabilité. — Elle fait partie de la
réaction de dégénérescence (RD).

2º *Modifications qualitatives*. — A. Réaction
myasthénique de Jolly. — Elle consiste dans une fatigue
rapide du muscle. On obtient la tétanisation beaucoup plus
rapidement qu'à l'état normal. Elle existe dans la myas-
thénie grave pseudo-paralytique ou maladie d'Erb et dans
quelques autres maladies.

B. Réaction myotonique de Thomsen. — Elle est
l'opposé de la réaction précédente, mais ce syndrome comprend plusieurs phénomènes :

a. Excitabilité normale du nerf ;

b. Hyperexcitabilité faradique et galvanique des muscles;

c. Par le courant galvanique, on a PFS = NFS ou PFS > NFS.

d. Secousse lente, tonique, se prolongeant. Tétanos rapide, même avec des secousses espacées.

3° **Lenteur de la secousse faradique.** — C'est une modification peu importante à noter, à l'encontre de ce même signe qui est capital lors de l'examen par le courant galvanique.

II. — COURANTS GALVANIQUES

1° **Modifications quantitatives.** — A. AUGMENTATION DE L'EXCITABILITÉ. — Même interprétation que pour le courant faradique. Si cette augmentation coïncide avec l'abolition de l'excitabilité faradique, on trouve la RD.

B. DIMINUTION DE L'EXCITABILITÉ. — Elle marche de pair avec la diminution faradique ou la précède. On la constate aussi dans la RD.

C. ABOLITION DE L'EXCITABILITÉ. — Existe dans la RD totale.

2° **Modifications qualitatives.** — A. RÉACTION D'ERB. — On a PFS=NFS ou PFS>NFS. Elle ne se produit que dans les altérations des filets nerveux moteurs, et jamais dans les affections purement musculaires.

Le nerf est lésé dans une de ses parties (cylindraxe, tube à myéline), *au point excité et en aval.*

Technique. — On applique l'électrode négative sur le point moteur du muscle. On cherche le *seuil de l'excitation.* On renverse le courant, et on voit (l'intensité restant la même) si la secousse est égale, plus forte ou moindre. On a, soit PFS= ou >NFS (réaction d'Erb), soit PFS<NFS (pas de réaction d'Erb).

Comme contrôle, on abaisse alors l'intensité (au moyen d'un rhéostat) au pôle positif, pour avoir le seuil de l'excitation à ce pôle, et on compare cette intensité à celle obtenue précédemment au pôle négatif. Soit 3 milliampères au pôle + et 4 milliampères au pôle — ; l'excitation est donc plus facile à déterminer au pôle+, et la formule PFS>NFS se trouve vérifiée.

B. Réaction longitudinale (Remak-Doumer). — Les secousses qui ont diminué ou disparu au point moteur normal du muscle réapparaissent si on porte l'électrode vers les *insertions tendineuses*. Cette réaction se combine souvent avec la précédente. Elle apparaît très rapidement (deux ou trois jours) après la lésion d'un nerf moteur. En cas de pronostic favorable, le point moteur déplacé revient vers le point normal (fig. 91). La réaction persiste en cas de dégénérescence du muscle et jusqu'à sa mort.

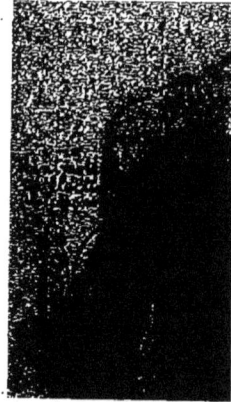

Fig. 91. — Réaction longitudinale.

Avec la réaction longitudinale, on constate la lenteur de la secousse.

Technique. — On place l'électrode active sur le point moteur du muscle ; on apprécie la secousse à la fermeture NFS (ou PFS en cas de réaction d'Erb), et, tout en faisant des interruptions, on déplace l'électrode vers le tendon. Si la secousse se révèle *moins lente*, on dit qu'il y a réaction de Remak-Doumer.

C. Réaction de Rich. — On constate que NOS est égal ou presque égal à NFS. A l'état normal, on n'obtient NOS que difficilement (20 milliampères). Cette réaction se manifeste en cas de compression nerveuse.

Technique. — Le pôle négatif étant le pôle actif, on cherche le seuil de l'excitabilité, soit 3 milliampères ; on augmente à ce moment un peu l'intensité du courant (4 à 5 milliampères), et lorsqu'on lâche l'interrupteur, c'est-à-dire qu'on ouvre le circuit, on constate une deuxième secousse (NOS).

D. Réaction de Remak ou lenteur de la secousse. — Elle est d'une *importance capitale* en électro-diagnostic. La secousse normale est rapide comme l'éclair. En cas de dégénérescence du nerf, d'atrophie du muscle, la secousse est lente, traînante, paresseuse. Cette lenteur est un caractère très important à noter dans les syndromes de dégénérescence.

On peut noter les résultats d'un examen électrique par le

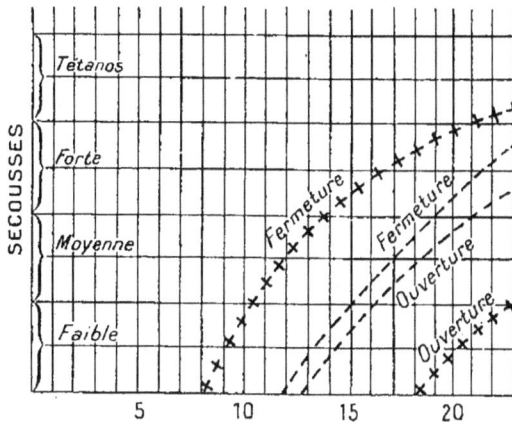

Fig. 92. — Représentation graphique d'un examen électrique.

procédé *graphique* de Bergonié (fig. 92). Sur cette figure, on constate une *diminution de l'excitabilité galvanique*, la *réaction d'Erb* typique et la *réaction de Rich*.

III. — RÉACTIONS DE DÉGÉNÉRESCENCE

Le praticien ne doit jamais et *dans aucun cas* affirmer la réaction de dégénérescence complète (RD) ou partielle $\left(\dfrac{RD}{2}\right)$ en se basant sur un seul signe. Un groupement de signes est indispensable pour constituer le *syndrome* en question.

La RD comprend :

1º Abolition de l'excitabilité faradique et galvanique du *nerf* ;

2º Abolition de l'excitabilité *faradique* du *muscle* ;

3° Augmentation ou diminution de l'excitabilité *galvanique* du *muscle* ;

4° Inversions possibles dans la formule de Pflüger ;

5° *Lenteur de la secousse.*

La $\frac{RD}{2}$ comprend :

1° Diminution de l'excitabilité faradique et galvanique **du** *nerf* ;

2° Diminution de l'excitabilité *faradique* du *muscle* ;

3°, 4° et 5° (comme pour la RD).

Dans l'un et l'autre cas, *ce qui ne manque jamais* c'est la lenteur de la secousse.

Causes. — La RD ou la $\frac{RD}{2}$ ne s'observent que dans le cas d'altération grave d'un neurone moteur périphérique ou de son prolongement cellulifuge : noyaux moteurs bulbaires, cornes antérieures, racines antérieures, nerfs **moteurs (tronc et branches).**

Une lésion propre du muscle ou des centres nerveux supérieurs ne donne jamais la RD *ou la* $\frac{RD}{2}$.

Distribution. — Dans le domaine de la clinique, des modalités nombreuses peuvent se rencontrer. Dans certains cas, et suivant la comparaison de Nogier, tout peut se passer dans un nerf comme dans le cas d'un faisceau de fils conducteurs reliés à autant d'appareils récepteurs télégraphiques différents (image des muscles). Si le faisceau de fils vient à être détérioré (à s'oxyder par exemple), certains des appareils récepteurs ne recevront plus le courant électrique (abolition de l'excitabilité), ils correspondront aux fils détruits ; d'autres fonctionneront très mal (RD), ils correspondront aux fils presque détruits ; d'autres fonctionneront médiocrement $\left(\frac{RD}{2}\right)$, ils correspondront aux fils peu altérés ; enfin quelques-uns fonctionneront très bien (réaction normale), ils correspondront aux fils intacts.

IV. — VALEUR SÉMIOLOGIQUE DES RÉACTIONS ÉLECTRIQUES

Le praticien est souvent embarrassé dans le diagnostic différentiel des troubles moteurs d'origine organique et d'origine fonctionnelle. La constatation de la RD permet d'éliminer *à coup sûr* l'origine hystérique des troubles moteurs.

Étant donnée une maladie diagnostiquée, l'électro-diagnostic peut fournir des éléments importants pour le pronostic. Si l'affection est curable par sa nature, la constatation de la $\dfrac{RD}{2}$ est d'un pronostic plus favorable que la RD.

Dans la *syringomyélie*, l'apparition d'une RD légère implique l'extension de la maladie aux faisceaux moteurs, et par conséquent un grave pronostic.

Dans certaines paralysies (faciale, infantile), l'examen électrique *seul* permet de porter un pronostic sur le degré de curabilité de la maladie.

Un traitement électrique rationnel ne peut être institué qu'après un examen électrique détaillé. Si l'on passe outre à cet examen, les applications électriques sont souvent plus dangereuses qu'utiles pour le malade.

Remarque. — Pendant l'examen électrique, il faut éviter toute cause de refroidissement qui pourrait fausser les résultats.

V. — EXAMEN DE LA SENSIBILITÉ

Nous étudierons successivement la *sensibilité générale*, qui comprend les divers modes de la sensibilité tactile, et la douleur, les troubles objectifs et subjectifs de la sensibilité, avec leur signification sémiologique. .

Une étude succincte des sens autres que le toucher sera faite à part (sensibilité spéciale).

Règles générales de l'exploration de la sensibilité objective.

Il est souvent utile de faire l'exploration de la sensibilité *ex abrupto* et sans apparat; sinon, si l'on a affaire à des hystériques, à des simulateurs, les réponses seront suspectes. De plus, dans aucun cas la séance ne doit être prolongée, car la sensibilité finit par s'émousser, et l'on arrive à des réponses contradictoires. Il est préférable de répéter les séances.

Pour éviter que le malade soit distrait, il est utile de lui fermer les yeux ou d'interposer un objet entre ses yeux et les parties du corps examinées. Toute suggestion dans les réponses doit être évitée.

L'exploration *détaillée* de la sensibilité est loin d'être toujours possible, en particulier chez les malades peu intelligents ou ceux dont les fonctions cérébrales sont troublées.

Il est souvent utile de tracer au crayon dermographique les limites des zones de sensibilité anormale.

I. *Sensibilité tactile pure et sensibilité à la pression*. — Pour les apprécier, on emploie le bout du doigt, un tampon d'ouate, etc., que l'on appuie plus ou moins. Cette sensibilité varie avec l'épaisseur du derme. Elle est augmentée dans les régions couvertes de poils.

Le *chatouillement* est le résultat de sensations répétées et désagréables de contact.

II. *Sens du lieu.* — C'est le sens tactile par excellence.
Il faut rechercher : 1° si le sujet, les yeux fermés, peut indiquer du doigt le point excité ; 2° quel est l'écartement minimum qu'il faut donner à deux pointes mousses pour que
la sensation de double contact existe (*cercle tactile*). On a
établi des tableaux de ces cercles sur les différentes régions
du corps ; voici quelques-unes de ces mesures :

Langue (pointe)...........................	1^{mm},3
Face palmaire des doigts (trois dernières pha-langes).................................	2^{mm},3
Muqueuse des lèvres	4^{mm},5
Gros orteil.................................	11^{mm},3
Avant-bras.................................	40^{mm},6
Jambe.....................................	
Cuisse....................................	67^{mm},7

On peut apprécier ces cercles au moyen de l'*esthésiomètre*
de Sieveking qui porte deux pointes, dont une mobile, sur
une règle graduée.

Plus le chiffre représentant l'écartement est petit, plus la
sensibilité de la région est élevée.

III. *Sensibilité à la température.* — Elle se recherche
au moyen de deux tubes contenant l'un de l'eau chaude
(à vérifier pour éviter les brûlures), et l'autre de l'eau froide.

IV. *Sensibilité à la douleur.* — S'étudie en piquant
profondément avec des épingles les différentes régions du
corps.

Elle s'étudie encore au moyen des courants faradiques.
Le courant minimum pour provoquer la sensation électrique
indique la *sensibilité électro-cutanée*. Si l'on augmente graduellement le courant, la douleur minima apparaît.

(Pour les points de Valleix et Trousseau, voy. *Palpation
du thorax.*)

V. *Sens musculaire.* — C'est le sens qui nous informe
de la valeur quantitative de la résistance vaincue.

C'est le *sens kinesthésique*, qui est le résultat d'impressions
combinées, fournies par la peau, les tendons, les muscles.

Il nous renseigne :

1° Sur la *position des membres*. On place une jambe dans

une position fixe, en évitant le contact avec l'autre jambe (sens du contact ainsi évité), et l'on demande au malade, qui a les yeux fermés, de toucher avec l'index un point déterminé de cette jambe ;

2º Sur la *sensation des mouvements actifs et passifs*. On la recherche par des mouvements ordonnés ou en faisant préciser et répéter par le malade des mouvements imprimés aux différentes parties du corps.

3º Sur la *sensation de l'activité musculaire* (Grasset).

Cette sensation existe dans l'immobilité du membre, sans déplacement aucun. Le sujet tient son bras horizontalement et ferme les yeux. Il tient avec deux doigts un fil qui supporte un petit plateau chargé de poids. Un aide soulève alors lentement et sans bruit un carton recouvert d'étoffe au-dessous du plateau jusqu'à sa rencontre avec ce dernier.

A ce moment le sujet doit percevoir, à l'état normal, une sensation d'allégement dont il avertit l'expérimentateur (poids nécessaire, environ 10 grammes). Chez les hémiplégiques, il faut au moins 20 grammes.

L'insuffisance ou la perte du sens musculaire produit l'incoordination motrice (Voy. *Ataxie*).

La vue supplée, jusqu'à un certain point, à l'absence du sens musculaire ; c'est pourquoi un tabétique ne peut se tenir debout les yeux fermés (signe de Romberg). L'ataxique ne peut marcher en génuflexion, car il ne connaît que le relâchement complet ou la rigidité au maximum de ses muscles.

VI. **Perception stéréognostique** (Hoffmann, 1885). — C'est une perception complexe qui résulte de l'intervention du sens tactile et du sens musculaire, et qui nous renseigne sur la forme des objets. On place dans la main du sujet un objet usuel (pièce de monnaie, clef, canif...) qu'il doit reconnaître les yeux fermés ; il doit en indiquer les propriétés physiques (consistance, température...).

La perte de cette perception constitue l'*astéréognosie*.

VII. **Sensibilité osseuse.** — Se recherche au moyen du diapason.

La sensibilité vibratoire est amoindrie en cas de lésions des cordons postérieurs.

VIII. *Sensibilité tendineuse et musculaire à la pression*. — Les tendons ont une sensibilité propre qu'il est surtout facile d'explorer au niveau du tendon d'Achille, par la constriction digitale.

L'*anesthésie tendineuse* est particulièrement fréquente dans le tabes et souvent dès le début de la maladie (Abadie).

La pression modérée des muscles est en général indolore. Mais, en cas de myosite existant seule ou résultant d'une névrite périphérique, d'une inflammation viscérale de voisinage, le moindre attouchement détermine une douleur très vive.

L'anesthésie musculaire se retrouve dans les mêmes cas que l'anesthésie tendineuse.

TROUBLES DE LA SENSIBILITÉ

A. *Troubles objectifs*. — 1° ANESTHÉSIE. — Ce terme s'applique à l'abolition de la sensibilité générale, dans tous ses modes.

S'il y a simplement diminution, on dit qu'il y a *hypoesthésie*.

L'insensibilité à la douleur s'appelle *analgésie*. Pour simplifier, on dit aussi anesthésie à la douleur.

L'anesthésie peut être *totale* ou *dissociée*.

L'anesthésie totale est fréquente (myélites, lésions des troncs nerveux, certaines lésions cérébrales...). L'anesthésie dissociée est plus rare. On la rencontre dans la *dissociation syringomyélique* : la sensibilité tactile et le sens musculaire sont conservés, les sensibilités douloureuse et thermique sont abolies.

La dissociation peut porter également sur le sens de la température : conservation de la sensibilité au froid, abolition de la sensibilité au chaud (Dejerine).

En dehors de la dissociation, il existe de l'anesthésie pour le froid et le chaud (thermo-anesthésie), ou de la *perversion* du sens de la température, le froid étant pris pour du chaud et réciproquement (chez certains hémiplégiques).

Dans l'*hystérie*, l'anesthésie peut se révéler sous les formes *les plus variées* (anesthésie superficielle ou profonde).

Dans la délimitation des zones d'anesthésie, il faut marcher de la région insensible vers la région sensible ; la transition est ainsi mieux accusée par le malade.

2º HYPERESTHÉSIE. — C'est l'exagération de la sensibilité au simple contact ou aux températures.

L'*hyperalgésie* est l'exagération de la sensibilité à la douleur (en pratique, on emploie ces deux termes dans le même sens).

L'hyperesthésie se produit surtout dans les diverses formes de *méningites*, les névrites, névralgies, certaines intoxications (tétanos, alcool...).

Dans l'*hystérie*, l'hyperesthésie se rencontre, et l'on peut constater certaines zones, dites *hystérogènes*, particulièrement sensibles.

La pression à leur niveau peut provoquer ou arrêter les convulsions.

3º PARESTHÉSIES. — Ce terme est réservé en France (pas en Allemagne) à tous les troubles autres que l'anesthésie ou l'hyperesthésie, tels que *retard* des sensations, *erreur de localisation*, etc.

Dans la délimitation des zones d'hyperesthésie ou de paresthésie, il faut marcher de la région de sensibilité normale vers la région hyperesthésiée ou paresthésiée.

B. **Troubles subjectifs.** — 1º DYSESTHÉSIES. — Fourmillements, sensation de brûlure, piqûre, picotements, chaud ou froid, etc. L'hémorragie cérébrale est fréquemment précédée de fourmillements ou d'engourdissement dans les extrémités.

2º DOULEURS. — On doit étudier le début, l'intensité, la localisation ou irradiation des douleurs. Les douleurs sont souvent *fulgurantes* chez les tabétiques.

La *céphalalgie* désigne le mal de tête, la douleur siégeant dans le crâne.

La *céphalée* est une variété de céphalalgie; elle consiste en une douleur sourde, avec une certaine permanence et une répétition habituelle.

Les douleurs de tête sont fréquentes dans les affections encéphaliques (*méningites*, congestion cérébrale, tumeurs cérébrales...). Elles constituent un symptôme capital dans la *syphilis cérébrale*, un symptôme commun dans les maladies infectieuses, les intoxications, les névroses (douleur en casque de la neurasthénie), et affections diverses.

Dans les lésions du cervelet, on note une céphalalgie *occipitale*.

Dans ces différents cas, la douleur est accompagnée généralement d'hyperesthésie des téguments, mais on peut avoir de l'*anesthésie douloureuse* (maladie de Raynaud).

Simulation des douleurs. — Différents moyens peuvent être employés pour mettre en évidence la simulation ; s'ils ne sont pas infaillibles, ils ont du moins leur utilité.

Manœuvre de Muller. — Elle est basée sur le principe des cercles tactiles (Voy. *Sens du lieu*).

Si le malade accuse un point douloureux à la pression et localisé (A), on le marque au crayon dermographique. Puis, le malade ayant les yeux fermés, on comprime un point voisin (B), situé à une distance plus petite que le rayon du cercle tactile de la région explorée. Le malade n'éprouve pas de douleur. Par une manœuvre adroite, on comprime le point A, en cessant la compression de B ou en se contentant de toucher légèrement ou de chatouiller ce point B. En cas de simulation, le malade n'a pu se rendre compte du changement du doigt qui comprime, et il n'accuse pas de douleur.

Si la région douloureuse est étendue, on recherche un point A situé près de la périphérie de la zone douloureuse, et l'on comprime un point B situé extérieurement à cette zone.

Signe de Mannkopf. — Un courant électrique, même de très faible intensité, détermine en général une augmentation de la douleur, et cette douleur très vive provoque à son tour une accélération du pouls.

Distinction des douleurs d'origine organique et d'origine psychique (Löwi). — La pupille étant préalablement resserrée par la fixation d'une lumière vive, si l'on détermine une vive douleur chez l'homme sain (pression du testicule, par exemple), il se produit plus ou moins rapidement de la dilatation pupillaire ; la pupille reprend ensuite ses dimensions avec quelques oscillations de mydriase et de myosis.

Le même réflexe se produit si l'on fait une pression au niveau d'une région dont la douleur est d'origine organique. Il manque presque constamment si cette douleur est d'origine psychique (hystérie, névroses traumatiques...).

Valeur sémiologique des troubles de la sensibilité.

I. *Anesthésie généralisée.* — Ne se rencontre que dans les formes graves de l'hystérie.

II. *Hémianesthésie.* — Existe dans les lésions cérébrales corticales ou capsulaires.

Est très fréquente dans l'hystérie, avec anesthésie des organes des sens. Dans cette névrose, tous les troubles possibles de la sensibilité peuvent exister.

III. *Anesthésie croisée* (syndrome de Brown-Séquard). — Elle est due à une lésion *unilatérale* de la moelle. Les malades se plaignent d'une douleur *pseudo-névralgique*, que la pression n'exaspère pas (c'est le contraire dans la névralgie vraie).

Ce syndrome est caractérisé par les troubles suivants :

Du côté lésé, au-dessus de la lésion, une bande très mince d'hyperesthésie et au-dessous une bande d'anesthésie. Dans tout ce côté, paralysie du mouvement et hyperesthésie.

Du côté sain, anesthésie complète, absolue. Intégrité de la motilité. Au-dessus de l'anesthésie, une bande d'hyperesthésie.

IV. *Topographie des troubles sensitifs.* — Pour établir la valeur sémiologique de ces troubles, il est indispensable de tenir compte de leur topographie.

1º Topographie périphérique. — Les lésions des nerfs périphériques donnent des troubles subordonnés au trajet anatomique de ces nerfs (névrites traumatiques, infectieuses et toxiques).

L'intensité des troubles croît du centre vers la périphérie.

2º Topographie radiculaire. — Lorsque tous les nerfs dépendant d'une racine rachidienne sont atteints, les troubles de la sensibilité affectent une disposition radiculaire, c'est-à-dire qu'ils occupent des territoires cutanés en forme de bandes parallèles à l'axe des membres, et perpendiculaires au tronc.

Dans le *tabes*, elle est caractéristique.

3º Topographie médullaire. — Elle est *segmentaire*, à limites perpendiculaires à l'axe des membres (en manchette, en gigot, en caleçon...). Les lignes de démarcation sont des traits d'amputation circulaire (Charcot).

D'après Brissaud, cette topographie est due à la *métamérie* primitive des centres nerveux. Le névraxe se compose de segments superposés ou métamères (sorte de piles de Volta).

Au niveau de l'insertion des nerfs des membres, la moelle présente un renflement formé de métamères superposés, comme ceux du tronc.

Cette topographie est caractéristique de l'*hystérie*. On la rencontre aussi dans la syringomyélie.

4º Topographie cérébrale. — Les lésions du cerveau produisent de l'anesthésie de forme hémiplégique. Les perturbations sensitives sont en général peu profondes, peu durables ; elles ont une prédilection pour les extrémités distales des membres. Dans certains cas, on constate une ébauche de topographie radiculaire. Il n'existe pas de différence entre une anesthésie d'origine corticale ou d'origine capsulaire.

Nous avons dit que l'hystérie est une cause également fréquente d'hémianesthésie, avec troubles sensoriels habituels.

VI. — TROUBLES VASO-MOTEURS

Peau. — Ces troubles consistent en *changements de coloration* ; ils peuvent être fugaces, ou persister des jours, des semaines, ou durer indéfiniment.

Érythromélalgie (ἐρυθρός, rouge ; μέλος, membre ; ἄλγος, douleur). — C'est un complexus symptomatique dont les phénomènes sont limités essentiellement aux extrémités et survenant par crises.

La paralysie des vaso-moteurs se reconnaît facilement en traçant une raie sur la peau avec l'ongle : *raie méningitique* de Trousseau, qui n'est pas d'ailleurs spéciale à la méningite.

Les lésions des capsules surrénales s'accompagnent fréquemment de la production d'une *raie blanche surrénale*, par le passage de l'ongle sur la peau.

Dermographisme. — Quand on trace une ligne sur la peau avec un crayon, une zone rouge apparaît au bout de quelques secondes. Puis il se forme une raie *en relief*, blanche, exsangue ; et à la périphérie on constate des plaques congestives. Cette urticaire provoquée, et qui ne produit pas de démangeaison, est fréquente chez les hystériques, très commune dans le cas de goitre exophtalmique, et se rencontre aussi chez les épileptiques, les alcooliques, certains aliénés.

Les *spasmes vasculaires* (crampes, doigt mort...) existent dans l'artériosclérose, le mal de Bright.

Des *modifications locales de température* accompagnent les troubles vaso-moteurs de la peau. On peut aussi observer des *hémorragies* d'origine vaso-motrice, des ecchymoses spontanées.

Chez les hystériques, il n'existe pas de troubles vaso-moteurs spéciaux (Babinski) ; chez ces malades, on doit se défier des simulations.

Œdème nerveux. — C'est généralement un œdème élas-

tique, qui prend rarement l'empreinte du doigt. Dans la
syringomyélie, il prend part à la formation de la *main succu-
lente* de Marie et Marinesco.

Ces œdèmes peuvent constituer des modalités cliniques :
ŒDÈME ANGIONEUROTIQUE (syndrome de Quincke) ; HYDAR-
THROSE PÉRIODIQUE ; TROPHŒDÈME CHRONIQUE (syndrome
de Meige).

Maladie de Raynaud. — Elle comprend trois phases
successives, dont la dernière n'est pas toujours réalisée
(Achard et Lévi), et qui sont la syncope locale, l'asphyxie
locale, la gangrène symétrique.

La *syncope locale* survient par accès d'une durée variable ;
le doigt ou l'extrémité atteinte devient pâle, insensible à la
piqûre, au contact ; la sensibilité thermique est conservée.

Dans la phase d'*asphyxie locale*, la teinte cyanique apparaît, avec douleurs assez vives et anesthésie cutanée complète. Au bout d'un temps variable, l'asphyxie disparaît.

Dans la *gangrène symétrique*, les douleurs sont parfois
violentes, les téguments sont froids, des phlyctènes suivies
d'ulcérations apparaissent. Celles-ci sont l'origine de cicatrices blanchâtres, déprimées.

VII. — TROUBLES SECRÉTOIRES

Du côté du rein, on constate des troubles variés (*polyurie, oligurie...*), d'origine nerveuse.

Les troubles intestinaux consistent en *crises de diarrhée*.

Troubles de la salivation. — L'hypersécrétion salivaire ou *sialorrhée* doit être différenciée, dans certains cas, du *ptyalisme*. Dans le ptyalisme, le malade a des expuitions répétées, parce que la déglutition de la salive est gênée par une affection de la gorge ou de l'œsophage, ou semble désagréable par le fait de troubles dyspeptiques. Les deux phénomènes, sialorrhée et ptyalisme, peuvent marcher de pair. Les quantités de salive rejetées par jour peuvent être très abondantes et atteindre plusieurs litres.

La sialorrhée est fréquente dans les névroses, la paralysie agitante et de nombreuses affections du système nerveux (Voy. *Chimisme gastrique*).

Troubles de la sudation. — L'hypersécrétion de la sueur ou *hyperidrose* est le trouble le plus fréquent ; elle peut exister chez les sujets nerveux à l'état d'*hyperidrose essentielle*. On la rencontre encore dans certaines maladies de l'encéphale (tabes, syringomyélie...), de la moelle (paralysie infantile), dans les lésions des nerfs périphériques.

La sueur peut avoir une odeur désagréable ou même repoussante (*bromidrose*), ou être colorée (*chromidrose*).

Certains troubles sudoraux peuvent être bien mis en évidence par l'*épreuve de la pilocarpine*. C'est ainsi que, dans la paralysie faciale d'origine centrale, après une injection de pilocarpine, la sudation apparaît dans le temps voulu et en quantité normale. En cas de paralysie d'origine périphérique, on constate un retard d'une demi-minute à deux minutes, du côté malade.

VIII. — TROUBLES TROPHIQUES

De nombreuses affections de la peau sont en rapport avec les altérations du système nerveux : DERMATO-NEUROSES.

Le *decubitus acutus* est une escarre à développement rapide ; le siège en est variable, soit la fesse, soit une partie du corps soumise à une pression prolongée. L'apparition de l'escarre a lieu quelques jours et même parfois quelques heures après le début de l'affection du cerveau, de la moelle. Les maladies infectieuses (fièvre typhoïde...), qui retentissent sur les centres nerveux, peuvent l'occasionner.

Au cours des affections névritiques, peuvent survenir des *érythèmes*, des *eczémas*, de l'*ichtyose*, des *troubles de pigmentation*, du *glossy-skin* (peau luisante de Weir Mitchell).

Le MAL PERFORANT PLANTAIRE est attribué, à l'heure actuelle, à des lésions nerveuses.

Il en est de même de la *maladie de Morvan* ou panaris analgésique.

Les POILS subissent des troubles trophiques variés ; les ONGLES peuvent être altérés (Voy. *Examen de la cavité buccale ; dents*).

AMYOTROPHIES NERVEUSES. — Ces atrophies musculaires par myélopathie constituent un chapitre important de la neuropathologie. L'atrophie résulte le plus souvent d'une lésion de la corne antérieure de la moelle. Les lésions du cerveau, des nerfs périphériques, peuvent cependant être incriminées, dans un certain nombre de cas.

OSTÉOPATHIES NERVEUSES. — Elles consistent en *fractures spontanées* (tabes), en *atrophie osseuse*, en *déformations* des côtes, du thorax...

ARTHROPATHIES OSSEUSES. — Elles sont typiques dans le tabes, la syringomyélie.

Du côté des organes des sens, l'*ophtalmie sympathique* constitue un bel exemple de trouble trophique d'origine nerveuse.

IX. — EXAMEN DES SENS SPÉCIAUX

A. — SENS DE LA VUE

Pour l'examen détaillé des yeux, nous renvoyons aux livres d'ophtalmologie. Nous indiquerons seulement les principales recherches que l'on doit faire dans les maladies nerveuses.

Examen objectif. — 1° PAUPIÈRES. — Le *ptosis paralytique* résulte de la paralysie du muscle releveur (lésion du moteur oculaire commun, IIIe paire).

Le doigt relève facilement la paupière **paralysée**, ce qu n'a pas lieu dans l'occlusion par *blépharospasme* (spasme de l'orbiculaire).

La *paralysie de l'orbiculaire* (fermeture impossible ou incomplète de l'œil) existe dans la paralysie faciale (VIIe paire) d'origine périphérique.

A l'état normal, dans le mouvement d'occlusion énergique et volontaire des paupières, les globes oculaires se convulsent en haut (*signe de Bell*). Par suite de dispositions anatomiques (expansions aponévrotiques), la paupière paralysée s'élèvera et suivra le globe oculaire, lorsque le malade cherchera à fermer fortement les yeux (*phénomène palpébral* de Dupuy-Dutemps).

En cas de *paralysie du sympathique cervical*, on constate un *pseudo-ptosis*, par suite de la paralysie de la partie non striée du muscle releveur, qui s'insère sur le bord supérieur du cartilage tarse. Les fibres striées (volontaires) de ce muscle étant indemnes, le malade peut relever entièrement la paupière.

En cas d'*irritation* du sympathique, le phénomène inverse se produit : *élargissement de l'ouverture palpébrale*, et par conséquent limitation du mouvement d'abaissement de la paupière, lorsque le malade baisse les yeux (signe de Van Graefe).

2º GLOBES OCULAIRES. — On constate s'il existe de l'*exophtalmie*, du *strabisme paralytique* qui s'accompagne de *diplopie binoculaire* (recherche par les verres colorés).

La déviation conjuguée des yeux, ou *paralysies associées*, s'observe dans certaines lésions cérébrales ; on constate en même temps une déviation de la tête.

Pour faire, d'après cette déviation, le diagnostic du siège de la lésion, Grasset a proposé la formule suivante : dans les lésions d'un hémisphère cérébral, le malade regarde ses membres convulsés, s'il y a excitation d'un territoire cérébral ; il regarde sa lésion, s'il y a destruction et paralysie consécutive.

On pourrait encore dire, puisque l'hémiplégie est toujours croisée, que le malade fuit sa lésion dans le cas d'excitation (tumeurs, méningite...), qu'il la regarde en cas de paralysie (ictus cérébral).

Dans les lésions du mésocéphale, c'est le contraire qui se produit par suite de l'action directe du nerf moteur oculaire externe.

En cas de *paralysie du sympathique cervical*, on constate de la rétraction du globe de l'œil ou *enophtalmie*.

(Pour le nystagmus, voy. *Tremblements.*)

3º PUPILLE. — Elle peut être dilatée (mydriase) ou rétrécie (myosis).

La paralysie du sympathique cervical produit du myosis ; l'irritation du sympathique produit de la mydriase.

Les pupilles peuvent être *inégales*. Cette inégalité est un signe précoce de la paralysie générale. Il existe quelquefois dans la tuberculose au début, par suite d'adénopathie bronchique.

Dans la paralysie générale au début, on constate souvent une prolongation de la réaction pupillaire aux toxiques (atropine, ésérine).

(Pour les réflexes pupillaires, voy. *Étude des réflexes.*)

4º RÉTINE. — Dans bien des maladies nerveuses, il est indispensable d'examiner le fond de l'œil à l'ophtalmoscope.

. L'*œdème de la pupille* se rencontre dans les tumeurs cérébrales.

L'*atrophie du nerf optique* se constate dans le tabes, la paralysie générale, la sclérose en plaques.

Examen subjectif. — 1° CHAMP VISUEL. — Il se détermine au moyen des *périmètres* (on reporte les résultats sur un schéma). Une approximation quelquefois suffisante s'obtient en faisant fixer le regard et en faisant pénétrer dans le champ visuel soit la main, soit une feuille de papier blanc.

Dans l'hystérie, le rétrécissement concentrique du champ visuel est fréquent, et il n'existe pour ainsi dire que dans cette névrose.

On constate également, dans l'hystérie, une *inversion des champs visuels colorés*. A l'état normal, le champ du bleu est plus étendu que celui du rouge ; mais chez l'hystérique la perte de la vision de certaines couleurs (*dyschromatopsie*) est fréquente, et la perception du rouge est celle qui subsiste le plus longtemps. Il en résulte que, dès le début, le champ du rouge est plus étendu que le champ du bleu.

2° HÉMIANOPSIE. — C'est la perte, pour chacun des deux yeux, d'une moitié du champ visuel. Connaissant le trajet et les décussations des nerfs optiques, on peut le plus souvent faire le diagnostic topographique de la lésion qui a produit l'hémianopsie.

B. — SENS DE L'OUÏE

Pour l'examen anatomique, nous renvoyons aux traités d'otologie.

Examen fonctionnel. — EXAMEN DE LA FONCTION AUDITIVE. — Chaque oreille doit être examinée séparément avec une montre (M) qui s'entend normalement à une distance connue, 3 mètres par exemple.

Le résultat sera formulé en centimètres de la façon suivante : $M = \dfrac{20}{300}$, ce qui veut dire que la distance à laquelle la montre est perçue est de 20 centimètres au lieu de 300 centimètres.

La voix *chuchotée* est entendue normalement à 20 ou 25 mètres.

Le *diapason* est employé pour savoir si la surdité est due à une lésion du labyrinthe (nerf), ou à une affection de l'organe conducteur du son (oreille moyenne). Cette recherche se fait au moyen de l'*épreuve de Rinne* :

A l'état normal, chez un homme *jeune*, le diapason appliqué sur l'apophyse mastoïde donne une sensation auditive. Lorsque cette sensation a disparu et qu'on présente le diapason au niveau du méat auditif, sans l'amorcer de nouveau, la sensation reparaît. Par conséquent, la transmission aérienne est meilleure que la transmission osseuse.

Faisons la même expérience chez un sourd : 1° la transmission osseuse ne provoque pas l'audition ; portons le diapason devant l'oreille. Si le son apparaît, le Rinne est *positif* (R +) ; donc il existe une lésion labyrinthique ;

2° La transmission osseuse existe, mais la transmission aérienne ne provoque pas l'audition, le Rinne est *négatif* (R —) ; donc la lésion existe au niveau de l'oreille moyenne.

Chez les hystériques, on a R +, ce qui permet d'attribuer la surdité hystérique à une paralysie centrale de l'audition.

PHÉNOMÈNES PARESTHÉSIQUES DE L'OUÏE. — Ils consistent en des bruits de cloche, des sifflements (maladie de Ménière, tumeurs cérébrales, méningite, otites, anémie...), en de l'hyperesthésie auditive (migraine, hystérie, certaines paralysies faciales...).

Les troubles subjectifs de l'ouïe peuvent être le point de départ de maladies mentales, chez les individus héréditairement prédisposés.

(Pour le vertige, voy. *Troubles de l'équilibre*.)

C. — SENS DU GOÛT

L'*ageusie* (absence du goût) est le plus souvent unilatérale et s'observe en même temps que l'hémianesthésie, dans l'hystérie. Dans la paralysie faciale, elle atteint les deux tiers antérieurs de la langue.

L'ageusie se recherche en plaçant sur différents points de la langue, au moyen d'une baguette de verre, des liquides divers, acides, salés, sucrés, amers (sucre, sel, quinine...).

On peut encore se servir des courants galvaniques. L'électrode active doit avoir la forme d'un stylet. Le pôle positif donne une sensation de saveur acide métallique, le négatif une sensation de saveur salée.

D. — SENS DE L'ODORAT

L'*anosmie* est le défaut d'odorat.

On explore successivement chaque narine au moyen de substances *non irritantes* (benjoin, baume du Pérou, menthe).

La diminution ou l'abolition de l'odorat peut être un symptôme précoce de la paralysie générale (Voisin).

L'anosmie est fréquente dans l'hystérie et dans le cas de lésion périphérique du nerf olfactif.

EXAMEN DU SANG

1º **Coagulabilité.** — On mélange 2 ou 3 gouttes du sang à examiner avec des solutions diverses d'oxalate de potasse à 1/400, 1/600, 1/800, etc. Ce mélange est recueilli et conservé dans des pipettes fines. Au bout de quelques heures, on se rend compte si la coagulabilité du sang examiné est plus ou moins élevée que celle du sang d'un sujet normal (procédé de Wright).

La diminution de la coagulabilité existe à un haut degré chez les hémophiliques ; elle permet dans certains cas de prévoir l'apparition des hémorragies.

L'augmentation de la coagulabilité est souvent un signe précurseur des thromboses et des embolies, surtout chez les jeunes femmes atteintes de fibrome utérin et chez les nouvelles accouchées (Chantemesse).

Ces recherches sont utiles au point de vue thérapeutique.

2º **Rétractilité du caillot.** — Dans les purpuras hémorragiques primitifs, dans l'anémie pernicieuse progressive, le caillot ne se rétracte pas, le sérum ne transsude pas. Au contraire, on observe la rétractilité dans les purpuras secondaires.

Ce caillot peut se redissoudre dans certaines infections profondes (Lenoble).

(Mettre le sang dans un petit tube en verre.)

3º **Réaction du sérum.** — Alcaline à l'état normal (constatation par le papier de tournesol), au point de vue chimique.

4º **Recherche des pigments biliaires dans le sérum.** — En cas de *cholémie* (Voy. *Ictère*, p. 208), on constate ces pigments par la méthode de Gmelin (Voy. *Examen des urines*, p. 266).

5º **Examen du sang au spectroscope** (Voy. *Recherche du sang dans les urines*).

Dans l'intoxication par l'oxyde de carbone, les deux bandes de l'oxyhémoglobine existent dans le spectre, mais elles sont plus rapprochées du violet; de plus, si l'on ajoute du sulfhydrate d'ammoniaque, elles ne se fusionnent pas.

6° **Dosage de l'hémoglobine.** — A. EMPLOI DU PAPIER-FILTRE. — En mettant une goutte de sang sur du papier-filtre blanc ou du linge, on peut, par l'habitude, et en comparant avec le sang d'un individu sain, se rendre compte approximativement de la teneur du sang en hémoglobine.

Le dosage se fait au moyen de nombreux appareils ; nous ne décrirons que le chromomètre de Hayem.

B. CHROMOMÈTRE DE HAYEM. — Il se compose de deux cellules en verre, de même diamètre, collées sur une lame de verre. On met une quantité égale d'eau distillée dans chaque cellule, puis dans l'une une quantité connue de sang (4 millimètres cubes par exemple) qu'on agite avec l'eau de la cellule. (La quantité nécessaire varie suivant que le sang est plus ou moins riche en hémoglobine.)

Il existe d'autre part une *échelle colorimétrique* formée de rondelles dé papier, de même diamètre que les cellules, et dont les couleurs sont de plus en plus foncées.

Appliquant la cellule qui ne contient que de l'eau au-dessus de l'échelle, on arrive par tâtonnements à trouver une couleur de l'échelle se rapprochant très sensiblement de la couleur du mélange de l'autre cellule (au besoin, on prend la moyenne entre deux couleurs voisines).

Or les teintes sont au nombre de cinq et correspondent chacune à la couleur donnée par un certain nombre de globules rouges sains (par millimètre cube de sang).

Supposons que la teinte trouvée soit la teinte n° 2 qui correspond, pour l'hémoglobine, à 9 973 000 globules rouges *sains*. Puisque nous avons employé 4 millimètres cubes de sang, nous diviserons 9 973 000 par 4, ce qui donne 2 493 250, c'est-à-dire qu'un millimètre cube du sang examiné contient une quantité d'hémoglobine égale à celle fournie par 2 493 250 globules sains.

Ce chiffre est celui de la *richesse globulaire* (R).

Si nous connaissons le nombre (N) des globules rouges par millimètre cube (Voy. plus loin), en divisant R par N nous obtiendrons la valeur en hémoglobine d'un globule, c'est-à-dire la *valeur globulaire* (G) :

$$G = \frac{R}{N}.$$

Supposons N = 5 000 000 (chiffre normal) ; dans le cas présent,

$$G = \frac{2\ 493250}{5\ 000\ 000} = 0,49.$$

A l'état normal, la richesse globulaire est de 5 000 000 puisque tous les globules sont sains, et $G = \dfrac{5\ 000\ 000}{5\ 000\ 000} = 1$. La valeur de G dans les différentes anémies a été étudiée en détail par Hayem.

7° **Numération des globules.** — A. GLOBULES ROUGES. — Nous ne parlerons que de *l'hématimètre de Hayem*, et en particulier de la technique de la numération par cet instrument.

1° Avec un objectif n° 6 ou 7, on met au point le *quadrillage* destiné à la numération ; on fixe l'hématimètre avec les valets, puis on relève le tube du microscope d'une petite quantité.

2° Avec des pipettes spéciales, contenues dans l'appareil, on fait un mélange de 2 millimètres cubes de sang avec 500 millimètres cubes de sérum de Hayem :

Chlorure de sodium pur	1 gramme.
Sulfate de soude pur	5 grammes.
Bichlorure de mercure	0^{gr},50
Eau distillée	200 grammes.

Après avoir agité ce mélange, on en prend une goutte que l'on place dans la cellule en verre de l'hématimètre et l'on recouvre d'une lamelle *plane* (lamelle spéciale).

3° Après avoir attendu quelques instants, afin que les globules tombent au fond de la cellule, on remet le quadrillage au point, en faisant descendre le tube du microscope.

(Dans certains cas, la coïncidence de mise au point entre les globules et le quadrillage ne s'obtient que par tâtonnements et en dévissant plus ou moins le tube porteur du quadrillage.)

4° On compte les globules dans les seize petits carrés du quadrillage (fig. 93). On compte à part les globules à cheval

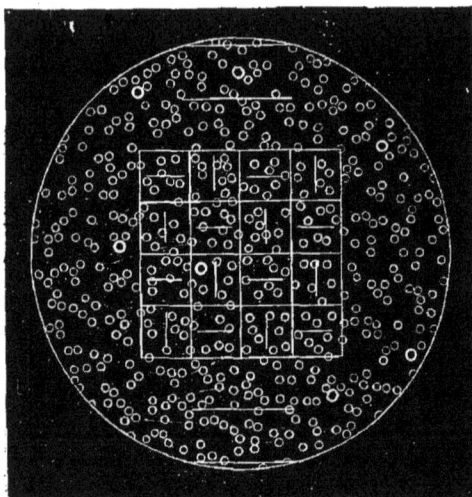

Fig. 93. — Quadrillage de Hayem.

sur les bords du grand carré, et on ne tient compte que de la moitié du nombre trouvé.

Soit 145 le nombre des globules à l'intérieur et 10 les globules à cheval, nous aurons le chiffre global de $145 + \dfrac{10}{2} = 150$.

Remarque. — La platine de l'hématimètre étant mobile, il est bon de faire passer sur le quadrillage plusieurs points de la préparation, de compter de nouveau et finalement de prendre la moyenne des résultats.

CALCUL. — Le quadrillage a 1/5 de millimètre de côté (forme carrée). La cellule qui reçoit le mélange titré a 1/5 de millimètre de profondeur. On a donc sous les yeux un cub de $\dfrac{1}{5} \times \dfrac{1}{5} \times \dfrac{1}{5} = \dfrac{1}{125}$ de millimètre.

.. Pour avoir le nombre des globules pour un millimètre cube du mélange, il faut donc multiplier le résultat par 125.

D'autre part, on a fait un mélange de 2 millimètres cubes de sang et de 500 millimètres cubes de sérum. Or, il faut, d'après Hayem, défalquer 6 millimètres cubes de mouillage (liquide adhérent au verre de la pipette). Le mélange est donc en réalité de 2 millimètres cubes de sang et 494 millimètres cubes de sérum, et le titre de la dilution est de :

$$\frac{2}{494 + 2} = \frac{2}{496} = \frac{1}{248}.$$

Pour obtenir le nombre des globules rouges pour *un* millimètre cube de sang *pur* (non mélangé à du sérum *artificiel*), il faut donc multiplier le chiffre trouvé d'abord par 125, puis par 248.

Soit 150 ce chiffre, le résultat cherché est :

$$150 \times 125 \times 248 = 150 \times 31\,000 = 4\,650\,000.$$

B. Globules blancs. — La préparation précédente restant en place, on relève légèrement le foyer de l'objectif. Les globules blancs étant plus volumineux dépassent les globules rouges, qui sont au fond de la cellule ; ceux-ci ne sont plus aperçus qu'indistinctement, alors que les globules blancs sont très visibles. De plus, ces derniers ont une couleur et surtout un *éclat* tout particulier, qui est encore augmenté par les *plus légers* mouvements de la vis micrométrique. On pourrait dire qu'ils scintillent.

Les globules blancs étant très peu nombreux (en général), surtout par rapport aux globules rouges, il est nécessaire de faire la numération sur de nombreux quadrillages et de prendre la moyenne.

Si dans 20 carrés on trouve 4 globules blancs, le calcul indique le résultat suivant :

$$\frac{4 \times 31\,000}{20} = 6\,200 \text{ globules par millimètre cube.}$$

Remarque. — On peut rendre plus facile la numération en faisant dissoudre préalablement les globules rouges au moyen de l'acide acétique.

8º *Recherches d'hématologie clinique par la méthode du papier-filtre* (Tallqvist). — Nous avons déjà parlé de ce procédé pour apprécier la teneur en hémoglobine.

De plus, si l'on examine une goutte de sang d'un anémique sur du papier blanc à filtrer, on voit que la tache formée par ce sang est entourée d'un *anneau d'humidité*, visible surtout par transparence.

Cet anneau correspond toujours à une forte diminution des globules rouges, et il ne se montre que dans les cas où le taux des hématies est à peu près de moitié inférieur à la normale. Plus la diminution est forte et plus l'anneau est large.

Dans la chlorose, même prononcée, l'anneau ne se forme pas, la diminution des hématies étant dans cette maladie moins marquée que dans l'anémie pernicieuse.

Dans la leucémie, le papier ne se laisse imbiber que lentement ; et, la tache une fois sèche, on constate que sa coloration est très inégale. Ces particularités tiendraient à l'augmentation considérable du nombre des leucocytes et peut-être aussi à l'altération de leur composition.

9º *Recherche de la fragilité globulaire.* — Placés dans une solution de chlorure de sodium de concentration déterminée, les globules retiennent l'hémoglobine. La solution qui a cette propriété est la *solution isotonique*.

Soumis à l'action de solutions salines diversement concentrées, les globules abandonnent, dans les *liquides hypotoniques*, une certaine quantité d'hémoglobine.

Cette dissolution d'hémoglobine est d'autant plus prononcée que la fragilité des globules est plus élevée. On pourra donc mesurer la fragilité globulaire par le titre de la solution qui provoque le début de l'hémolyse.

Technique (Widal, Abrami). — Sur le bras du malade, on place un lien élastique (un drain) serré par une pince à forcipressure; on applique de la teinture d'iode et on ponctionne la veine avec une aiguille stérilisée.

Le sang est recueilli dans un tube contenant de l'eau oxa-

-latée (oxalate de potasse) ou salée (chlorure de sodium) à
9 p. 100. Un tube de 20 centimètres cubes doit contenir de
5 à 8 grammes de solution.

On prend une certaine quantité de ce mélange, on centrifuge. Puis on lave le culot avec de l'eau salée à 9 p. 1000 ; on
centrifuge de nouveau.

On peut rechercher à ce moment, et d'une façon approximative, vers quelle concentration de solution salée l'hémolyse se produit, de façon à restreindre l'expérience, et n'avoir
à préparer que douze tubes, par exemple.

Ces douze tubes, de forme cylindrique, de 6 centimètres environ de hauteur sur 12 millimètres de diamètre, préalablement
stérilisés, sont placés dans un porte-tubes.

Avec une pipette à boule, on met dans chaque tube
46, 48, 50, 52, ... gouttes d'eau distillée. On inscrit ces
nombres, avec un crayon, sur chaque tube, et au-dessous
les nombres 24, 22, 20, 18, ... qui représentent les différences
entre les premiers et 70. Avec le même compte-gouttes, et
en suivant les indications précédentes, on ajoute 24, 22,
20, 18, ... gouttes d'eau salée à 7 p. 1000.

Le calcul a établi que les tubes ainsi préparés correspondent à des solutions ayant pour titres : 4,6 p. 1000 ;
4,8 p. 1000,... 6 p. 1000, etc.

On agite chaque tube, on centrifuge. Puis on met une goutte
du sang préparé comme il a été dit ci-dessus, dans chaque
tube. On agite et on centrifuge de nouveau.

On note où commence et où finit l'hémolyse. L'hémolyse
initiale H^1 est marquée par l'apparition d'une teinte jaune
dans le liquide qui surmonte le culot globulaire ; l'hémolyse
intense H^2 est caractérisée par une teinte rose franc. Lorsque
l'hémolyse est totale, H^3, le liquide est rouge-cerise, il ne présente plus d'ondes soyeuses par l'agitation ; le culot globulaire a presque complètement disparu.

Suivant le tube, on dit que l'hémolyse a lieu à 48, à 50, ...,
et ces observations donnent les éléments de la courbe de
l'hémolyse (fig. 94).

L'hémolyse normale a lieu vers 44.

Non seulement l'hémolyse peut être précoce, mais elle est souvent prolongée. Cela tient à ce que l'hémoglobine qui a subi un commencement de transformation chimique

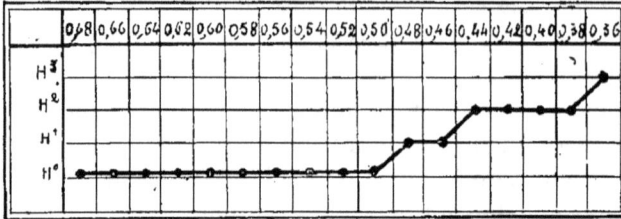

Fig. 94. — Courbe de l'hémolyse (ictère hémolytique).

ne se dissout pas aussi facilement que l'hémoglobine normale.

Auto-agglutination (Widal). — Si l'on met en contact, dans un verre de montre, 10 gouttes de sérum d'un malade atteint d'ictère hémolytique et 1 goutte de globules lavés du même malade, si l'on mélange soigneusement, on voit en quelques minutes l'agglutination se produire. Les hématies, qui forment d'abord comme une émulsion de brique pilée, se fusionnent en une pellicule homogène qui tombe au fond du verre ; le sérum qui surnage est clair et limpide, et la pellicule n'est pas dissociée par des secousses imprimées au verre de montre.

Cette auto-agglutination ne se produit pas dans les ictères non hémolytiques.

Résistance des globules blancs (Ambard et Ramond). — Dans un tube à centrifuger on met 6 à 8 centimètres cubes d'un liquide hypotonique ainsi composé :

Chlorure de sodium......................	2gr,50
Citrate de soude	2 grammes.
Eau distillée	1 litre.

et on ajoute 1 goutte de sang. On agite, et après une demi-heure on centrifuge. Une petite partie du culot est étalée et séchée rapidement, fixée par le liquide de Dominici et colorée à l'hématéine-éosine. (La plupart des hématies ont été détruites.)

Les polynucléaires subissent des transformations variables

suivant leur degré de résistance, les lobes du noyau se fusionnent plus ou moins, le noyau peut même disparaître.

10° **Examen microscopique du sang**. — A. PRÉPARA-
TION DE SANG PUR A L'ÉTAT HUMIDE. — On dépose une goutte-
lette de sang dans une *cellule à rigole*. Préalablement on a
eu soin de remplir la rigole avec un peu de vaseline. On recouvre d'une mince lamelle plane. La préparation est ainsi
à l'abri de l'air et peut se conserver près de vingt-quatre
heures.

Cette préparation sert surtout à étudier le processus de
coagulation, à étayer un *fibrino-diagnostic*. Le réticulum
fibrineux est surtout caractéristique dans le *sang phlegmasique* de la pneumonie, du rhumatisme articulaire aigu.
La fibrine n'est pas augmentée dans la fièvre typhoïde,
la granulie.

B. PRÉPARATION DE SANG SEC. — On recueille une goutte-
lette de sang sur une lame de verre bien séchée. On l'étale
immédiatement en faisant glisser une autre lame ou une
simple carte de visite sur la lame où est déposé le sang.
La dessiccation doit être presque instantanée, pour que la
préparation soit bien réussie.

On fixe à l'alcool-éther.

C. COLORATIONS. — Grâce aux remarquables recherches
d'Ehrlich, on peut étudier plus en détail les préparations
de sang, au moyen des colorations aux couleurs d'aniline.

Nous indiquerons une des nombreuses techniques de
coloration :

Sur la préparation, on fait agir de l'*éosine* à l'alcool (pendant trois minutes) ; on lave, puis on fait agir du *bleu à
l'argent* ou une solution saturée de *bleu de méthylène* (pendant cinq minutes).

Les globules rouges prennent l'éosine, les globules blancs
sont diversement colorés.

Ces préparations servent surtout à étudier et à compter
la proportion des différents globules blancs.

Pour cette dernière opération, il suffit de faire courir la
préparation dans le champ du microscope (examiner de pré-

férence les bords où les globules blancs plus volumineux ont été entraînés), d'en compter 100 et de noter les formes rencontrées.

A l'état normal, les globules blancs affectent les principales formes suivantes et existent dans les proportions

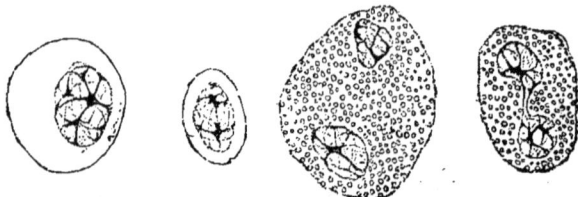

Fig. 95. — Leucocytes.

que nous allons indiquer (*formule leucocytaire*), d'après Ehrlich (fig. 95) :

1° *Lymphocytes* (22 à 25 p. 100 de la totalité des globules blancs). Ce sont de petits mononucléaires, de forme irrégulièrement arrondie, à gros noyau sphérique, vivement coloré en bleu. Le protoplasma qui entoure le noyau est peu abondant et occupe peu de place ; il est coloré en bleu.

2° *Mononucléaires* (moyens et grands ; 2 à 4 p. 100). Ils ont un noyau unique mal coloré en bleu ; le protoplasma est clair.

3° *Polynucléaires* (70 à 72 p. 100). Le noyau est polymorphe, multiple, coloré fortement. Le protoplasma contient des granulations neutrophiles (visibles avec des colorations spéciales).

4° *Éosinophiles* (2 à 4 p. 100). Ils contiennent de grosses granulations colorées en rouge par l'éosine. Le noyau est souvent double.

5° *Mastzellen* ou cellules basophiles (0,5 p. 100) à noyau unique et granulations basophiles.

Dans la pratique, on compte ensemble le plus souvent les lymphocytes et les mononucléaires.

Remarque. — Ehrlich divise les couleurs d'aniline en acides, basiques et neutres ; les granulations ou les leucocytes sont dits acidophiles, basophiles, neutrophiles, suivant la *tendance* qu'ils ont à prendre de préférence une de ces couleurs.

11° **Examen physico-chimique du sérum sanguin.** — CHLORURES. — Le sérum contient normalement de 5 à 6 grammes de chlorures par litre. Le taux est peu variable ; les sels ne s'accumulent pas, même en cas de rétention chlorurée, chez les brightiques œdémateux, par exemple.

URÉE. — Le taux normal varie de $0^{gr},20$ à $0^{gr},50$ par litre. En cas d'*azotémie*, ce taux varie de 1 à 4 grammes. Le dosage de l'urée, dans le sérum sanguin, peut être indispensable pour formuler le diagnostic de rétention azotée, car le rein continue, dans certains cas, à éliminer les quantités normales d'urée dans les vingt-quatre heures, malgré l'azotémie.

ALBUMINE (réfractométrie). — Le sérum normal contient de 76 à 84 grammes d'albumine par litre. Les dosages chimiques sont longs et minutieux. Le *réfractomètre* de Pulfrich donne des résultats précis et rapides, grâce à l'emploi de tables spéciales. Certaines précautions pour recueillir le sérum sont à prendre ; des corrections peuvent être nécessitées par la présence dans le sang de certains corps en excès (urée, sucre, pigments biliaires...).

Widal et ses collaborateurs ont fait d'intéressantes recherches chez les brightiques et cardiaques œdémateux. En cas d'*hydrémie*, le rapport de l'albumine à la masse totale du sang diminue, puisque le sérum est plus dilué. « A l'œdème des tissus correspond l'œdème du sang. » (Widal.) Lorsque l'hydrémie diminue, le rapport précédent augmente. Par conséquent, le dosage des albumines indiquera très exactement le degré de dilution ou de concentration du sang. Les résultats de ces recherches sont importants pour le praticien (pronostic, traitement).

ACIDE URIQUE. — Sous forme d'urate de soude ou de corps semblables, le sérum normal n'en contient que des proportions minimes. En cas d'*uricémie*, de goutte,... le taux est très augmenté.

PIGMENTS BILIAIRES. — Le sérum des ictériques est jaune

d'or, orangé ou jaune verdâtre. On peut, par les réactions ordinaires, constater de la *bilirubinémie*, de l'*urobilinémie.*

Dans la cholémie familiale, dans certains ictères hémoly-tiques, les urines ne contiennent pas de pigments biliaires, et l'analyse du sérum donne la confirmation du diagnostic.

SANG HÉMOLYSÉ. — La *coloration* du sérum varie du rose au rouge-cerise (*sérum laqué*), lorsque les globules rouges sont en partie détruits. On constate la présence de l'hémo-globine ou de l'oxyhémoglobine.

Dans les ictères, dont il a été question précédemment, la présence de ces substances est fréquente, vu leur parenté avec l'urobiline et les pigments biliaires.

GRAISSES. CHOLESTÉRINE. — En cas de *lipémie*, le sérum est souvent lactescent (fièvre typhoïde, lipémie diabé-tique...). Ces graisses sont formées de graisses ordinaires, de lécithine, de cholestérine.

A l'état normal, le sang contient de $0^{gr},10$ à $0,^{gr}40$ de choles-térine (exprimée en cholestérine cristallisée) (Grigaut). Chauffard et ses élèves ont fait d'intéressantes recherches sur la *cholestérinémie* dans les néphrites avec accidents uré-miques, chez les asystoliques, les typhoïdiques...

Ils ont prouvé que le *xanthélasma* doit être considéré pathogéniquement comme correspondant à une augmenta-tion passagère ou permanente de la cholestérine du sérum.

12° *Valeur sémiologique de l'hématologie.* — Un individu sain possède environ 5 millions de globules rouges par millimètre cube de sang.

L'augmentation des hématies est assez rare. La diminu-tion, au contraire, est très fréquente (anémie primitive ou secondaire). Au-dessous de 500 000, l'*oligocythémie* est d'un pronostic grave, surtout en cas d'altérations globulaires.

Dans le *diabète*, les globules rouges sont réfractaires à l'éosine, mais pas aux autres couleurs d'aniline (réaction de Bremer).

Le nombre des globules blancs, à l'état normal, est d'environ 6 000 par millimètre cube, en dehors des périodes digestives.

Leur diminution ou *hypoleucocytose* est rare (fièvre typhoïde, anémie pernicieuse, etc.). Elle a une signification pronostique fâcheuse, dans cette dernière maladie.

L'*augmentation* des globules blancs est fréquente dans un grand nombre de maladies. Elle existe lorsque le chiffre de 10 000 est dépassé. Ce sont ordinairement les polynucléaires qui sont augmentés. Toutefois, dans la coqueluche, l'augmentation porte sur les lymphocytes, et souvent dès le début de la maladie (Ashby).

La *leucémie* ou *leucocythémie* est une maladie spécialement caractérisée par cette augmentation des globules blancs. On a noté le chiffre de 500 000 globules blancs et au delà par millimètre cube. Le diagnostic de cette maladie ne peut être précisé que par l'examen hématologique.

Toute augmentation indépendante de la leucémie prend l'appellation de *leucocytose* (Gilbert). Les formes de leucocytose varient d'après les différents globules blancs sur lesquels porte l'augmentation. De plus, on trouve des formes anormales (myélocytes neutrophiles et éosinophiles...).

Dans un certain nombre de maladies, et en particulier dans les *affections du foie* (Sabrazès, Cauvin), dans les suppurations profondes, la leucocytose et la variété de leucocytose donnent des indications pronostiques et thérapeutiques qui peuvent être très importantes. Le taux des éosinophiles est fréquemment augmenté dans un certain nombre de maladies parasitaires, et en particulier dans l'*échinococcose* (kystes hydatiques).

Il a été question précédemment de l'examen physicochimique du sérum, et des résultats pratiques qu'on pouvait en tirer.

En chirurgie, l'étude hématologique (Tuffier, 1904) peut rendre d'appréciables services : hyperleucocytose très fréquente dans les suppurations péritonéales, l'appendicite, la perforation intestinale de la fièvre typhoïde, etc.

13° **Index opsonique.** — Dans les notions de pathologie générale (page 20), nous avons dit que le sang contenait des *opsonines*. Elles existent dans les sérums normaux et les immuns-sérums (sérums immunisés) ; elles n'ont pas été isolées. Mais Wright et Douglas ont adopté un dispositif qui permet de mesurer la force d'englobement des microbes par les leucocytes, et par conséquent d'estimer l'énergie humorale qui provoque le phénomène.

On prépare des globules blancs par centrifugation d'un sang normal recueilli dans une solution oxalatée. On prépare une émulsion microbienne (émulsion de cultures sur gélose) dans de l'eau salée à 1,5 p. 100. On mélange à parties égales : émulsion, globules et sérum du malade. On met à l'étuve à 37° pendant vingt minutes ; on étale sur lame, on colore.

Les globules blancs ont absorbé des microbes. On compte (par exemple) 50 globules blancs, qui contiennent en tout 150 microbes. Cela veut dire que le sérum examiné possède un pouvoir opsonique qui permet à 50 des leucocytes examinés de phagocyter 150 microbes. Le *coefficient phagocytaire* est donc de $\dfrac{150}{50} = 3$.

On répète l'expérience, en substituant dans le mélange précédent du sérum sain au sérum du malade. On agit comme précédemment, et on obtient le coefficient phagocytaire normal, soit $\dfrac{125}{50} = 2,5$.

Le rapport entre ces deux coefficients donne l'*index opsonique*, soit $\dfrac{3}{2,5} = 1,2$.

14° Recherche de l'hématozoaire de Laveran dans le sang. — La préparation est la même que celle que nous avons indiquée pour l'examen du sang coloré.

Il faut recueillir de préférence le sang du foie ou de la rate, au début de l'accès, et autant que possible avant l'administration de la quinine.

Les *corps sphériques*, le plus souvent adhérents aux hématies, sont les formes les plus communes du parasite.

(Pour autres détails et recherches, consulter les ouvrages de bactériologie.)

SÉRO-DIAGNOSTIC

Si on se reporte aux notions de pathologie générale (mode de transmission des maladies microbiennes) que nous avons exposées au début de ce manuel, on sait qu'une réaction biochimique complète se compose des trois termes : *antigène* (A), *sensibilisatrice* (S), et *complément* (C).

On pourra donc avoir toute une série de réactions, qui s'inscriront sous la forme :

$$A + S + C,$$
$$A' + S' + C,$$
$$A'' + S'' + C.$$

Dans certains cas (réaction d'hémolyse), cette réaction est perceptible à nos sens. Voyons ce qui se produit si on met en présence des globules de mouton (antigène), du sérum d'animal naturellement hémolytique pour les globules de mouton ou artificiellement rendu tel, sérum qui contient S ou sensibilisatrice spécifique de A, et qui contient aussi (comme tout sérum) du complément C. Lorsque A, S et C se trouvent en présence, les globules se désagrègent, leur hémoglobine se dissout dans le sérum, et celui-ci prend, dans le tube à essais, une teinte rouge uniforme. Si, dans l'expérience, on avait uni A à une S non spécifique (C existant toujours), les globules non désagrégés seraient tombés au fond du tube, laissant le sérum incolore.

Les différentes réactions dont il va être question sont basées sur ces réactions biochimiques.

Séro-diagnostic de la fièvre typhoïde (Widal). — L'antigène, c'est la culture de bacilles d'Eberth ; la sensibilisatrice est contenue dans le sérum du sang du malade examiné. Celui-ci contient aussi le complément. La réaction, visible à l'œil nu, consiste dans l'*agglutination* des bacilles d'Eberth, qui tombent au fond du tube à expérience ; et le bouillon de culture se clarifie par conséquent.

Technique. — Dans un tube à essais, on met 49 gouttes d'une culture jeune (vingt-quatre heures) de bacilles d'Eberth, puis une goutte de sang, ou mieux de sérum à examiner ; on mélange ; on porte à l'étuve à 37° et on examine au bout d'un quart d'heure. Suivant qu'il y a ou non agglutination, le sérum provient ou non d'un malade atteint de fièvre typhoïde.

On peut agir plus rapidement par une recherche microsco-

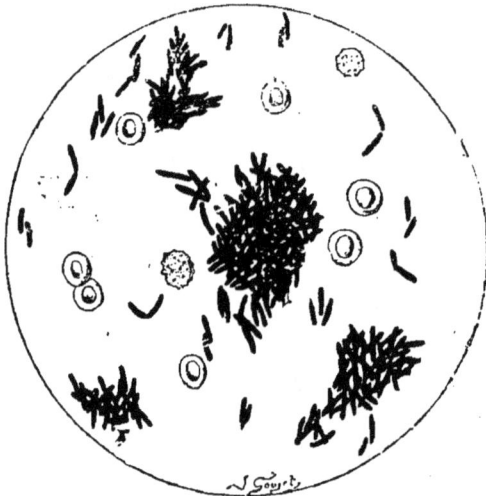

Fig. 96. — Séro-diagnostic de la fièvre typhoïde.

pique. On fait le mélange précédent dans un verre de montre et, après mélange, on examine une goutte de la préparation entre lame et lamelle. Les bacilles perdent rapidement leur mobilité et se réunissent en amas, en gros îlots, en cas de réaction positive (fig. 96).

La même agglutination se produit encore longtemps après l'évolution de la maladie.

Au début d'une fièvre typhoïde, la réaction peut être négative ; elle n'apparaît quelquefois que le huitième jour. Il faut donc répéter le séro-diagnostic.

Dans quelques cas rares, le séro-diagnostic reste négatif pendant toute l'évolution de la maladie.

En résumé, si un résultat négatif ne permet pas une conclusion certaine, au contraire un résultat positif permet d'affirmer que le sujet examiné a ou a eu la fièvre typhoïde.

Séro-diagnostic des fièvres paratyphoïdes. — La même recherche peut être faite en cas d'infection paratyphoïde due aux bacilles de Brion, de Kayser ou de Gartner.

Autres séro-diagnostics. — Dans l'*actinomycose*, l'agglutination microscopique peut être recherchée au moyen de cultures de *Sporotrichum*. Dans la *mélitococcose*, au moyen de cultures du *Micrococcus melitensis*.

Cette même réaction a été essayée dans un grand nombre d'affections. Jusqu'à présent, les résultats sont peu probants.

Précipito-réaction. — (Voy. *Examen du liquide céphalorachidien*.)

Réaction de Wassermann (syphilis). — Ne disposant pas d'une culture de tréponèmes (on ne sait pas encore les cultiver), Wassermann a eu l'idée heureuse de remplacer cette culture par une macération de foie pulvérisé de nouveau-né hérédo-syphilitique.

Dans le même tube, on ajoute du sérum d'un individu suspect de syphilis à la macération précédente représentant l'antigène A. Ce sérum contient-il la sensibilisatrice S ou non? Tel est le problème à résoudre. En tout cas, il contient du complément C, comme tout sérum normal ou pathologique. Mais, comme il s'agit d'une réaction délicate, dont tous les éléments doivent être connus, il est préférable de supprimer ce complément par la chaleur à 55°. Si S existe, elle résistera à cette température. Nous avons maintenant un mélange :

$$A \pm S.$$

Ajoutons encore du sérum de cobaye qui n'agira que par son complément, lequel peut être dosé exactement. La formule devient

$$A \pm S + C.$$

Il s'agit de déterminer quel est le signe arithmétique qui précède S.

Mettons un nouvel antigène A' (globules de mouton), une nouvelle sensibilisatrice S', spécifique pour A' (sérum anti-mouton). Ce sérum est chauffé préalablement à 55°, pour que son complément soit détruit. Nous avons

$$A \pm S + C + A' + S'.$$

Si S est précédé du signe +, la réaction $A+S+C$ était complète, et C était fixé, était *dévié*. D'où le nom de la réaction : recherche de la fixation ou de la *déviation du complément*.

Dans le second terme de la formule, il ne reste plus que $A'+S'$. Faute de C, l'hémolyse ne peut se produire, le sérum reste clair : le Wassermann est *positif* ; le sujet est syphilitique.

Si le signe qui précède S est négatif, la formule devient

$$A - S + C + A' + S',$$

dans laquelle A dépourvu de S ne peut fixer C ; celui-ci est disponible, et va se porter sur le groupement $A'+S'$; il n'a pas été dévié, avant la mise en jeu des derniers termes de la réaction. Il y aura hémolyse : le Wassermann est *négatif* ; le sujet n'est pas syphilitique.

Donc,

$$(A+S+C)+A'+S' = \text{pas d'hémolyse} = W+,$$
$$A-S+(C+A'+S') = \text{hémolyse} = W-\,;$$

ou, d'une manière générale,

$$A \pm S + C + A' + S' = W \pm.$$

Des tubes de contrôle sont faits de la façon suivante :
1° $\pm S+(C+A'+S')$, hémolyse;
2° $A+(C+A'+S')$, hémolyse;
3° $A \pm S+A'+S'$, pas d'hémolyse.

Dans chacun de ces tubes de contrôle, on a supprimé un des termes A, S ou C (Saint-Sernin).

Remarque. — De nombreuses méthodes ont été préconisées dans le but de simplifier la réaction de Wassermann ; elles ne paraissent pas, à beaucoup près, valoir cette dernière, au point de vue de la précision du diagnostic.

Réaction de Weinberg et Parvu (échinococcose). — Cette réaction, qui a pour but de diagnostiquer la présence des kystes hydatiques dans l'organisme, est l'analogue de la précédente. Il faut employer de préférence comme antigène l'extrait aqueux de membranes de kyste hydatique (prélevé chez un animal). Cet antigène est plus actif que le liquide hydatique, surtout si celui-ci n'est pas concentré. Certaines précautions sont à prendre. La réaction manque dans un dixième des cas environ. Elle se produit quelquefois longtemps après l'opération curative.

CYTO-DIAGNOSTIC

Widal et Ravaut ont montré que l'examen des épanchements (pleurésie, péricardite, ascite...) pouvait donner
d'utiles renseignements sur leur étiologie.

La cytologie aide en outre au diagnostic différentiel
entre les *exsudats* ou épanchements d'origine inflammatoire,
infectieuse, et les *transsudats* ou épanchements d'origine
mécanique.

TECHNIQUE. — Une certaine quantité de liquide (qui
peut être minime) est placée dans un flacon ou un tube avec
des perles de verre. On agite pour *défibriner* le liquide (un
quart d'heure à une heure).

On centrifuge ensuite et on décante.

Prise du culot. — On dilue avec un fil de platine jusqu'à
ce que le culot ait la consistance du sang. On prend une
petite quantité de ce liquide qu'on étale sur une lame, en faisant des cercles de plus en plus grands. On laisse sécher et
on fixe à l'alcool-éther.

On peut faire des colorations multiples. La coloration
par l'hématéine-éosine et le bleu de Unna ou la thionine
donne de bons résultats.

On inspecte à un faible grossissement d'abord, puis on se
sert de l'objectif à immersion.

Formules leucocytaires. — Ces formules n'ont rien
d'absolu ; elles comportent des exceptions assez nombreuses,
et elles peuvent varier suivant que l'épanchement est récent
ou ancien, qu'il est stérile ou infecté. Ces formules plaident
donc en faveur du diagnostic étiologique et pathogénique,
qui doit toujours s'appuyer sur un ensemble de constatations cliniques.

I. *Exsudats.* — *a.* TUBERCULOSE. — Au début d'une pleurésie tuberculeuse, on peut trouver un grand nombre de
cellules desquamées (endothéliales) ; mais au cours de l'évo-

lution de la maladie, le nombre des cellules endothéliales diminue pour faire place à une *lymphocytose* abondante (Dieulafoy).

Cet examen cytologique a permis de prouver la nature tuberculeuse de nombreuses *pleurésies primitives*, dites *a frigore*.

Cependant, l'existence des pleurésies *a frigore* est un fait clinique indéniable.

Lorsque la pleurésie est *secondaire* et se développe par conséquent au cours d'une tuberculose avérée, la lymphocytose fait quelquefois place à de la *polynucléose* (polynucléaires neutrophiles plus ou moins déformés) avec ou sans cellules endothéliales.

Les globules rouges du sang, souvent nombreux dans ces exsudats, les mononucléaires n'ont pas de valeur diagnostique.

b. MALADIES INFECTIEUSES (locales ou générales). — La *polynucléose*, avec ou sans cellules endothéliales, est surtout fréquente, mais la lymphocytose n'est pas exceptionnelle.

c. ÉOSINOPHILIE PLEURALE. — Éosinophiles.

II. **Transsudats** (maladies de cœur, mal de Bright, cancer, cirrhoses...). — Les *placards endothéliaux* sont très nombreux, avec quelques rares polynucléaires.

Dans le cancer, les cellules endothéliales dégénérées ont un aspect polymorphe, des contours irréguliers, un gros noyau, rarement deux. Les globules rouges sont plus ou moins abondants, suivant la nature de l'épanchement.

Remarque. — Le rhumatisme peut donner naissance à un exsudat ou à un transsudat. Ce dernier se produit lorsque le cœur est profondément atteint dans son fonctionnement.

Un transsudat peut se transformer en exsudat par suite d'une infection surajoutée (tuberculose en particulier) ; le changement de formule leucocytaire est un indice de cette complication.

Cette transformation est assez fréquente dans les ascites, et en particulier dans les ascites souvent ponctionnées.

Les résultats de la cytologie des ascites sont, d'une façon

générale, moins nets et moins faciles à interpréter que ceux de la cytologie des pleurésies.

Cyto-diagnostic du liquide céphalo-rachidien. — La préparation est la même que ci-dessus.

Dans la *méningite tuberculeuse*, la *lymphocytose* est fréquente.

Dans la méningite non tuberculeuse, on observe la polynucléose. Ceci n'est vrai qu'au début des méningites ; dans une période tardive, la lymphocytose survient toujours.

Beaucoup d'infections et intoxications aiguës ou chroniques s'accompagnent d'un syndrome méningé (méningites atténuées, curables), qui est rendu évident par la lymphocytose du liquide rachidien.

Dans la *syphilis*, une lymphocytose notable n'existe qu'en cas d'accidents du système nerveux central.

Dans presque tous les cas de *tabes* et de *paralysie générale*, on note une lymphocytose *précoce* et persistante. Ces deux maladies ont entre elles une étroite parenté, et elles semblent d'ailleurs relever, presque toujours, de l'infection syphilitique.

OPHTALMO ET CUTI-RÉACTION

I. *Ophtalmo-réaction* (Calmette). — On instille dans l'œil du malade 1 goutte d'une solution de tuberculine à 1 p. 100. Si le sujet est tuberculeux, il se produit dans un temps variable (de six à huit heures après l'instillation) une réaction plus ou moins vive de la conjonctive palpébrale. Cette réaction prouve que l'organisme atteint de tuberculose n'a pas épuisé ses moyens de défense (réaction anaphylactique). Chez les tuberculeux à la troisième période, l'absence de réaction est fréquente et assombrit le pronostic.

Dans les réactions faibles, la congestion est surtout appréciable au niveau de la caroncule et du repli semi-lunaire.

Cette épreuve est sans danger. Toutefois, chez les individus ayant un passé oculaire, des complications locales sont à craindre. Il faut, dans ces cas, étendre la solution de tuberculine ou, mieux, pratiquer la cuti-réaction.

En cas de doute, si on répète l'épreuve, il ne faut pas faire l'instillation dans le même œil, car les sujets indemnes de tuberculose présentent souvent un résultat positif après cette deuxième expérience.

D'ailleurs, le doute peut souvent être levé par l'*examen cytologique* de la sécrétion de la conjonctive (Lafon et Lautier). Pour faire cet examen, on abaisse la paupière inférieure et on promène dans le cul-de-sac conjonctival la pointe d'une pipette Pasteur ; la sécrétion monte par capillarité. On la dépose sur une lame et on agit suivant la technique connue pour ce genre de recherches (Voy. *Cyto-diagnostic*).

Si la réaction est positive, la *polynucléose* est intense, alors qu'à l'état normal on ne trouve que quelques rares polynucléaires, et que dans les infections chroniques légères de la conjonctive cette polynucléose est discrète.

II. *Cuti-réaction* (procédé de Lautier, de Bordeaux). — Sans préparation aucune, on applique sur la face externe du bras une boulette de coton hydrophile, imbibée de deux ou trois gouttes d'une solution de tuberculine à 1 p. 100, et on la recouvre d'une lamelle de gutta-percha. Par-dessus on place une couche d'ouate maintenue par une bande. On enlève le pansement au bout de quarante-huit heures.

Au point de contact, chez le tuberculeux, existe une réaction formée de vésicules, disséminées ou confluentes, contenant un liquide incolore. La peau est rouge et sèche.

VALEUR SÉMIOLOGIQUE DE L'OPHTALMO ET DE LA CUTI-RÉACTION. — Ces réactions sont d'une utilité incontestable pour le diagnostic de la tuberculose au début. Dans l'armée et la marine, et en se mettant à l'abri des supercheries, elles sont appelées à rendre de grands services.

Quelques faits contradictoires ont été signalés par différents expérimentateurs. D'ailleurs, une lésion minime, un ganglion atteint isolément de tuberculose peuvent provoquer la réaction, alors que la maladie restera toujours localisée et non préjudiciable pour l'avenir.

Il est donc bien entendu que ce procédé sémiologique ne doit pas faire abandonner les autres recherches, qu'il ne peut à lui seul permettre un diagnostic irréfragable.

Ces réactions présentent aussi une certaine valeur pronostique: quand elles sont énergiques, il s'agit, dans la majorité des cas, de processus tuberculeux susceptibles de guérison.

RADIOSCOPIE. — RADIOGRAPHIE

L'emploi des rayons X rend des services importants dans l'examen de certains organes, surtout grâce aux perfectionnements actuels : radiographie instantanée, orthodioscopie, orthodiagraphie. Le plus souvent ce moyen d'exploration marche de pair avec les autres procédés d'investigation clinique, mais dans quelques cas le *radio-diagnostic* seul intervient.

Certaines déformations osseuses médicales (rhumatisme chronique), des dépôts uratiques (goutte) peuvent être mis en évidence par la radiographie.

CŒUR. — On voit le cœur se projeter sur l'écran radioscopique ; les battements en sont visibles. On peut noter les dimensions de l'organe, ses déplacements, les épanchements péricardiques.

Certaines tumeurs *anévrysmales* de l'aorte, les augmentations de volume et les battements de cet organe sont constatables.

APPAREIL RESPIRATOIRE (fig. 97).—Les rayons de Rœntgen

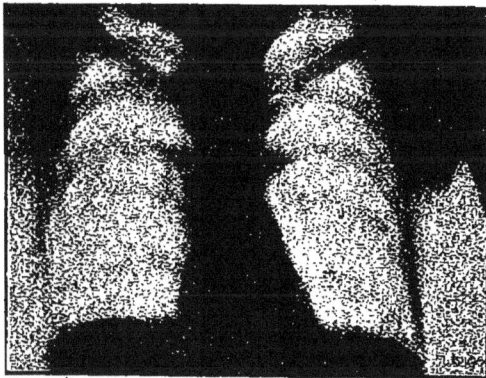

Fig. 97. — Thorax normal vu de face (Béclère).

permettent de reconnaître les infiltrations tuberculeuses

au début, les cavernes, les épanchements pleuraux, les tumeurs, les *adhérences diaphragmatiques*. Les résultats sont surtout importants en cas de lésions en foyers isolés ou

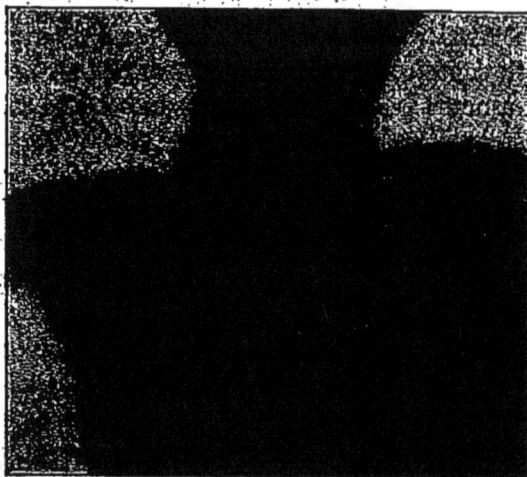

Fig. 98. — Adénopathie trachéo-bronchique chez un enfant
(d'après Béclère).

lorsque celles-ci siègent au niveau du hile, comme dans le cas d'adénopathie bronchique (fig. 98):

APPAREIL DIGESTIF. — La radioscopie est surtout utilisée ; et si on adopte un dispositif tel que le rayon situé au centre de l'éclairage tombe suivant la normale, on peut dessiner les organes et les points de repère (côtes, crêtes iliaques...) sur l'écran même. Il suffit ensuite de prendre un décalque sur papier transparent.

Le malade peut être examiné à jeun, ou après une insufflation discrète de l'estomac, ou après absorption d'une préparation de bismuth, sel opaque aux rayons X. Le carbonate de bismuth est plus employé que le sous-nitrate, qui peut être toxique. Les préparations usitées sont les suivantes : pilule, cachet, eau gommée bismuthée (eau, 250 grammes ; sirop de gomme, 40 grammes ; bismuth, 30 grammes), repas au bismuth de Rieder (fécule de pommes de terre, 400 grammes ; bismuth, 30 grammes), lycopode au bismuth de Leven et

Barret, qui surnage en présence des liquides de l'estomac.

Pour l'*examen de l'œsophage*, le malade est placé de côté devant l'écran, l'épaule gauche au premier plan (dos appuyé à l'écran), afin de rejeter sur la droite l'ombre projetée par la colonne vertébrale. Les arrêts temporaires ou prolongés du bismuth sont faciles à constater. Les déviations de l'organe sont à noter ; elles peuvent être dues à une tumeur de voisinage.

Dans l'*examen de l'estomac*, on observe la situation de l'organe, ses déviations (pouvant être le résultat d'une tumeur de voisinage, souvent visible sur l'écran), ses dimensions, son mode de remplissage et d'évacuation, sa motricité (contractions).

Pour étudier la stase gastrique, on peut faire absorber du bismuth au malade douze heures environ avant l'examen. On peut encore se servir du lycopode au bismuth.

Le radio-diagnostic de l'*aérophagie* ne présente pas de difficulté. Même à jeun, si l'estomac contient une petite quantité de liquide (salive déglutie), on constate une chambre à air plus claire et plus volumineuse que normalement (Voy. *Examen de l'estomac ; anatomie*). On peut la rendre plus évidente par l'absorption de 15 à 20 centimètres cubes d'eau pure.

Le radio-diagnostic de l'*estomac biloculaire* ou *en sablier* est facilité par le procédé de Leven et Barret. Le malade absorbe d'abord de l'eau gommée bismuthée, qui s'accumule à la partie la plus déclive B (fig. 99) ; puis il prend une petite quantité de lycopode au bismuth qui surnage en L. Une portion intermédiaire I est plus claire, car le bismuth s'y trouve en quantité moindre qu'en B. La partie rétrécie E qui détermine la biloculation apparaît ainsi nettement. Si le bouchon L était trop bas situé, à cause de la quantité d'eau gommée préalablement absorbée, il suffirait de faire quelques pressions sur l'abdomen pour le faire remonter, et obtenir la disposition de la figure ci-jointe.

Dans le *cancer*, la constatation de zones plus ou moins claires, produites par l'absence ou la moindre épaisseur de

la masse bismuthée au niveau de la tumeur, qui refoule le
liquide absorbé, le mode de distension des parois au moment
de l'absorption du liquide, les contractions peuvent donner
des indications utiles au diagnostic.

Dans certains cas d'adhérences dues à de la *périgastrite*,
résultant ou non de la présence
d'une tumeur, on constate des
modifications dans la direction, la
forme de l'estomac.

En cas d'*ulcère*, les résultats
fournis par l'examen radioscopique sont généralement peu concluants.

FOIE. — Chez l'adulte, le foie
normal n'est pas visible par les
rayons X. Chez l'enfant, il apparaît nettement. Les tumeurs, les
abcès donnent des taches om-
brées et, dans certains cas, des
déplacements du diaphragme faciles à constater.

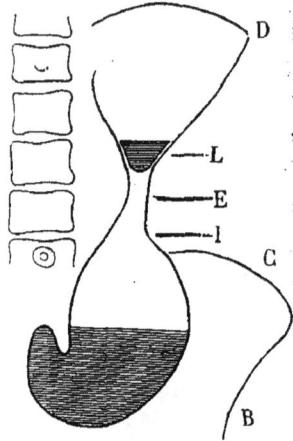

Fig. 99. — Estomac en
sablier.

La recherche des calculs biliaires reste le plus souvent
infructueuse. A propos des calculs du rein, nous indiquerons
le procédé à employer pour les différencier les uns des
autres.

ABDOMEN. — L'examen par les rayons X est peu usité,
car il est nécessaire de faire des examens répétés toutes les
heures et demie pour voir la marche de la préparation bismuthée. Les bols ne s'arrêtent pas dans le duodénum, et les
amas se répartissent dans les points les plus disséminés des
anses intestinales. De dix-huit à vingt-quatre heures après
l'absorption du repas de Rieder, des masses noires dessinent
plus ou moins le gros intestin. Les deux coudes coliques
s'accusent par des espaces clairs ; ils contiennent peu ou
pas de bismuth.

REINS. — Certains calculs phosphatiques ou oxaliques
peuvent être décelés par les rayons Rœntgen. Les calculs

uriques eux-mêmes, *enrobés*, peuvent donner une tache (Cathelin). Les interprétations des radiographies sont souvent difficiles, tant à cause de la profondeur des organes que de l'embonpoint de certains malades.

Si l'on hésite entre un calcul biliaire et un calcul rénal, on peut recourir à la technique de Béclère. Le malade étant dans le décubitus latéral, on fait deux radiographies successives avec plaque en avant et plaque en arrière. Le foyer d'émission des rayons X doit être chaque fois placé à la même distance de la plaque. L'image du calcul est d'autant plus grande que le calcul lui-même est plus éloigné de la plaque photographique. Si la plaque lombaire porte une image plus grande que la plaque de l'hypocondre, c'est que le calcul est d'origine biliaire.

PONCTIONS EXPLORATRICES
ET PONCTION LOMBAIRE

Pratiquée d'une façon aseptique, la ponction exploratrice ne présente aucun danger.

On l'emploie pour parfaire le diagnostic des divers épanchements de la plèvre, en cas de péricardite avec épanchement, en cas de collections liquides de l'abdomen (ascite), d'hydronéphrose, d'hépatite suppurée du foie, etc.

DISTINCTION DES EXSUDATS ET DES TRANSSUDATS (procédé de Rivalta). — Un peu de liquide de l'épanchement (1 goutte) est versé dans un verre renfermant de l'eau (50 centimètres cubes) acidulée par une goutte d'acide acétique (solution aqueuse à 1 p. 2).

Si le liquide est de nature inflammatoire (exsudat), des stries opalines se forment dans le verre. Si, à ce moment, on ajoute de l'acide acétique, les stries se dissolvent et le liquide redevient clair.

Les transsudats ne donnent pas cette réaction. Dans le cas où ceux-ci renfermeraient de la mucine, celle-ci est également précipitée par l'acide acétique, mais ne se redissout pas dans un excès d'acide.

Ce procédé très sensible est applicable à tous les épanchements séreux (plèvre, péritoine...). On ignore quelle est la substance, de nature vraisemblablement albuminoïde, qui révèle sa présence dans ces conditions.

PONCTION LOMBAIRE. — Elle se pratique de la façon suivante : le malade doit fléchir le rachis le plus possible et faire saillir la région lombaire ; la position assise est par conséquent la plus favorable. On mène la ligne horizontale qui tangente le rebord supérieur des crêtes iliaques et l'on met le doigt sur l'apophyse épineuse de la quatrième vertèbre lombaire. L'aiguille (de 10 à 12 centimètres) est enfoncée à 1 centimètre et demi en dehors du doigt indicateur dans une direction très légèrement ascendante. On la fait pénétrer lentement jusque dans l'espace sous-arachnoïdien.

La *ponction sacro-lombaire* est d'une exécution plus facile que la précédente. Si on repère l'apophyse épineuse de la quatrième vertèbre lombaire avec l'index gauche, le pouce rencontre facilement au-dessous l'apophyse épineuse de la cinquième vertèbre lombaire. On enfonce l'aiguille à 2 centimètres environ à droite, en bas et en dehors de cette cinquième apophyse, en la tenant presque horizontale, et inclinée de 45° environ sur le plan vertical antéro-postérieur. On pénètre ainsi dans l'espace sacro-lombaire. Le champ opératoire est plus étendu que dans la ponction lombaire, et on ne court aucun risque de produire des lésions nerveuses.

La quantité du liquide à retirer varie suivant les cas (hypertension ou hypotension), suivant le but proposé. Cette quantité peut varier de 10 à 30 centimètres cubes pour une ponction.

Après la ponction, il faut aussitôt allonger le malade pour éviter les troubles cérébraux, causés par l'abaissement de la tension du liquide céphalo-rachidien.

EXAMEN DU LIQUIDE CÉPHALO-RACHIDIEN. — Le liquide normal est clair comme de l'eau de roche ; sa densité est de 1 003 à 1 004 ; il contient une très petite quantité d'albumine.

Le liquide pathologique est trouble, louche, d'aspect laiteux ou purulent ; sa densité est augmentée ; il contient beaucoup d'albumine (1 p. 100), surtout en cas de méningite tuberculeuse.

En cas d'*acétonémie*, on trouve également de l'acétone dans le liquide céphalo-rachidien. Cette recherche peut éclairer un diagnostic, lorsque le malade est dans le coma, et que le cathétérisme de la vessie ne ramène pas d'urine.

En cas d'urémie, avec symptômes nerveux prédominants, il peut être utile de doser la quantité d'urée contenue dans le liquide céphalo-rachidien. A l'état normal, on n'en trouve que quelques centigrammes par litre. Dans *certaines* formes d'urémie, le taux de l'urée peut osciller entre 1^{gr},50 et 4^{gr},50. Les fortes proportions d'urée impliquent un pronostic très grave.

Les recherches microbiennes sont du domaine de la bactériologie. Dans la *maladie du sommeil*, on peut constater la présence des trypanosomes (Voy. *Cyto-diagnostic du liquide céphalo-rachidien*).

Précipito-réaction (Vincent et Bellot). — Dans la méningite cérébro-spinale épidémique, la recherche du méningocoque de Weichselbaum présente souvent de grandes difficultés. *Dans la majorité des cas*, la précipito-réaction donne un résultat positif, et constitue une méthode rapide et facile.

Elle est basée sur l'action précipitante ou coagulante spécifique qu'exerce sur le liquide céphalo-rachidien centrifugé un sérum antiméningococcique agglutinant.

On met 50 gouttes de liquide céphalo-rachidien centrifugé dans un tube, 100 gouttes dans un autre, et on ajoute dans chacun d'eux 1 goutte de sérum antiméningococcique (sérum de Dopter, par exemple). On fait un troisième tube témoin, ne contenant que du liquide céphalo-rachidien. On met à l'étuve à 37° ou 50°-55°. Après huit à dix heures, on constate un trouble uniforme du mélange, dans le cas de méningite à méningocoque.

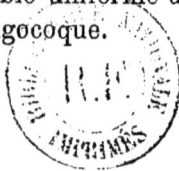

TABLE ALPHABÉTIQUE DES MATIÈRES

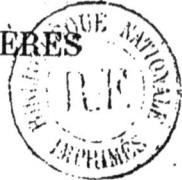

Abdomen (Examen de l'), 215, 367.
Acétone, 267, 370.
Adiadococinésie, 304.
Aérophagie, 179, 183.
Agnosie, 285.
Agueusie, 338.
Airain (Bruit d'), 134.
Albumine, 206, 260, 350.
Albumino-réaction, 151.
Alexine, Voy. *Complément*.
Ambocepteur, Voy. *Sensibilisatrice*.
Amnésie, 281.
Amphorique (Bruit), 134.
Amygdales, 165.
Amylase pancréatique, 236.
Anaphylaxie, 8.
Anesthésie, 326.
Anorganiques (Souffles), 106.
Anosmie, 339.
Antécédents, 48.
Anticorps, 20.
Antigènes, 20, 356.
Aortique (Insuffisance), 75, 89, 106, 109.
— (Rétrécissement), 76, 89, 105.
Aphasie, 281.
Appareil digestif (Examen de l'), 161, 365.
— génital, 242.
— génito-urinaire, 238.
Apraxie, 285.
Aptitudes morbides, 7.
Arc costal (Résistance de l'), 201.
Argyll Robertson (Signe d'), 311.
Arythmie, 70, 101.
Ascite, 221.
Asphyxie, 155.
Astasie-abasie, 292, 302.
Astéréognosie, 325.

Asynergie, 304.
Asystolie, 85, 109.
Ataxie, 291, 302.
Athétose, 301.
Atrophie musculaire, 292.
Attitudes, 51, 223, 303.
Auscultation (en général), 32.
Azotémie, 350.

Babinski (Signe de), 308.
Ballottement sus-hépatique, **202.**
Barany (Épreuve de), 303.
Battements épigastriques, 56, **176.**
— hépatiques, 78, 198.
Bile, 207, 265, 350.
Bilirubinémie, 351.
Bleu de méthylène (Épreuve **du**), 247.
Bouchut (Respiration de), 155.
Boule hystérique, 170.
Bouton diaphragmatique, 126.
Bradycardie, 62, 101.
Bradydiastolie, 101.
Bravais-jacksonienne (Épilepsie), 301.
Bremer (Réaction de), 351.
Bronchophonie, 145.
Brown-Séquard (Syndrome **de**), 329.
Bruit de galop, 102.
Bruits du cœur, 83, 99.
Burton (Liséré de), 161.

Calculs (dans les urines), 274.
Cardiographie, 93.
Catalepsie cérébelleuse, 304.
Cathétérisme de l'estomac, 188.
— de l'œsophage, 169.
Causes morbifiques des maladies, **1.**
Cavité buccale (Examen de la), 161.

Céphalalgie, 327.
Céphalo-rachidien (Liquide), 361, 370.
Cérébelleux (Syndrome), 303.
Champ visuel, 337.
Cherchevsky (Signe de), 108.
Cheyne-Stokes (Respiration de), 155.
Chimisme gastrique, 189.
Chlorures, 207, 256, 350.
Chlorurie alimentaire, 257.
Choc (Pointe du cœur), 90.
Cholestérinémie, 351.
Choréiques (Mouvements), 301.
Chromomètre de Hayem, 341.
Chuchotement bronchophonique, 146.
Cilio-spinal (Réflexe), 311.
Clapotage gastrique, 177.
Clonus du pied, 305, 307.
Cœur (Examen du), 81, 364.
Coliques, 223.
Coma, 285.
Commémoratifs, 46, 49.
Compensation (Troubles de), 84.
Complément, 21.
Constipation, 186, 223, 227.
Constitution, 6.
Contagion, 23.
Contractures, 298.
Convulsions, 300.
Coordination motrice (Troubles de la), 302.
Cordeau de Pitres (Signe du), 121.
Cordes coliques, 220.
Corrigan (Pouls de), 64, 75.
Courbes de la matité dans la pleurésie, 129.
Crachats (Examen des), 148.
Craquements, 144.
Crises gastriques infantiles, 179.
Cryoscopie, 247.
Cuti-réaction, 362.
Cylindres urinaires, 275.
Cyrtométrie, 120.
Cystoscopie, 241.
Cyto-diagnostic, 359.

Darèmberg (Épreuve de), 37.
Début de la maladie, 50.

Dédoublement, 102.
Dégénérescence (Réactions de), 320.
Délire, 280.
Dents, 161.
D'Espine (Signe de), 146.
Diacétique (Acide), 267.
Diadococinésie, 304.
Diarrhée, 225.
Diazo-réaction (Erhlich), 269.
Diphtérie (Bacille de la), 167.
Douleurs, 327, 328.
Duroziez (Double souffle de), 58.
Dysarthrie, 289.
Dyschromatopsie, 337.
Dyspepsie, 185.
Dyspnée, 76, 86, 154.

Écriture (Troubles de l'), 289.
Égophonie, 145.
Électro-diagnostic, 312.
Épilepsie partielle, 301.
Épileptoïde (Trépidation), Voy. Clonus.
Épreuve de la sangle, 218.
— de l'atropine, 64, 71, 101.
Équilibre (Troubles de l'), 302.
Éructations, 179, 180, 183.
Espace semi-lunaire (Traube), 54.
Estomac (Examen de l'), 170, 366.
Examen du malade, 46.
Excitabilité mécanique des muscles, 295.
Expectorations, Voy. Crachats.
Expiration prolongée, 138.
Extra-systoles, 72, 101.

Facies, 51, 222.
Faux pas du cœur, 71.
Fibrino-diagnostic, 348.
Fixateur, Voy. Sensibilisatrice.
Flot (Sensation de), 221.
— transthoracique, 202.
Foie (Examen du), 198, 367.
Fonctions motrices de l'estomac, 196.
Formule leucocytaire, 349.
Foyers (Auscultation du cœur), 98.
Fragilité globulaire (Recherche de la), 345.

Frémissement cataire, 93.
— hydatique, 201.
Frottements péricardiques, 93, 103.
— péritonéaux, 218.
— pleuraux, 128, 144.

Gargouillements, 144, 218.
Gastrorragie, 184.
Globules (Numération des), 342.
Glycose (dans l'urine), 263.
Glycosurie alimentaire, 207.
— phlorizique, 249.
Gonocoque, 277.
Goût (Sens du), 338.
Gunzbourg (Réaction de), 192.

Hay (Réaction de), 266.
Hématémèses, 184.
Hématimètre de Hayem, 342.
Hématozoaire de Laveran, 353.
Hémianopsie, 337.
Hémiplégie, 296.
Hémolyse, Voy. Ictère.
Hémoptysie, 157.
Hérédité, 3.
Hutchinson (Dent d'), 163.
Hyperesthésie, 327.
Hypertrophie musculaire, 292.
Hypostéatolyse, 234.
Hystérogènes (Zones), 327.

Ictère, 208.
Idiosyncrasie, 9.
Immunité, 9.
Index opsonique, 352.
Indican, 207, 259.
Infection, 23.
Inoculation des urines au cobaye, 278.
Inspection (en général), 25.
Insuffisance antitoxique, Voy. Réflexes.
Intermittences, Voy. Faux pas.
Interrogatoire, 46.
Intestin, Voy. Abdomen.

Katzenstein (Signe de), 107.
Kernig (Signe de), 298.
Koch (Bacille de), 153.
Koplick (Signe de), 164.

Kusmaul (Respiration de), 155.
Kystes hydatiques, 352, 358.

Lab (Ferment), 195.
Lactique (Acide), 193.
Langue, 163.
Lipémie, 351.
Lipothymie, 109.
Löffler (Bacille de), 167.
Loi de Colles, 5.
— de Pflüger, 315.

Mac Burney (Point de), 219.
Malade (Examen du), 46.
Marche, 51, 290.
Matières fécales, 226.
Matité (en général), 31.
Médicaments (dans l'urine), 271.
Méduse (Tête de), 216.
Melæna, 227.
Mémoire (Troubles de la), 281.
Mensuration (en général), 25.
Mérycisme, 183.
Météorisme, 220.
Meyer (Réaction de), 273.
Microbes, 17.
Miction (Troubles de la), 244.
Mitral (Rétrécissement), 76, 87, 102, 105.
Mitrale (Insuffisance), 76, 86, 105.
Mode de transmission des maladies, 17.
Monoplégie, 296.
Motilité, 287.
Mouvements associés, 288.
Murmure vésiculaire, 136.
Musset (Signe de), 108.
Myotonique (Réaction), 295.

Nausées, 180.
Nez (Examen du), 115.
Nystagmus, 299.

Odorat (Sens de l'), 339.
Œsophage (Examen de l'), 169, 366.
Œsophagoscopique (Examen), 170.
Ophtalmo-réaction, 362.
Opposition (Phénomène de l'), 289.
Opsonines, 20, 352.

Oscillomètre de Pachon, 66.
Ouïe (Sens de l'), 337.

Pachon, Voy. *Oscillomètre*.
Palpation (en général), 27.
Palpitations, 111.
Pancréas (Examen du), 235.
Paralysies, 295, 297.
Paraplégie, 297.
Parésies, 295.
Parole (Troubles de la), 289.
Pectoriloquie aphone, 145.
Pepsine, 195.
Peptones, 207, 262.
Percussion (en général), 28.
Périmètre dynamique, 121.
— statique, 121.
— thoracique, 120.
Perméabilité pylorique, Voy.
Fonctions motrices de l'estomac.
Perméabilité rénale, 207, 246.
Pesage, 26.
Pettenkofer (Réaction de), 266.
Phagocytose, 19.
Pharynx, 165.
Phonendoscopie, 33.
Phosphates (dans l'urine), 257.
Pigments biliaires, 207, 266, 350.
Pignet (Formule de), 26.
Pilocarpine (Épreuve de la), 333.
Pituites, 180, 182.
Plessimètres, 28.
Pléthysmographe, 80.
Point apophysaire de Trousseau, 126.
Points douloureux de Valleix, 126.
Ponction lombaire, 369.
Ponctions exploratrices, 369.
Porteurs de germes, 231.
Pot fêlé (Bruit de), 134.
Pouls (Examen du), 56.
— alternant, 72.
— bigéminé, 72.
— capillaire, 79.
— paradoxal, 73.
— veineux, 77.
Poumons (Examen des), 117.
Précipito-réaction, 371.
Psychique (État), 279.
Ptyalisme, 333.

Pulmonaire (Valvules de l'artère), 90, 105.
Pus (dans l'urine), 272.
Pyrosis, 170, 180.

Race, 11.
Radiographie, 364.
Radioscopie, 364.
Râles, 141.
Rapports urologiques, 270.
Rate (Examen de la), 213.
Réceptivité, 7.
Redoublement, 101.
Réflexes, 305.
Réfractométrie, 350.
Reins (Examen des), 238, 368.
Repas d'épreuve, 189.
Respiration saccadée, 137.
Respiratoire (Appareil), 115.
Rétention chlorurée, 256.
Rigidité musculaire (signe de Pottenger), 126.
Rinne (Épreuve de), 338.
Rivalta (Procédé de), 369.
Romberg (Signe de), 290.
Rythme couplé, 72.
— embryocardique, 101.
— fœtal, 101.

Sahli (Épreuves de), 235.
Salive, 180, 195, 333.
Sang (dans le sérum), 351.
— (dans les fèces), 227, 229.
— (dans l'urine), 272.
— (Examen du), 340.
Sangle (Épreuve de la), 218.
Schémas de Grancher, 133.
Scissures des poumons, 119.
Sécrétions gastriques, 189.
Sédiments cristallins (dans l'urine), 274.
— organisés (dans l'urine), 272.
Sens musculaire, 324.
Sensibilisatrice, 21.
Sensibilité, 323.
Séro-diagnostic, 354.
Sérothérapie, 10.
Sérum sanguin (Examen du), 340, 348, 350.
Sialorrhée, Voy. *Salive*.

Signe du sou, 135.
Simulation des douleurs, 328.
Skodisme, 31, 132.
Sommeil, 286.
Son tympanique, 31.
Souffles du cœur, 103.
— du poumon, 140.
Spasmes, 300.
Spectroscopie, 273, 340.
Spermatozoïde, 278.
Sphygmographe, 73.
Sphygmomanomètre, 65.
Sphygmomètres, 70.
Spinaux (Signe des), 134.
Spirométrie, 120.
Stéarrhée, 211, 234.
Stéréognostique (Perception), 325.
Stéthoscope, 33.
Stokes-Adams (Syndrome de), 63.
Succussion hippocratique, 135, 178.
Suc gastrique (Analyse du), 189.
Suc pancréatique, 196.
Sucre (dans l'urine), Voy. *Glycose.*
Sulfates (dans l'urine), 258.
Sympathique, 79, 311, 331, 335, 336.
Syncope, 109.
Syndrome cérébelleux, 303.

Tachycardie, 61, 62.
Tact (Sens du), Voy. *Sensibilité.*
Teissier (Signe de), 108.
Tempérament, 6.
Tension artérielle, 65.
Thermométrie, 35.
Thorax (Formes du), 123.
Tics, 302.
Tintement métallique, 144.
Topographie (en sémiologie), 52.
Toux, 146.
Toxicité urinaire, 247.
Tracés du pouls, 74.

Traube (Double ton de), 59.
Tremblements, 298.
— fibrillaires, 287.
Triangle de Grocco, 130.
Tricuspidienne (Valvule), 77, 88, 105.
Troubles sécrétoires, 333.
— trophiques, 334.
— vaso-moteurs, 331.
Tympanisme, Voy. *Skodisme.*
Types respiratoires, 125.

Urates (dans l'urine), 258.
— (dans le sérum), 350.
Urée, 206, 253, 350, 370.
Uretères, 241.
Urètre, 242.
Urines (Examen des), 250.
Urique (Acide), 258.
Urobiline, 207, 209, 266.
Urobilinémie, 351.

Vaccinations, 10.
Vertige, 303.
Vésicule biliaire, 202.
Vessie, 241.
Vibrations vocales, 126.
Voix (Auscultation de la), 145.
Voix lointaine, 146.
Vomissements, 170, 179, 180, 181, 182, 183.
Vue (Sens de la), 335.

Wals (Signe de), 125.
Wassermann (Réaction de), 356.
Weber (Réaction de), 229.
Weinberg et Parvu (Réaction de), 358.
Westphal (Signe de), 307.

Xanthélasma, 212, 351.

FIN DE LA TABLE ALPHABÉTIQUE.

TABLE DES MATIÈRES

Préface..   v

Notions de pathologie générale.

ÉTIOLOGIE GÉNÉRALE...   1

Causes morbifiques des maladies.................................   1
   A. — *Causes externes ou extrinsèques des maladies*............   2
   B. — *Causes internes ou intrinsèques des maladies*............   2

      1º Hérédité, 3. — 2º Constitution, 6. — 3º Tempéra-
      ment, 6. — 4º Aptitudes morbides, 7. — A) Récepti-
      vité, 7. — a) Anaphylaxie, 8. — b) Idiosyncrasie, 9. —
      B) Immunité, 9. — C) Race, 11. — 5º Abus et insuffisance
      des différentes fonctions   11

DES MICROBES..   13
MODES DE TRANSMISSION DES MALADIES MICROBIENNES...........   17
INFECTION. CONTAGION..   23

Notions générales
Sur les moyens physiques d'exploration.

I.   — INSPECTION......................................   25
II.   — PALPATION.......................................   27
III.   — PERCUSSION......................................   28

      Résultats fournis par la percussion......................   30

IV.   — AUSCULTATION....................................   32
V.   — PHONENDOSCOPIE.................................   33
VI.   — THERMOMÉTRIE....................................   35

      Hyperthermie, 37. — Hypothermie, 43. — Températures
      locales...   44

Examen du malade.

I.   — INTERROGATOIRE.................................   46

      1. *Commémoratifs relatifs au malade*....................   46
      1º Age, 46. — 2º Sexe, 47. — 3º Professions, 48. — 4º Anté-
      cédents du malade.......................................   48

2. *Commémoratifs relatifs au milieu, à la condition sociale*   49

    1° Genre d'existence, 49. — 2° Climat. Milieu épidémique, 49. — 3° Agents physiques, 49. — 4° Traumatismes, 50. — 5° Médicaments   50

II.   — Examen a proprement parler du malade   51

    1° Habitus extérieur, attitude, 51. — 2° Signes physiques et fonctionnels   52

Topographie en sémiologie   52

Examen du pouls.

Pouls artériel   56
   —   normal   59
   —   pathologique   60

    Vitesse, 60. — *Hauteur*, 64. — *Tension*, 65. — *Rythme*, 70. — *Forme*, 73 . . . .

Pouls veineux   77
Pouls capillaire   79

Examen du cœur.

    A. Anatomie, 81. — B. Physiologie   82
    Théorie des lésions valvulaires et des troubles de compensation   84

I.   — Inspection de la région précordiale   90
II.   — Cardiographie   93
III.   — Palpation de la région précordiale   93
IV.   — Percussion du cœur   94
V.   — Auscultation du cœur   98
VI.   — De quelques autres signes intéressant l'appareil circulatoire   107
VII.   — Lipothymie et syncope   109
VIII.   — Asystolie   109
IX.   — Des palpitations   111

Examen de l'appareil respiratoire.

Nez et fosses nasales   115
Larynx   116
Poumons   117

I.   — Inspection du thorax   122
II.   — Palpation du thorax   125
III.   — Percussion du thorax   128
IV.   — Succussion hippocratique   135
V.   — Auscultation de la poitrine   136

    Bruits perçus à l'auscultation à l'état normal. Mécanisme de leur production   136

Modalités pathologiques des bruits respiratoires........ 137
Bruits adventices de la respiration................... 141

VI   — AUSCULTATION DE LA VOIX........................... 145
VII. — DE LA TOUX 146
VIII. — EXAMEN DES CRACHATS............................. 148
IX. — DE LA DYSPNÉE................................... 154
X.   — DE L'ASPHYXIE 155
XI. — DE L'HÉMOPTYSIE................................ 157

Examen de l'appareil digestif.

I.   — *Examen de la cavité buccale*........................... 161
II. — *Examen de l'œsophage*.............................. 169
III. — *Examen de l'estomac*................................ 170

A. Anatomie, 170. — B. Physiologie............... 174
1. Exploration physique de l'estomac...................... 175
2. Recherche des signes fonctionnels....................... 179

Examen des matières vomies........................ 183
De la dyspepsie................................... 185

1° Dyspepsies dépendant d'un trouble primitif de l'appareil digestif, 185. — 2° Dyspepsies dépendant d'un trouble secondaire de l'appareil digestif............. 186

3. Cathétérisme de l'estomac........................... 188

A. Étude des sécrétions gastriques, 189. — B. Étude des fonctions motrices de l'estomac..................... 196

Examen du foie.

I. — *Sémiologie physique du foie*........................... 198

A. Inspection de la région hépatique, 198. — B. Palpation du foie, 198. — C. Palpation de la vésicule biliaire, 202. — D. Percussion du foie.............................. 203

II. — *Sémiologie chimique du foie*.......................... 206

De l'ictère.................................... 208

1° Ictère biliphéique, 209. — 2° Ictère urobilinique 209
Principaux troubles généraux produits par l'ictère........ 212

Examen de la rate.

I. — Palpation de la rate déplacée ou hypertrophiée.......... 213
II. — Percussion... 213

Examen de l'abdomen.

I. — *Inspection*...................................... 215

A. Inspection médiate, 215. — B. Inspection immédiate. 215

II. — *Palpation de l'abdomen* 217
III. — *Percussion de l'abdomen* 220

A. Du météorisme, 220. — B. De l'ascite 221

IV. — *Signes fonctionnels* 222

A. Facies, 222. — B. Attitude, 223. — C. Des coliques, 223. — D. De la constipation, 223. — E. De la diarrhée. 225

V. — *Examen des matières fécales* 226

1° Examen macroscopique, 226. — 2° Examen microscopique, 230. — 3° Exploration fonctionnelle (intestin et glandes annexes) 232

Examen du pancréas.

Examen physique, 235. — *Examen fonctionnel* 235

Examen de l'appareil génito-urinaire.

I. — *Examen des reins* 238

1. Inspection de la région rénale 238
2. Palpation des reins 239
3. Percussion des reins 239
4. Succussion des reins 239

II. — *Examen des voies urinaires* 241

1° Uretères, 241. — 2° Vessie, 241. — 3° Urètre 242

III. — *Examen de l'appareil génital de l'homme* 242
IV. — *Examen de l'appareil génital de la femme* 243
V. — *De la miction* 244

A. Rétention d'urine, 244. — B. Incontinence d'urine, 244. — C. Dysurie 245
De la douleur dans les maladies des organes génito-urinaires. 245

VI. — *De la perméabilité rénale* 246

1° Analyse chimique, 246. — 2° Densimétrie, 246. — 3° Toxicité urinaire, 247. — 4° Cryoscopie, 247. — 5° Épreuve du bleu de méthylène, 247. — 6° Glycosurie phlorizique 249

Examen des urines.

I. — Caractères généraux des urines 250
II. — Des principaux éléments normaux de l'urine 253

A. Urée, 253. — B. Chlorures, 256. — C. Phosphates, 257. — D. Sulfates, 258. — E. Acide urique, 258. — F. Indican 259

III. — Des principaux éléments pathologiques de l'urine.......... 260

    A. Albumine et albuminoïdes, 260. — B. Glycose, 263. — C. Bile, 265. — D. Acétone. Acide diacétique 267

IV. — De l'action de l'acide azotique sur l'urine (aperçu d'ensemble)... 268

V. — Diazo-réaction d'Ehrlich 269

VI. — Des rapports urologiques 270

VII. — Recherche de quelques médicaments dans l'urine 271

VIII. — Recherche des sédiments organisés..................... 272

IX — Recherche des sédiments cristallins.................... 274

X. — Recherches microscopiques sur les urines............... 275

    1° Cylindres urinaires, 275. — 2° Globules de pus, 277. — 3° Hématies, 277. — 4° Recherche du gonocoque dans l'urine, 277. — 5° Recherche des spermatozoïdes dans l'urine, 278. — 6° Étude de l'inoculation au cobaye...... 278

Examen du système nerveux.

I.   — EXAMEN DES FONCTIONS PSYCHIQUES.................... 279

    A. État psychique, 279. — B. Délire, 280. — C. Troubles de la mémoire, 281. — D. Du coma, 285. — E. Du sommeil.. 286

II.   — EXAMEN DE LA MOTILITÉ............................. 287

A. — Examen sémiologique du muscle..................... 287

    1° Examen physique, 287. — 2° Examen fonctionnel....... 287

B. — Troubles de nutrition des muscles.................... 292

    1° Hypertrophie des muscles, 292. — 2° Atrophie des muscles.. 292

    Variétés d'atrophies.................................. 293

    1. Atrophies localisées, 293. — 2. Atrophies généralisées, 294. — 3. Atrophies secondaires.................... 294

C. — Troubles de la contractilité musculaire................. 295

    Sémiologie de la paralysie et de la parésie.............. 295

    Variétés de paralysies............................... 296

    1. Paralysies isolées, 296. — 2. Monoplégie, 296. — 3. Hémiplégie, 296. — 4. Paraplégie, 297. — 5. Paralysies associées, 297. — 6. Paralysies généralisées.... 297

    Contractures....................................... 298

    Variétés de contractures, 298. — Signe de Kernig........ 298

    Tremblements, 298. — Nystagmus..................... 299

    Convulsions, Spasmes 300

    Convulsions chez l'enfant, 300. — Convulsions chez l'adulte.. 300

    Mouvements choréiques.............................. 301

Mouvements athétosiques 301
Tics 302

D. — *Troubles de la coordination motrice*.................. 302

E. — *Troubles de l'équilibre*........................... 302

Vertige, 303. — Syndrome récébelleux............... 303

III. — EXAMEN DES RÉFLEXES 305

A. Réflexes tendineux, 305. — B. Réflexes cutanés et
muqueux, 308. — C. Réflexes sphinctériens, 309. —
D. Réflexes pupillaires............................... 310

IV. — ÉLECTRO-DIAGNOSTIC............................. 312

A. Courants faradiques, 312. — B. Courants galvaniques... 312

Examen de la contractilité électrique...................... 313

1º Par les courants faradiques, 313. — 2º Par les courants galvaniques................................. 314

Interprétation des résultats constatés (nerfs et muscles)...... 317

I. Courants faradiques : 1º Modifications quantitatives, 317.
— 2º Modifications qualitatives, 317. — 3º Lenteur de la
secousse... 318

II. Courants galvaniques : 1º Modifications quantitatives,
318. — 2º Modifications qualitatives................. 318

III. — Réactions de dégénérescence.................... 320

V. — EXAMEN DE LA SENSIBILITÉ......................... 323

Règles générales de l'exploration de la sensibilité objective... 323

1. Sensibilité tactile pure et sensibilité à la pression, 323. —
2. Sens du lieu, 324. — 3. Sensibilité à la température,
324. — 4. Sensibilité à la douleur, 324. — 5. Sens musculaire, 324. — 6. Perception stéréognostique, 325. —
7. Sensibilité osseuse, 325. — 8. Sensibilité tendineuse et
musculaire à la pression............................ 326

Troubles de la sensibilité............................... 326

A. Troubles objectifs, 326. — B. Troubles subjectifs..... 327

Valeur sémiologique des troubles de la sensibilité.......... 329

1. Anesthésie généralisée, 329. — 2. Hémianesthésie, 329.
— 3. Anesthésie croisée, 329. — 4. Topographie des
troubles sensitifs................................. 329

VI. — TROUBLES VASO-MOTEURS........................... 331
VII. — TROUBLES SÉCRÉTOIRES........................... 333
VIII. — TROUBLES TROPHIQUES........................... 334
IX. — EXAMEN DES SENS SPÉCIAUX........................ 335

A. *Sens de la vue*................................... 335

Examen objectif, 335. — Examen subjectif.............. 337

B. *Sens de l'ouïe*...................................... 337

Examen fonctionnel............................... 337

C. *Sens du goût*....................................... 338
D. *Sens de l'odorat*................................... 339

EXAMEN DU SANG...................................... 340

1° Coagulabilité, 340. — 2° Rétractilité du caillot, 340. —
3° Réaction du sérum, 340. — 4° Recherche des pigments biliaires dans le sérum, 340. — 5° Examen du
sang au spectroscope, 340. — 6° Dosage de l'hémoglobine, 341. — 7° Numération des globules, 342. — 8° Recherches d'hématologie clinique par la méthode du
papier-filtre, 345. — 9° Recherche de la fragilité globulaire, 345. — 10° Examen microscopique du sang. 348.
— 11° Examen physico-chimique du sérum sanguin, 350.
— 12° Valeur sémiologique de l'hématologie, 351. —
13° Index opsonique, 352. — 14° Recherche de l'hématozoaire de Laveran............................... 353

Séro-diagnostic...................................... 354

Séro-diagnostic de la fièvre typhoïde, 354. — Réaction de
Wassermann, 356. — Réaction de Weinberg et Parvu...... 358

CYTO-DIAGNOSTIC...................................... 359

Formules leucocytaires................................. 359

1. Exsudats, 359. — 2. Transsudats, 360. — 3. Cyto-diagnostic
du liquide céphalo-rachidien......................... 361

OPHTALMO ET CUTI-RÉACTION.............................. 362

Ophtalmo-réaction, 362. — Cuti-réaction, 362. — Valeur
sémiologique de l'ophtalmo et de la cuti-réaction..... 363

RADIOSCOPIE. — RADIOGRAPHIE............................ 364

PONCTIONS EXPLORATRICES ET PONCTION LOMBAIRE.......... 369

Distinction des exsudats et transsudats (procédé de Rivalta),
369. — Ponction lombaire, 369. — Examen du liquide céphalo-rachidien, 370. — Précipito-réaction............... 371

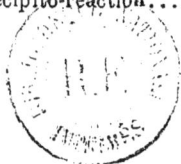

13813-11. — CORBEIL. Imprimerie CRÉTÉ.